Manuelle Medizin

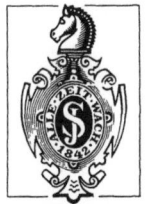

Hanns-Dieter Wolff (Hrsg.)

Die Sonderstellung des Kopfgelenkbereichs

Grundlagen, Klinik, Begutachtung

Mit Beiträgen von
A. Arlen   A. Boesen   M. Doerr   J. Dvořák   K. Foerster
M. Fraunhoffer   G. Gutmann   B. Hassenstein   M. Hülse
J. Koebke   P. Krause   K. Lewit   S. Mense   G. Rompe
K.-S. Saternus   J. J. Schimek   K. Seifert   U. Thoden
H.-D. Wolff

Mit 82 Abbildungen und 11 Tabellen

Springer-Verlag Berlin Heidelberg New York
London Paris Tokyo

Dr. med. Hanns-Dieter Wolff
Gartenfeldstraße 6
5500 Trier

ISBN-13:978-3-540-18116-3   e-ISBN-13:978-3-642-72856-3
DOI: 10.1007/978-3-642-72856-3

CIP-Kurztitelaufnahme der Deutschen Bibliothek.
Die Sonderstellung des Kopfgelenkbereichs : Grundlagen, Klinik, Begutachtung /
Hanns-Dieter Wolff (Hrsg.). Mit Beitr. von A. Arlen ... - Berlin ; Heidelberg ; New York ;
London ; Paris ; Tokyo : Springer, 1988
(Manuelle Medizin)
ISBN-13:978-3-540-18116-3

NE: Wolff, Hanns-Dieter [Hrsg.]; Arlen, Albert [Mitverf.]

Dieses Werk ist urheberrechtlich geschützt. Die dadurch begründeten Rechte, insbesondere die der Übersetzung, des Nachdruckes, des Vortrags, der Entnahme von Abbildungen und Tabellen, der Funksendung, der Mikroverfilmung oder der Vervielfältigung auf anderen Wegen und der Speicherung in Datenverarbeitungsanlagen, bleiben, auch bei nur auszugsweiser Verwertung, vorbehalten. Eine Vervielfältigung dieses Werkes oder von Teilen dieses Werkes ist auch im Einzelfall nur in den Grenzen der gesetzlichen Bestimmungen des Urheberrechtsgesetzes der Bundesrepublik Deutschland vom 9. September 1965 in der Fassung vom 24. Juni 1985 zulässig. Sie ist grundsätzlich vergütungspflichtig. Zuwiderhandlungen unterliegen den Strafbestimmungen des Urheberrechtsgesetzes.

© Springer-Verlag Berlin Heidelberg 1988

Die Wiedergabe von Gebrauchsnamen, Handelsnamen, Warenbezeichnungen usw. in diesem Werk berechtigt auch ohne besondere Kennzeichnung nicht zu der Annahme, daß solche Namen im Sinn der Warenzeichen- oder Markenschutz-Gesetzgebung als frei zu betrachten wären und daher von jedermann benutzt werden dürften.

Produkthaftung: Für Angaben über Dosierungsanweisungen und Applikationsformen kann vom Verlag keine Gewähr übernommen werden. Derartige Angaben müssen vom jeweiligen Anwender im Einzelfall anhand anderer Literaturstellen auf ihre Richtigkeit überprüft werden.

2119/3145-543210

Vorwort

Dieser Vortragsband legt das weiterentwickelte Ergebnis eines internationalen Symposions (Lichtental zu Baden-Baden, Oktober 1985) vor, das sich mit den Problemen beschäftigte, die dadurch aufgeworfen worden sind, daß theoretische und klinische Fakten dafür sprechen, daß der Kopfgelenkbereich in Physiologie und Pathophysiologie eine eigenständige Rolle spielt und daß es notwendig erscheint, die bisher als Einheit betrachtete Halswirbelsäule schärfer als bisher in zwei strukturell und funktionell voneinander zu trennende Abschnitte zu untergliedern. Die anatomischen, gelenkmechanischen, muskelphysiologischen und neurophysiologischen Fakten des Kopfgelenkbereichs sind so augenfällig und tiefgreifend von denen der mittleren und unteren Halswirbelsäule unterschieden, daß es geradezu erstaunlich wäre, wenn diese Unterschiede nicht auch im klinischen Bereich ihren Niederschlag fänden.

Ständig wiederholte Beobachtungen und therapeutische Empirie in der manuellen Medizin und ihren Vorformen lenkten schon seit langem die Aufmerksamkeit auf die Besonderheiten des Kopfgelenkbereichs.

Es wurden spezielle diagnostische und therapeutische Methoden entwickelt, die die Erfahrungen konkretisierten und vertieften. Das zu Tage geförderte empirische Material war so gleichartig und reproduzierbar, daß auch bei unvoreingenommener, kritischer Überprüfung eine unreflektierte Negation dieser Fakten ungerechtfertigt sein mußte. Es stellte sich vielmehr heraus, daß sich hier ein Neuland für Theorie und Praxis der „zervikalen Syndrome" auftat, das zu intensiver wissenschaftlicher Beschäftigung herausforderte.

Zur Aufhellung der anstehenden Probleme war es offensichtlich nicht ausreichend, bei rein morphologisch-gelenkmechanischen Fakten stehenzubleiben, so erstaunlich auch die Wandlungen sein mögen, die der Kopf-Hals-Übergang im Laufe der Phylogenese durchgemacht hat. Nur durch die Einbeziehung neurophysiologischer und muskelphysiologischer Aspekte eröffnen sich Möglichkeiten, Funktionsstörungen im Kopfgelenkbereich mit pathophysiologischen Erscheinungen aus dem Hirnstammbereich zu korrelieren. Eine breitgefächerte interdisziplinäre Zusammenarbeit ist notwendig, um in diese Problematik einzudringen.

Die Dringlichkeit dieser wissenschaftlichen Bemühungen resultiert daraus, daß noch viele Probleme der sog. „Weichteilverletzungen der Halswirbelsäule" („Schleuderverletzung der HWS") ungelöst sind. Angesichts der ständig steigenden Zahlen von Verkehrsunfällen mit dieser Folge scheint es nicht nur gerechtfertigt, sondern geradezu unausweichlich zu sein, jeden neuen theoretischen und empirischen Ansatz aufzugreifen, der neue Hilfsmöglichkeiten für die Patienten erschließen kann.

Auch in gutachterlicher Hinsicht ist eine Verbesserung der Unterscheidungs- und eine Erweiterung der Objektivierungsmöglichkeiten erforderlich, um allseits konsensfähige Urteile herbeizuführen.

Der fächerübergreifende Dialog findet in den folgenden Beiträgen seinen Niederschlag. Die Tatsache, daß die Röntgenologie nicht oder nur am Rande zu Wort kommt, ergibt sich aus der Tatsache, daß dieser Aspekt in den letzten Jahrzehnten bereits ausgiebig wissenschaftlich und praktisch-klinisch dargestellt worden ist (Brocher, Gutmann, Jirout, Kamieth, Penning, Wackenheim). Eine Einbeziehung hätte den Rahmen dieses Symposiums gesprengt.

Die Autoren und Herausgeber dieses Bandes sind sich darüber im klaren, daß sie in ein wissenschaftlich-klinisches Terrain vorstoßen, das in seinen komplexen theoretischen und klinischen Zusammenhängen die bisher gewohnten Denknormen um neue Aspekte erweitert. Sie stellen sich einem vorurteilsfreien Dialog, an dessen Ende sich erweisen wird, ob und wieweit das Konzept von der Sonderstellung des Kopfgelenkbereichs neue ärztliche Hilfsmöglichkeiten eröffnet.

Trier, im August 1987 H. D. WOLFF

Inhaltsverzeichnis

Der Kopfgelenkbereich im Funktionsgefüge
der Raumorientierung: systemtheoretische
bzw. biokybernetische Gesichtspunkte
B. HASSENSTEIN 1

Funktionelle Anatomie der oberen Halswirbelsäule
unter besonderer Berücksichtigung
des Bandapparates
J. DVOŘÁK 19

Phylogenetische Anmerkungen zur Sonderstellung
des Kopfgelenkbereichs
H.-D. WOLFF 47

Nozizeptive Mechanismen im Bewegungsapparat
S. MENSE 71

Zervikal ausgelöste Augenbewegungen
M. DOERR, U. THODEN 83

Zervikale Gleichgewichtsstörungen
M. HÜLSE 93

Obere HWS und Globusgefühl
K. SEIFERT 103

Obere HWS und Ophthalmologie
J. J. SCHIMEK 111

Verletzungen der oberen HWS
K.-S. SATERNUS, J. KOEBKE 117

Klinik von posttraumatischen Funktionsstörungen der oberen
HWS: Symptomkombination und Symptomdauer, Frage der
Latenz
G. GUTMANN 129

Kopfgelenke und Gleichgewichtsstörung
K. LEWIT 149

Aussagen der Röntgenfunktionsanalyse zu posttraumatischen
Funktionsstörungen der oberen HWS
A. ARLEN 155

Psychosomatik oder Soma-Psyche?
K. FOERSTER 165

Begutachtung von posttraumatischen Schäden an der oberen
HWS - Minderung der Erwerbsfähigkeit und der
Arbeitsfähigkeit
G. ROMPE, M. FRAUNHOFFER 173

Rechtswissenschaft und medizinische Begutachtung
P. KRAUSE 185

Fragen zur richterlichen Entscheidungsfindung
bei der Anerkennung von Traumafolgen an der HWS
A. BOESEN 189

Autorenverzeichnis

ARLEN, A., Dr. med.
Centre de cure de la vallée de Munster,
parc Albert Schweitzer,
F-68140 Munster

BOESEN, A., Richter
Bundesministerium der Justiz, Postfach
D-5300 Bonn

DOERR, M., Dr. med.
Neurologische Universitätsklinik, Hansastr. 9a,
D-7800 Freiburg i. Br.

DVOŘÁK, J., Dr. med.
Klinik Wilhelm Schultess, Neumünsterallee 3,
CH-8008 Zürich

FOERSTER, K., Priv.-Doz. Dr. med.
Universitätsnervenklinik Tübingen, Osianderstr. 22,
D-7400 Tübingen

FRAUNHOFFER, M., Dr. med.
Abt. Physiotherapie und Sportorthopädie,
Orthopädische Universitätsklinik,
Schlierbacher Landstr. 200, D-6900 Heidelberg

GUTMANN, G., Dr. med.
Rennweg 7, D-4772 Bad Sassendorf

HASSENSTEIN, B., Prof. Dr. med.
Institut für Biologie der Universität, Albertstr. 21a,
D-7800 Freiburg i. Br.

HÜLSE, M., Prof. Dr. med.
HNO-Klinik, Klinikum Mannheim,
Theodor-Kutzer-Ufer,
D-6800 Mannheim

KOEBKE, J., Prof. Dr. rer. nat.
Anatomisches Institut der Universität zu Köln,
Joseph-Stelzmann-Str. 9,
D-5000 Köln 41

KRAUSE, P., Prof. Dr. phil.
Rechtswissenschaftliche Fakultät, Lehrstuhl für öffentliches Recht,
Sozialrecht und Rechtsphilosophie der Universität Trier,
D-5500 Trier

LEWIT, K., Dr. med. M. V.
Zentralinstitut des bahnärztlichen Dienstes Prag,
25229 Dobri Chovice 360,
ČSSR-Praha Zapad

MENSE, S., Prof. Dr. med.
Anatomisches Institut der Universität Heidelberg,
Im Neuenheimer Feld 307,
D-6900 Heidelberg

ROMPE, G., Prof. Dr. med.
Abt. Physiologie und Sportorthopädie,
Orthopädische Universitätsklinik,
Schlierbacher Landstr. 200, D-6900 Heidelberg

SATERNUS, K.-S., Prof. Dr. med.
Institut für Rechtsmedizin der FU Berlin, Hittorfstr. 18,
D-1000 Berlin 33

SCHIMEK, J.J., Dr. med.
Heidenheimer Str. 49, D-7928 Giengen/Br.

SEIFERT, K., Prof. Dr. med.
Großflecken 72, D-2350 Neumünster 1

THODEN, U., Prof. Dr. med.
Neurologische Universitätsklinik, Hansastr. 9a,
D-7800 Freiburg i. Br.

WOLFF, H.-D., Dr. med.
Gartenfeldstr. 6, D-5500 Trier

Der Kopfgelenkbereich im Funktionsgefüge der Raumorientierung: systemtheoretische bzw. biokybernetische Gesichtspunkte

B. HASSENSTEIN

Von funktionellen Störungen an bestimmten einzelnen *Gelenken* würde ohne vorangehende Erfahrung kaum jemand vermuten, sie könnten sekundäre Wirkungen auf *Sinnesfunktionen* verschiedener Modalitäten oder gar auf *allgemeine Funktionszustände des Zentralnervensystems* ausüben. Für die allermeisten der weit über 200 Gelenke des Menschen trifft dies auch nicht zu; doch gilt es für den nur wenige Einzelgelenke umfassenden Kopfgelenkbereich. Wie ist dies funktionell zu verstehen?

Der folgende Beitrag soll in die Diskussion über die Physiologie des Kopfgelenkbereichs eine Denkweise einbringen, die in der vergleichenden Physiologie v.a. von Albrecht Bethe (Ordinarius für Physiologie in Frankfurt; 1872-1954) und Erich von Holst (zuletzt am Max-Planck-Institut für Verhaltensphysiologie Seewiesen; 1908-1962) entwickelt wurde: die biologische Systemtheorie, auch Biokybernetik genannt. Ein Charakteristikum dieser Denkweise besteht in folgendem: Die Bewegungssteuerung wird nicht als Bündel von Reflexen betrachtet, sondern als Ergebnis einer *Datenverarbeitung* für zahlreiche gleichzeitig empfangene biologische Signale. Hieraus können bei *isolierter* Reizung *Reflexe* als isolierte Verhaltensantworten folgen; doch sind die Reflexe nicht als die *elementaren Bausteine der Verhaltenssteuerung* zu betrachten.

Im Zentrum des Interesses dieser Tagung steht die Beweglichkeit

- zwischen Körper und Kopf und
- zwischen Kopf und Augen.

Ein kleiner Demonstrationsversuch, der einige Probleme der Koordination dieser Bewegungen gut zum Ausdruck bringt, ist der *Nick-/Leseversuch* (englisch: „nod and read experiment"; Hassenstein 1965):

Wie in Abb. 1 dargestellt, nimmt die Versuchsperson (Vp) ein Buch oder eine Zeitung zur Hand und hält den Text mit ausgestreckten Armen etwa waagerecht

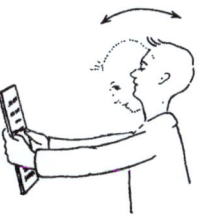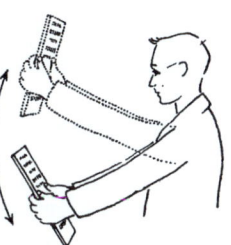

Abb. 1. Nick-/Leseversuch. (Nach Hassenstein 1965)

vor sich; es soll gerade noch gut möglich sein, den Text zu lesen. Nun werden zwei Versuche durchgeführt:

1. Versuch: Der Kopf wird in mittlerer Geschwindigkeit in „nickender" Bewegung abwechselnd gesenkt und gehoben. Eine Einzelbewegung dauert etwa 1 s. Dabei bleibt der Blick auf das Papier gerichtet. Die Augen müssen also die Kopfbewegungen ausgleichen („kompensieren"). Ergebnis: Man kann trotz der Bewegungen ungehindert lesen.

2. Versuch: Der Kopf wird stillgehalten; dafür wird mit den Armen das Papier auf- und abbewegt. Die Bewegungen sollen ungefähr die gleiche Winkelgeschwindigkeit haben wie zuvor; auch der überstrichene Winkel soll etwa gleich sein, so daß die Bewegungen der Augen in den Augenhöhlen, die notwendig sind, um den zu lesenden Text im Blick zu behalten, in ihrem Winkelmaß denen im 1. Versuch entsprechen. Ergebnis: Obwohl die Augen innerhalb ihrer Höhlen dieselben Bewegungen ausführen wie im 1. Versuch, gelingt das Lesen viel schlechter. Die Buchstaben verschwimmen für manche Beobachter so sehr, daß sie überhaupt nicht mehr zu lesen sind.

Erklärung: Die *willkürliche Kopfbewegung* schließt eine winkelgetreue *Gegensteuerung der Augenbewegungen* ein (auch bei geschlossenen Lidern tastbar). Dadurch bleibt bei offenen Augen die Beziehung zwischen Netzhaut und Sehobjekt konstant, und das Lesen ist ungestört. Bei der Bewegung des Textes mit den *eigenen Armen* stellt das Zentralnervensystem jedoch *keine* entsprechenden Gegensteuerimpulse für die Augäpfel zur Verfügung. Die Augen müssen daher dem *bewegten Seheindruck* folgen, so als ob das Sehobjekt von jemand anderem bewegt würde (man kann letzteres auch als Vergleichsversuch durchführen). Um eine Bewegung *visuell* wahrzunehmen und darauf reagieren zu können, muß nun notwendigerweise bereits eine *Bildverschiebung* stattgefunden haben, weil diese ja den auslösenden Reiz darstellt. Diese Bildverschiebung aber stört das Formensehen, das auf Bildkonstanz angewiesen ist. Darum ist das Lesen im 2. Versuch gestört.

Rein *visuell* ausgelöste Folgebewegungen führen also nicht zum bestmöglichen Gestaltseherergebnis. Das beste Lesen wird erreicht durch *von innen* gesteuerte Gegenbewegung der Augen zu willkürlichen Winkelbewegungen des Kopfes.

Jederzeit abrufbare Informationswerte der Raumlageorientierung

Zu jeder Zeit sind im menschlichen Zentralnervensystem 4 Informationswerte der Raumlage repräsentiert:

– die Position des Kopfes relativ zum Schwerelot,
– etwaige Drehbewegungen des Kopfes relativ zur Umwelt,
– die Position des Körpers relativ zum Schwerelot,
– etwaige Drehbewegungen des Körpers relativ zur Umwelt.

Der Biologe fragt nach der funktionellen Bedeutung dieser dauernden Repräsentation von 4 Zustandsvariablen. Die Antwort lautet: Immer wenn eine ungewollte Abweichung des Kopfes oder Körpers von der Soll-Position eine Gegenregulierung erfordert, sind bei unterschiedlichen Körper- und Kopfpositionen auch andere Korrekturreaktionen erforderlich. Das gleiche gilt naturgemäß für jede spontane willkürliche Körperbewegung. Bei der Organisation von Körperaktivitäten muß daher *jederzeit* die Information über die augenblickliche Lage und den Bewegungszustand von Kopf und Körper eingeholt und funktionsgerecht eingerechnet werden können. Dazu müssen die genannten 4 Informationswerte jederzeit existieren und abrufbar sein.

Zur Gewinnung und dauernden Kontrolle der 4 Informationswerte dienen nun die Meldungen von mehr als 6 Sinnesorgansystemen zusammen, vor allem:

- Meldungen der Statolithen (Otolithen) über die *Richtung der Schwerkraft;*
- Meldungen der *Drehbeschleunigungs*messer des Bogengangsystems; diese werden der mathematischen Operation der *zeitlichen Integration* unterworfen, um dann als Dreh*bewegungs*meldungen in die Raumorientierung einzugehen;
- Meldungen der Augen über Drehbewegungen relativ zur Umgebung;
- Meldungen der Ohren über die Richtung von Schallquellen;
- Berührungs- und Druckmeldungen der Haut, z.B. der Fußsohlen;
- Sinnesmeldungen über die Position des Kopfes relativ zum Rumpf.

Letzteren wird themabedingt in der folgenden Erörterung besondere Aufmerksamkeit gelten.

Hierzu sei jedoch zunächst noch auf eine methodische Voraussetzung hingewiesen: Sinnesmeldungen lassen sich in der Regel als *Meßwerte* auffassen. Wo Meßwerte vorliegen, darf man nach der Art der *Meßskala* fragen, auf welche sie projiziert werden. Im Fall der Raumorientierung ist diese Meßskala natürlich nicht eindimensional linear wie die Skalen der Temperaturen oder der Lautstärken, sondern es handelt sich um *Winkelangaben* (einschließlich Winkel*änderungs*meldungen), und diese bilden eine *zirkuläre* Skala. Will man dies in einer Kurzformel ausdrücken, so lautet diese für jeden beliebigen Winkelwert: $\alpha = 360° + \alpha$. So etwas wäre für Temperaturen oder sonstige Meßwerte auf einer *linearen* Skala undenkbar.

Gegenseitige Bestätigung

Fragt man nun nach der Art und Weise, in der die Daten der Statolithen, der Bogengänge, des Sehens und des Richtungshörens zu *einer* Positionsmeldung verrechnet werden, so handelt es sich um den logisch eigentümlichen Vorgang der *gegenseitigen Bestätigung:* Melden beispielsweise die Bogengänge *und* die Augen je eine relative Drehgeschwindigkeit zur Umgebung von 90°/s, so *bestätigen* sich diese Meldungen gegenseitig; es wäre absurd, wenn sie sich addierten und damit den falschen Wert von 180°/s ergäben.

Ein augenfälliges Beispiel für den Vorgang der „Bestätigung" im Unterschied zur Addition bietet der Gesichtssinn: Betrachtet man die Umwelt zunächst mit einem Auge und öffnet dann das andere, so wird das wahrgenommene Bild nicht heller, obwohl der visuelle Kortex den doppelten Signaleinstrom empfängt; würde statt dessen der Lichtwelleneinstrom in *eines* der Augen schlagartig verdoppelt, so würde man das als Helligkeitssprung wahrnehmen (was man beispielsweise durch Manipulation am Fernsehapparat reproduzieren kann). Der funktionelle Sinn des

Datenverarbeitungsmodus der „Bestätigung" liegt naturgemäß darin, daß die Sinnesorgane der Raumorientierung auf diese Weise problemlos zusammenarbeiten, wenn sie *parallel zueinander* tätig sind, sich aber auch gegenseitig ohne Bruch in ihrer Funktion *ablösen* und *vertreten* können, beispielsweise beim Übergang aus dem Hellen (Labyrinth und Auge tätig) in lichtlose Dunkelheit (nur Labyrinth tätig). Bezeichnet man die Wahrnehmung mit W, den wahrgenommenen Positionswinkel mit α und die verschiedenen Sinnesmodalitäten mit den Ziffern 1 und 2, so lautet die mathematisch-logische Formel für das Prinzip der „Bestätigung":

$$W_1(\alpha) = W_2(\alpha) = W_1(\alpha) + W_2(\alpha) \tag{1}$$

Winkelsubtraktion

Ganz anders aber werden die Winkelmeldungen des *Kopfgelenkbereichs* verrechnet: Sie *bestätigen* nicht die Meldungen des Labyrinths, der Augen und der Ohren, sondern sie werden von diesen vor der Bildung des Raumlage-Endergebnisses *subtrahiert*. Warum das funktionell unumgänglich ist, ergibt sich aus folgender Überlegung:

Die Gleichgewichtskorrekturreaktionen der Beine, Arme und des Achsenskeletts bestimmen die Raumlage nicht des Kopfes, sondern des Rumpfes. Die Raumlagesinnesorgane (Statolithen, Bogengänge, Augen) befinden sich dagegen im Kopf, registrieren also primär *dessen* Position und Bewegungszustand. Das Auswertungsendergebnis, das die Gleichgewichtsreaktionen steuert – und auch ins Bewußtsein eintritt! –, bezieht sich jedoch nicht auf die Position des Kopfes, sondern auf die des Rumpfes. Um *diesen* Funktionswert zu gewinnen, gibt es gar keinen anderen Weg, als die Labyrinth- und Augenmeldungen durch die jeweils bestehenden Kopf-Rumpf-Beziehungen zu korrigieren, d.h. alle existierenden Winkelwerte zwischen Kopf und Körperachse von den *primär* wahrgenommenen *kopfbezogenen* Werten zu *subtrahieren;* denn erst das ergibt in allen 3 Dimensionen die Position des *Rumpfes*.

Hierbei handelt es sich um einen Spezialfall für die in der Raumorientierung gültige triviale allgemeine biokybernetische Beziehung zwischen Sinnesorgan und Sinnesorgan*träger:* Die Körperposition ergibt sich aus den Positionsmeldungen der Sinnesorgane *abzüglich* etwaiger Meldungen über die Position des Sinnesorganträgers relativ zum Körper; durch den Sinnesorgan*träger* registrierte bzw. durch ihn hervorgebrachte Winkeländerungen zwischen Körper und Sinnesorgan werden daher in die Sinnesorganmeldungen quantitativ eingerechnet, indem sie von ihnen *subtrahiert* werden. Auf den Kopfgelenkbereich des Menschen bezogen heißt das beispielsweise: Wenn bei ruhigem Stehen durch aktives oder passives Nicken, Drehen oder Zur-Seite-Neigen des Kopfes *keine* Raumlagestabilisierungsreflexe, wie etwa bei einem unfreiwilligen Sturz, ausgelöst und auch keine Positionsänderungen des eigenen Körpers subjektiv empfunden werden, so liegt das an der *mathematischen Subtraktion* der entstehenden Sinnesmeldungen über die Kopfstellung aus dem Kopfgelenkbereich von den übrigen, einander bestätigenden Meldungen (zu vermuten, hier seien eher kognitive Einsichten verantwortlich, würde nicht mit der Unfähigkeit zusammenpassen, etwaige pathologische Fehlmeldungen der Raumlagesinne durch verstandesmäßige Einsicht zu korrigieren).

Auf kürzeste Form zusammengedrängt, lautet die Aussage dieses Absatzes, wenn man den Buchstaben W für „Wahrnehmung der Raumlage" verwendet:

$$W(\text{Rumpf}) = W(\text{Kopf}) - W(\text{Winkel Kopf/Rumpf}) \qquad (2)$$

Darin steckt für den *Kopfgelenkbereich* folgende Konsequenz: Er ist nicht nur ein Organ motorischer Beweglichkeit, sondern *auch ein Sinnesorgan*. Über alle Winkelbeziehungen zwischen Halswirbeln müssen Winkelmeldungen an die beschriebene Raumlageinstanz gelangen, wo sie mit denen der Labyrinthe und Augen zusammenwirken. Sie müssen ihnen in der Präzision etwa gleichkommen; denn die Genauigkeit des Gesamtsystems kann die Genauigkeit des am wenigsten präzise arbeitenden Teilsystems nicht überschreiten.

Ruhefrequenz

Im Hintergrund der eben durchgeführten Erörterung steht natürlich das Anliegen, pathologische Raumlageempfindungen, wie etwa den *Drehschwindel*, funktionell besser zu verstehen. Hierzu ist aber zusätzlich noch etwas weiteres zu bedenken: Der Skalenwert *0*, also die Meldung „kein Reiz", wird bei der Übertragung vom Sinnesorgan zum Zentralnervensystem in der Regel nicht durch die physiologische Nervenimpulsfrequenz *0*, also „keine Impulse", ausgedrückt, sondern durch eine *Ruhefrequenz* von beispielsweise 10 oder 40 Impulsen/s. Dies bietet zwei funktionelle Vorteile:

1. Ein *sehr schwacher* Reiz würde ohne Mitwirkung einer Ruhefrequenz durch eine Frequenzerhöhung von 0 auf beispielsweise 1 Impuls/s wiedergegeben werden, wäre also am Empfänger, da dort nur jede Sekunde ein Impuls einträfe, erst nach frühestens 2 s quantitativ erfaßbar; bei Verwendung der Ruhefrequenz 10 Impulse/s würde aber derselbe schwache Reiz zur Frequenz 11 Impulse/s führen, und das Ergebnis wäre nach dem Bruchteil einer Sekunde übermittelt; die Information kann daher vom Empfänger in viel kürzerer Zeit quantitativ erfaßt werden.
2. Eine Ruhefrequenz macht Abweichungen in *zwei Richtungen* (plus oder minus) übertragbar (durch Frequenzänderungen von 10 zu 11 *oder* zu 9 Impulsen/s), was sonst unmöglich wäre.

Nach alledem sind im Rahmen der Raumlagedatenverarbeitung die beiden Prozesse „Bestätigung" und „Subtraktion" zwangsläufig als so beschaffen zu betrachten, daß der *Signal*wert *0* durch bestimmte *Ruhefrequenzen* wiedergegeben wird. Wie diese dann *im einzelnen* verrechnet werden, braucht hier nicht erörtert zu werden.

So sinnreich das Prinzip der *Ruhefrequenz* für die periphere Signalübertragung auch ist, so birgt es doch die Gefahr einer speziellen pathologischen Störung in sich: Falls das Sinnesorgan einmal *ausfällt*, bedeutet die daraufhin im Zentrum eintreffende *Impulsfrequenz* 0 nicht „kein Reiz empfangen", sondern „extreme negative Abweichung von der den Reiz 0 repräsentierenden Ruhefrequenz", und das wiederum bedeutet: *maximaler einseitiger Reiz*. Daraus können, sofern es sich um Raumlagesinnesmeldungen handelt, theoretisch zwei ganz unterschiedliche Konsequenzen folgen:

Erste denkbare Konsequenz: Das *Ausfallen* des Sinnesorgans führt zur *Wahrnehmung* einer extremen *Abweichung* des Körpers von der Normallage und u. U. zu entsprechenden automatischen Kompensationsreaktionen. Ein solcher Effekt ließ sich besonders deutlich bei Fischen des freien Wassers (Gegensatz: Bodenfische) beobachten, denen experimentell ein Labyrinth entfernt wurde: Entweder nehmen diese Tiere permanent eine Schräglage ein oder sie rotieren sogar zeitweise um ihre Längsachse. Die Erscheinung verschwindet erst im Lauf von einigen Tagen (v. Holst 1948), kann aber als Folge von Aufregung vorübergehend wiederkehren.

Zweite denkbare Konsequenz: Die durch den Ausfall eines Sinnesorgans und dessen Ruhefrequenz bedingte Raumlagefehlmeldung würde in die obengenannte „Bestätigungsinstanz" gelangen. Dort aber würde sie die sonstigen eintreffenden Positionsmeldungen gar nicht bestätigen, sondern mit ihnen in krassen Widerspruch treten. Die möglichen sekundären Folgen einer solchen Diskordanz seien erst ab S. 13 dieses Referats näher betrachtet. Wir kehren zunächst noch einmal zur *ersten* denkbaren Konsequenz des Ausfalls einer Raumlagesinnesmeldung zurück, einer extremen Fehlinformation über die Raumlage:

Aus den vorangegangenen Erörterungen folgt eine für die Anfangsphase biokybernetischer Untersuchungen typische „Wenn-Dann-Aussage": Wenn 1) die Sinnesmeldungen über die jeweilige Kopf-Rumpf-Winkelbeziehung, an deren Existenz wegen ihrer physiologischen *Notwendigkeit* nicht zu zweifeln ist, aus dem *Kopfgelenkbereich* (und nicht aus Muskeln oder der Halshaut) stammen und wenn 2) in ihnen das Kodierungsprinzip der *Ruhefrequenz* verwirklicht ist, dann *müssen* der Ausfall oder die pathologische Veränderung dieser Sinnesmeldungen Fehlinformationen über die jeweilige Raumlage zur Folge haben. Wären diese Fehlinformationen *statisch,* würden sie eine nicht existierende Körper*lage,* wären sie *kinetisch,* würden sie eine *Drehung im Raum* vortäuschen bzw. zum Bewußtsein bringen. Letzteres wäre mit dem Phänomen des *Drehschwindels* identisch, der sich durch diesen Gedankengang – unter den angegebenen Voraussetzungen – als *zwingende* Konsequenz von Ausfällen oder Änderungen von Kopfstellung-Sinnesmeldungen aus dem Kopfgelenkbereich herausstellen würde.

Efferenzkopie

Außer Sinnesmeldungen und Ruhefrequenzen gelangt noch eine weitere Art von Eingangssignalen in die zentralnervöse Raumlage-Registrierungs-Instanz: die *Efferenzkopie* von zentralnervösen Bewegungskommandos. Die Existenz und die Wirksamkeit von Efferenzkopien – nach dem „Reafferenzprinzip" von v. Holst u. Mittelstaedt (1950) – lassen sich am anschaulichsten an einem eigentlich trivialen, aus 2 Teilen bestehenden Versuch demonstrieren:

Versuch a: Man hält ein Auge mit der Hand zu. Bei unbewegtem Kopf lasse man den Blick des freien Auges nach oben, nach unten und nach den Seiten schweifen. Dadurch bewegt man die Augäpfel in ihren Höhlen in verschiedene Richtungen. Niemand wird dabei unerwartete oder bemerkenswerte Beobachtungen machen, etwa die, daß sich – anstatt des Blickes – die *Umwelt* zu bewegen scheint.

Versuch b: Man hält ein Auge mit der Hand zu und bewegt mit der anderen Hand ganz vorsichtig den Augapfel des freien Auges, z. B. drückt man mit dem Zeigefinger ein wenig unterhalb des äußeren Augenwinkels auf das untere Lid oder man faßt das untere Lid mit Daumen und Zeigefinger, indem man eine kleine Falte abhebt, und zieht ganz schwach und ruckweise daran. Jetzt hat man, wenn man es richtig macht, den unerwarteten Eindruck, die *Umwelt bewege sich.* Wir unterliegen also einer Bewegungstäuschung. Diese verschwindet auch nicht, wenn man sich gedanklich klar macht, daß man einer Täuschung unterliegt. Sie entsteht bei Versuch a niemals. Offensichtlich wird in Versuch b die zuständige Datenverarbeitung *nicht* davon unterrichtet, daß die wahrgenommene Bildverschiebung auf einer *Augapfeldrehung* beruht; so wird fälschlich eine *Umweltbewegung* registriert.

Deutung: Die zentralnervöse Auswertungsinstanz für Bildverschiebungen auf der Retina scheint in Versuch b - anders als im Versuch a - nicht über die Konsequenzen der eigenen Fingerbewegungen informiert zu werden, ähnlich wie dies beim eingangs beschriebenen Nick-Leseversuch hinsichtlich der *Arm*bewegungen der Fall war. Dementsprechend zeigen sich erwartungsgemäß gleiche Scheinbewegungen, wenn die Augäpfel nicht von den eigenen Fingern, sondern von einer anderen Person bewegt werden. Daher läßt sich die Erfahrung von Versuch b folgendermaßen verallgemeinern: *Fremdbestimmte* (= passive) Augenbewegungen führen zu der durch den Willen nicht kompensierbaren Wahrnehmung einer relativen Umweltbewegung. Bei der *aktiven* Augapfeldrehung durch Kontraktion der eigenen Augenmuskeln (Versuch a) geschieht folglich etwas, was die Wahrnehmungskonsequenz der retinalen Bildverschiebung abändert: Die retinale Bildverschiebung wird zwar als solche perzipiert, aber nicht als Umweltbewegung wahrgenommen. Mit anderen Worten: Für die Wahrnehmung von Umweltbewegung wird, formal betrachtet, der von den *Augenmuskeln verursachte* Bildverschiebungsbetrag von dem *wahrgenommenen* Bildverschiebungsbetrag *subtrahiert,* bevor der (relative) Umweltbewegungsbetrag zum Bewußtsein kommt. Diesen Zusammenhang kann man mit folgender Formel ausdrücken:

retinale Bildverschiebung $\dot\beta$ - aktive Augendrehung $\dot\alpha$ = wahrgenommene relative Umweltbewegung $\dot\gamma$

bzw.

$$\dot\beta - \dot\alpha = \dot\gamma \qquad (3)$$

drückt eine beobachtbare mathematische Beziehung zwischen einer *Reizsituation* $\dot\beta$, einer *motorischen Aktion* $\dot\alpha$ und einer *Wahrnehmung* $\dot\gamma$ aus. Diese mathematische Beziehung ist zugleich die Beschreibung eines realen physiologischen Geschehens, einer Datenverarbeitung. An welcher Stelle des Zentralnervensystems sich diese abspielt und welche physiologischen Einzelprozesse ihr zugrunde liegen, ist noch unbekannt. Doch läßt sich biokybernetisch formulieren, was zur Verwirklichung dieses realen funktionellen Zusammenhangs hinreichend und notwendig ist: 1) ein physiologisches Signal $\dot\beta$, das den Winkelwert der retinalen Bildverschiebung repräsentiert; 2) ein physiologisches Signal $\dot\alpha$, das den Winkelwert der von den Augenmuskeln hervorgebrachten Augenbewegungen repräsentiert; 3) eine periphere oder zentralnervöse Instanz, die den 2. Winkelwert vom 1. mathematisch subtrahiert; 4) eine Instanz, die den so entstandenen Differenzbetrag $\dot\gamma$ als Wahrnehmung zum Bewußtsein bringt.

Die Kernfrage dieses Abschnitts lautet nun: Welchen Ursprung hat das eben unter 2) genannte physiologische Signal $\dot\alpha$, das die Winkelwerte der von den Augenmuskeln hervorgebrachten Augenbewegungen repräsentiert? Die jeweilige Augenstellung relativ zum Kopf ist zunächst natürlich durch die jeweiligen *Längen* der verschiedenen *Augenmuskeln* repräsentiert; doch kommen diese nicht als Quelle für die erforderlichen physiologischen Signale in Frage: Bei aktiven und passiven Augapfeldrehungen ändern sich die Augenmuskellängen gleichartig. Hiernach erhebt sich die Frage: Welche Quelle kommt für physiologische Signale $\dot\alpha$ in Frage, die allein aktive, nicht aber passive Augenbewegungen widerspiegeln?

Hierfür bietet sich das steuernde *zentralnervöse Kommando* selbst an. Die durch Gl. 3 beschriebene funktionelle Leistung würde dadurch erbracht werden, daß ein dem Augenbewegungs*kommando quantitativ gleichendes Signal* erzeugt und als Winkeländerungswert $\dot\alpha$ vom retinalen Bildverschiebungswinkelwert $\dot\beta$ subtrahiert würde. Hierzu wäre im Prinzip nichts weiter erforderlich, als daß von der Nervenbahn, die das Augenbewegungskommando überträgt, eine kollaterale Bahn abzweigen würde; sie würde automatisch stets dasselbe Signal führen wie die Kommandobahn. Dieses Signal wäre so etwas wie ein Duplikat bzw. eine *Kopie* des Kommandos. Das gedankliche Konzept für ein derartiges Signal stammt von v. Holst u. Mittelstaedt (1950); sie nannten es sinngemäß *Efferenzkopie*. Die Efferenzkopie wäre im ungestörten Normalfall quantitativ äquivalent zur Augenstellungsmeldung aus den *Muskeln;* diese Äquivalenz zwischen Kommando und Ausführung kann bei Augenbewegungen vorausgesetzt werden, weil hier die Ausführung der Kommandos keinen unvorhersehbaren wechselnden mechanischen Widerständen begegnet, wie dies etwa bei Extremitätenbewegungen der Fall ist.

Bevor diskutiert wird, ob der eben beschriebene funktionelle Zusammenhang tatsächlich verwirklicht ist, sei er durch Abb. 2 graphisch dargestellt: Die rechte senkrechte Bahn geht vom Zentrum aus und überträgt das Kommando für die Augenbewegung; eine *Abzweigung* nach links überträgt die eben definierte *Efferenzkopie* zur Subtraktionsinstanz. Das Sinnesorgan (links unten) nimmt Relativ-

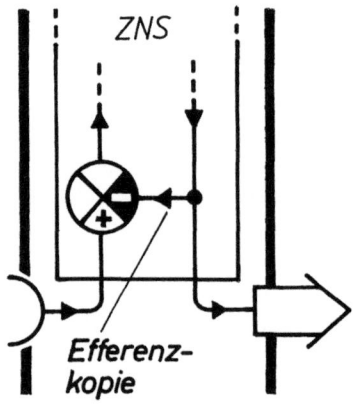

Abb. 2. Reafferenzprinzip (Erklärung s. Text)

bewegungen zwischen Umwelt und Sinnesorgan wahr. Die unkorrigierten Meldungen dieses Sinnesorgans repräsentieren noch die Summe aus solchen Meldungen, die durch die Eigenaktivität – hier Eigendrehung – des Sinnesorgans hervorgerufen wurden (*Re*afferenz genannt), zuzüglich eventueller Meldungen von unabhängigen Umweltgeschehnissen (*Ex*afferenz). Nun erfolgt die Subtraktion: Die Reafferenz spiegelt quantitativ das Augenbewegungskommando und damit auch dessen Kopie, die Efferenzkopie, wider; durch deren Subtraktion wird daher die Reafferenz aus der Sinnesorganmeldung eliminiert. Übrig bleibt die Exafferenz, also die Meldung über *nicht* vom Organismus selbst aktiv hervorgebrachte Änderungen seiner Umweltbeziehungen.

Die Existenz und Wirksamkeit der Efferenzkopie der Augenbewegungskommandos nach Abb. 2 läßt sich durch mehrere unabhängige Beobachtungen überzeugend belegen (Hassenstein 1965). An dieser Stelle seien die visuellen Bewegungstäuschungen bei *Augenmuskellähmungen* genannt: Blicksprungkommandos lassen sich auch bei Augenmuskellähmungen nicht unterdrücken, werden aber nicht befolgt; sie erzeugen trotzdem Efferenzkopien. Wegen der nicht erfolgenden Blickbewegungen sendet die Retina keine der Efferenzkopie entsprechende Reafferenz. Daher können Reafferenz und Efferenzkopie einander nicht wie sonst auslöschen. Von der Subtraktionsinstanz aus läuft daher jetzt die *nichtkompensierte negative Efferenzkopie* ins Zentrum, wo sie als Exafferenz gewertet und dementsprechend als (unzutreffende) Wahrnehmung einer Umweltbewegung ins Bewußtsein tritt. Die bekannten, überaus störenden visuellen Bewegungstäuschungen bei Augenmuskellähmungen bringen also die *Efferenzkopien der nicht unterdrückbaren Augenbewegungskommandos* zur Erscheinung. Die Efferenzkopie zeigt hier den zusätzlichen Charakter einer *Bewegungserwartung;* wird diese nicht erfüllt, d.h. durch keine tatsächliche Bildverschiebung bestätigt, so wandelt sie sich zur Ursache einer *visuellen Scheinbewegung.*

Hiermit ist am Beispiel der Augenbewegungen dargelegt worden: Außer Sinnesmeldungen und Ruhefrequenzen gehören auch *Efferenzkopien* zu den Eingangssignalen für diejenige Instanz, die, wie auf S. 2f. beschrieben, die jederzeit abrufbaren Informationswerte über die Raumlage von Kopf und Körper in sich repräsentiert. Man muß möglicherweise auch in anderen Sinnessystemen als dem visuellen mit dem Auftreten und Wirksamwerden von Efferenzkopien rechnen.

Schwindel

Raumlagewahrnehmungen können von der unlustbetonten Empfindung des Schwindels begleitet sein. Die Ursachen sind überaus verschieden: widersprüchliche Meldungen verschiedener Raumlagesinnesorgane, wie z.B. nach Schluß eines langdauernden, schnellen Walzertanzes (Widerspruch zwischen Bewegungsmeldungen des Labyrinths und Seheindrücken); Funktionsmängel von Gleichgewichtsorganen; visuelle Wahrnehmung eines steilen Abgrunds. Die Schwindelempfindung ist mit zwei anderen unlustbehafteten Gefühlen vergleichbar, dem Schmerz und der Angst. Auf Schmerz und Angst reagieren Menschen und Tiere durch Entfernen der Schmerzursache oder Flucht vor der Gefahr.

Als allgemeine, vermutlich angeborene Reaktion auf Schwindelgefühle kann das Verbessern der Vorsorge gegen den Gleichgewichtsverlust gelten, beispielsweise durch Sich-Festhalten, breitbeiniges Stehen oder Sichentfernen vom steilen Abgrund. Der Schwindel ist somit als ebenso natürlich und lebenswichtig anzusehen wie Schmerz und Angst und muß, gerade auch wenn kein Anlaß erkennbar ist, als Indikator für eine funktionelle Störung ernst genommen werden.

Nystagmus

Im Zusammenhang mit dem Kopfgelenkbereich spielt der *Nystagmus* als Indikator für Fehlfunktionen der Raumlageorientierung eine Rolle. Störungen im Kopfgelenkbereich können einen Nystagmus auslösen. Wenn *Gleichgewichtsstörungen* und *Drehschwindel* zugleich auftreten, hat nach Hülse (1983) der Nystagmus als objektives Indiz für die Gleichgewichtsstörungen zu gelten; denn Gleichgewichtsstörungen sind als solche schwer meßbar, und Schwindel ist primär nur ein subjektives Phänomen, das möglichst der Objektivierung bedarf.

Biologischer Sinn und Richtung des Nystagmus

In biologischer Sicht ist der Nystagmus ein Bewegungsprogramm der Augäpfel zum Ermöglichen des ungestörten Formen- und Gestaltsehens trotz Relativbewegungen zwischen Kopf und Umwelt. Aufgabe ist daher das Herbeiführen zumindest kurzdauernder stabiler Raumbeziehungen zwischen Auge und Umwelt, weil dies für das Gestaltsehen erforderlich ist. Die Phasen der *stabilen* Beziehung sind die *langsamen* Phasen des Nystagmus. Dabei *folgen* die Augen der gesehenen Umweltbewegung.

Daher sind die *langsamen* Phasen auch das *funktionell wichtigere* am Nystagmus. Die *schnellen* Sakkaden sind nicht zum Sehen da, sondern dazu, die Augäpfel – falls erforderlich – durch *Überholen* der relativen Kopfdrehbewegung in eine Position zur gesehenen Umwelt zu bringen, die dann während der langsamen Phase möglichst lange beibehalten werden kann.

Wenn man bei einem Nystagmus von dessen *Richtung* spricht, so hält man sich nicht an die langsamen Phasen, obwohl diese funktionell das wichtigere sind, sondern an die schnellen Phasen, weil sie auffälliger sind. Nur aus dieser nomenklatorischen Festlegung ergibt sich der Satz: Die Kopfdrehung geht einher mit einem Nystagmus „in derselben Drehrichtung". Die bisweilen geäußerte Hypothese, die schnelle, der relativen Kopfdrehung vorauseilende Nystagmusphase habe den funktionellen Sinn, neu am voreilenden Blickfeldrand Auftauchendes schnellstmöglich ins Auge zu fassen, hat im Vergleich zur vorher genannten Auffassung kein Gewicht.

Nystagmus ohne Sichtkontakt mit der Umwelt

Der pathologische Nystagmus wird

- bei geschlossenen Augen,
- in der Dunkelheit oder
- mit der Frenzel-Brille

registriert. Daher ist nun der Nystagmus ohne Sichtkontakt zu besprechen, wie er im *physiologischen Normalgeschehen* vorkommt.

Ein leicht durchführbarer, eigentlich trivialer und doch lehrreicher Versuch ist der folgende: Man legt die Endglieder der Finger auf die geschlossenen Augenlider, so daß man die Augenbewegungen fühlen kann, und dreht sich dann willkürlich um die eigene Achse. Dies kann geschehen:

- im Stehen durch Umsetzen der Füße,
- mit feststehenden Füßen durch Sichdrehen in der Hüfte,
- durch Drehen allein des Kopfes auf dem Hals,
- sitzend auf einem Drehstuhl durch Abstoßen mit den Füßen.

In allen Fällen fühlt man einen Nystagmus in Richtung der willkürlichen Körperdrehung mit dem funktionellen Sinn der Gegendrehung der Augäpfel in den Augenhöhlen, um sie so genau wie möglich in einer räumlich konstanten Position zu halten. Daher sind die langsamen Nystagmusphasen Ausdruck der im Zentralnervensystem repräsentierten Informationswerte über den Bewegungszustand des eigenen Kopfes, und zwar mit umgekehrtem Vorzeichen und der gleichen Winkelgeschwindigkeit.

Aus dem beschriebenen Anschauungsversuch läßt sich herleiten: Das Konzept der *Reflexe* ist ungeeignet zur theoretischen Einsicht in diese funktionellen Zusammenhänge, denn man müßte sonst lauter verschiedene Reflexe formulieren:

Fuß-Nystagmusreflex,
Rumpf-Nystagmusreflex,
Hals-Nystagmusreflex usw.

In Wirklichkeit sammelt und verrechnet *eine* Zentralinstanz alle für die Kopfbewegung gegen die Umwelt relevanten Daten und bildet *einen* Funktionswert dafür. Dies ist in Abb. 3 schematisch dargestellt.

HWS-bedingter spontaner Nystagmus

Im Lichte der vorangegangenen Erörterungen hat ein Nystagmus bei einem *unbewegten* HWS-Patienten folgende Bedeutung:

Seine innere zentralnervöse Positionsinstanz repräsentiert mit ihrem Informationswert fälschlich eine dauernd wahrgenommene Drehung des Kopfes gegen die Umgebung: Dies bringt das dauernd Signal an die Augäpfel hervor, diese Scheindrehung durch Gegenbewegungen zu kompensieren, um dadurch vermeintlich das Formensehen zu unterstützen. Die langsamen Phasen des Nystagmus repräsentieren - mit umgekehrtem Vorzeichen - den im Zentralnervensystem repräsentierten

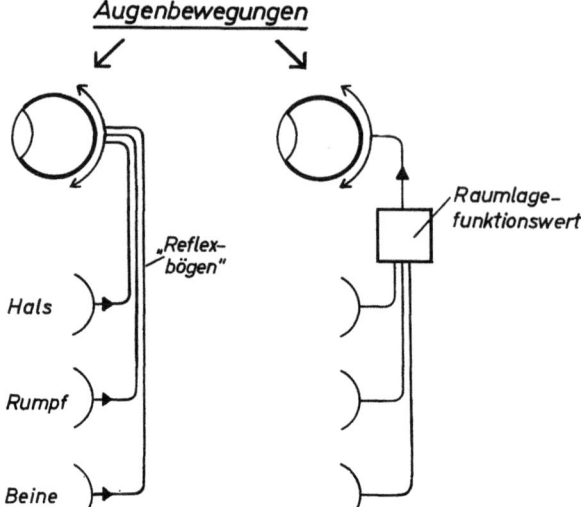

Abb. 3. Konzept der Reflexe bzw. zentralen Datenverarbeitung zur Erklärung der funktionellen Zusammenhänge beim Nystagmus ohne Sichtkontakt

Informationswert über die jeweilige Drehbewegungssituation. Damit zeigen die *schnellen* Phasen des Nystagmus die Richtung an, in der sich der Patient infolge seiner zervikalen Fehlmeldungen *gedreht fühlt*. Ein solches Drehgefühl, das nicht den Tatsachen entspricht, also mit den übrigen Positionssinnesmeldungen im Widerspruch steht, empfindet man als *Drehschwindel*.

Zervikalnystagmus bei beidseitigem Labyrinthausfall

Besonders lehrreich, wenn auch nicht primär für den Kopfgelenkbereich, ist der Zervikalnystagmus (*ohne* Störung im Kopfgelenkbereich) als Indiz für *beidseitigen Labyrinthausfall*. Diese aus dem Rahmen fallende Reaktion lehrt nämlich, mit welcher Art von womöglich *langsamen Adaptationsvorgängen* man innerhalb des Systems der Raumlagereaktionen rechnen muß.

Wird bei der Drehung mit einem Drehstuhl der Kopf (mit geschlossenen Lidern) *festgehalten,* so löst die dabei erfolgende *Hals*drehung beim Gesunden keinen Nystagmus aus; doch ist dies der Fall, wenn *beide* Labyrinthe fehlen. Daß ausgerechnet der Ausfall beider Labyrinthe den vom Kopfgelenkbereich ausgelösten Nystagmus zur Folge hat, ist darum so überraschend, weil beim Experiment der Kopf im Raum *fixiert bleibt,* die Labyrinthe also, auch wenn sie intakt vorhanden wären, die Meldung *Null* absenden würden.

In diesem Befund drückt sich daher eine Umschaltung, vielleicht „Umeichung" aus: Bei *intakten* Labyrinthen führt jede aktive Kopf- oder Körperdrehung nur dann zu einem „spontanen" Nystagmus, wenn auch das *Labyrinth* die Drehung wahrnimmt und *bestätigt*. Fallen beide Labyrinthe aus, wird dagegen von nun an die Drehung des Kopfes *relativ zum Körper* auch ohne die Bestätigung durch das Labyrinth als Zeichen für die Drehung des Kopfes *relativ zur Umwelt* gewertet und zur Erzeugung des Nystagmus zugelassen. Es wird gleichsam vorausgesetzt: Falls keine anderslautenden Meldungen vorliegen, sei der Körperstamm gegenüber der Umgebung nicht in Drehung, sondern in Ruhe. Ob es sich bei der hier zum Ausdruck kommenden Änderung der Reaktionsnorm um eine *sofortige* Umschaltung oder um eine eher langsame Umeichung handelt, muß dahingestellt bleiben. Ähnliche Umstellungen muß man vielleicht auch bei Störungen der Sinnesfunktion der Halswirbelgelenke als denkbar ins Auge fassen.

Konsequenzen interner Widersprüche im Zentralnervensystem

Es ist eine eigentümliche, meines Wissens noch unerklärte Eigenschaft des Zentralnervensystems, daß interne *Informationskonflikte* generalisierte Effekte haben können. Im folgenden, anscheinend „weit hergeholten" Beispiel ist dies eindrucksvoll zu erkennen: Der Innsbrucker Experimentalpsychologe Ivo Kohler hatte bestimmte Versuchspersonen (Vpn) tagelang Brillen tragen lassen, die das *Gesichtsfeld verformten,* so beispielsweise alle geraden senkrechten Linien nach einer Seite durchgebogen erscheinen ließen (Kohler 1951). Dies wurde mit der Zeit durch die zentralnervöse visuelle Raumauswertung der Vpn *korrigiert;* danach sahen für sie senkrechte Geraden trotz der künstlichen Verzerrung wieder gerade aus. Nach Abnahme der Brille aber schienen dann senkrechte Geraden zunächst nach der *anderen* Seite gekrümmt zu sein. Kohler legte einer Vp dieses Stadiums auf einer Tischplatte eine metallene Kette vor und gab dieser eine solche Gegenkrümmung, daß die Vp die nun in Wirklichkeit im Bogen liegende Kette als *gerade* wahrnahm. Nun folgte das für unseren Problemkreis bedeutsame Experiment: Der Experimentator zog vor den Augen der Vp die Kette in die Länge, so daß sie in Wirklichkeit gerade wurde; für die Vp aber *krümmte* sich dadurch die Kette, obwohl sie aber zugleich auseinandergezogen wurde! Diese in sich widerspruchsvolle Wahrnehmung hatte für die Vp prompt eine ausgefallene Konsequenz: Ihr wurde übel. Auch wenn man sich vor dicken Aquariumscheiben bewegt, entspricht mitunter die Wahrnehmung (hier: Bewegungswahrnehmung) nicht der Erwartung, was gelegentlich ebenfalls Übelkeit hervorruft. Das gleiche gilt für einen Kurzsichtigen, der erstmals eine Brille trägt, an die er sich noch nicht gewöhnt hat; auch hier bestätigen die Bewegungserwartungen und die wahrgenommenen Bewegungen einander nicht, sondern treten miteinander in Konflikt.

Die eben beschriebenen Beispiele lehren: Treten zentralnervöse Informationswerte, die im Normalfall einander bestätigen, zueinander in Widerspruch, so kann das ein vegetatives Symptom, Übelkeit, hervorrufen. Diesem Schema entsprechen auch die Seekrankheit bzw. allgemein die „Bewegungskrankheiten": Pathogen sind nicht die Quantität und die Dauer der Reizung (die in einer Gymnastikstunde natürlich viel größer sein können), sondern die *Inkongruenzen im Informationsgehalt zwischen verschiedenen Sinnesmeldungen über denselben Sachverhalt.* Darauf ist die Datenverarbeitung offensichtlich nicht eingerichtet. Sofern die Nausea als Modellfall für pathologische Wirkungen von Widersprüchen zwischen zentralnervösen Informationswerten gelten darf, ist es sinnvoll, sich auch das weite Spektrum von deren Symptomen vor Augen zu führen: Erbrechen, Kreislaufkollaps, Apathie, begrenzte bis fehlende willentliche Beeinflußbarkeit des eigenen psychischen Zustandes, stunden- bis tagelange Nachwirkungen in Form von Bewegungshalluzinationen.

So ungewohnt die Kausalbeziehung zwischen einem *isolierten* zentralnervösen Phänomen und *generalisierten Allgemein*symptomen auch auf den ersten Blick erscheinen mag – wir müssen beim Zentralnervensystem mit mehreren ähnlichen Funktionszusammenhängen rechnen. Einige davon wurden durch Experimente der elektrischen Hirnreizung an der Katze (Hess 1956) bzw. am Haushuhn (v. Holst 1960) aufgedeckt. Durch die Reizung an jeweils *eng begrenzten* Positionen des Gehirns können folgende *in den ganzen Körper ausstrahlende* Wirkungen eintreten:

- *allgemeine Atonie* (Katze): Auf die betreffende isolierte Reizung hin sinkt das Tier auf der Stelle in sich zusammen, die Beine liegen quer übereinander, der Schwanz wird nicht um den Körper gerollt;
- *Müdewerden, Schlaf* (Katze): Nach Beginn der elektrischen Reizung Aufsuchen eines geeigneten Schlafplatzes, sich Niederlegen in die bekannte Schlafhaltung mit um den Körper gelegtem Schwanz, danach sofortiges Einschlafen;
- *allgemeine Ataxie* (Haushuhn): Während der Reizung torkelt das Huhn, es versucht mit den Flügeln Gleichgewicht zu halten, doch immer wieder stehen die Beine in falscher Richtung;
- *Flexibilitas cerea* (Haushuhn): Auf Reizung „friert" das Tier in der Stellung ein, die es gerade einnimmt, doch sind Körper und Gliedmaßen biegsam wie Wachs, d.h. sie behalten die Position bei, in die man sie in den Gelenken umbiegt.

Diese Befunde tragen zwar nichts Spezielles zum Problem der Bedeutung des Kopfgelenkbereichs bei, veranschaulichen aber die Beeinflußbarkeit des allgemeinen Funktionszustands des Zentralnervensystems durch *eng begrenzte* Erregungsvorgänge; dabei handelt es sich jeweils um unterschiedliche Weisen der *Einschränkung der normalen Funktionsfähigkeit*. Die genannten Gehirnreizexperimente können als neurophysiologische *Modelle* für ähnliche Zusammenhänge aus der Verhaltensbiologie und der menschlichen Neurophysiologie gelten:

- *Angst* blockiert, je stärker sie aktiviert ist, um so mehr alles Verhalten des *Spielbereichs:* Erkunden, Neugierde, Spielen, spielerisches Nachahmen;
- *Aufregung und Angst* können vorübergehend die Wahrnehmung von Schmerz, von anderen Reizen sowie auch das Denken blockieren;
- *chronische starke Schmerzen,* Schwindel, Übelkeit etc. können das Motivationsgefüge eines Menschen so weitgehend beeinträchtigen, daß man von „Persönlichkeitsveränderungen" sprechen muß.

Die Frage nach dem histologischen Substrat für die beschriebenen Zustandsveränderungen des Zentralnervensystems und auch für die „Ausstrahlung" bzw. Irradiation pathologischer Signale von Instanzen der Raumlageorientierung in andere Instanzen hinein scheint heute noch nicht zu beantworten zu sein. Dieser Mangel darf jedoch nicht als Grund dafür herhalten, den beschriebenen Erscheinungen etwa die Realität abzusprechen oder sie ins Reich des „rein Psychogenen" oder der Simulation zu verbannen.

Physiologische Grundlage der Winkelinformationen aus dem Kopfgelenkbereich

In der nun folgenden Diskussion soll es als unbezweifelbar und bewiesen gelten, daß die Winkelbeziehungen zwischen Kopf und Rumpf propriozeptiv gemessen und in die Raumlagewahrnehmung und -steuerung einbezogen werden. Dabei setzt sich der Gesamtwinkel in 2facher Hinsicht aus Teilwinkeln zusammen:

- Die Winkel in allen Gelenken der Halswirbelsäule addieren sich,
- die Winkel, die beim Nicken, Drehen und Seitwärtsneigen des Kopfes entstehen, addieren sich *vektoriell.*

Den Löwenanteil liefern die Gelenkbeziehungen Kopf/Atlas und Atlas/Axis. Bei der Feinheit der Abstimmung werden aber auch die übrigen Gelenkbeziehungen präzise einbezogen.

Die Rezeptoren für die zu messenden Winkel könnten in den *Muskeln* oder im *Gelenkapparat* liegen. Die folgenden Überlegungen hierzu sind wegen der Spärlichkeit und Widersprüchlichkeit der verfügbaren Informationen von ganz vorläufigem Charakter.

Falls die *Muskeln* als Substrat für die Messung von Winkelbeziehungen zwischen Skelettelementen dienen sollen, so ist nicht ihre Spannung, sondern ihre jeweilige *Länge* von Bedeutung. Als Sinnesorgane für die jeweilige Länge von Muskeln gelten die *Muskelspindeln*. In ihnen sind jedoch die sensorischen Anteile, die Längenrezeptoren, mit motorischen, den intrafusalen Muskelfasern, in Reihe geschaltet. Die Muskelspindelafferenz meldet also gar nicht die Muskellänge, sondern – aufgrund der γ-Innervierung der intrafusalen Muskeln – die Differenz zwischen der tatsächlichen und der durch die Willkürinnervierung angestrebten Länge. Hierdurch offenbaren sich die Muskelspindeln auch als etwas anderes als Sinnesorgane, nämlich als *Regler*. Zwar ließe sich die Muskellängenangabe theoretisch aus den afferenten Spindelmeldungen wieder herausrechnen, dies aber nur unter Einrechnung der γ-Efferenz sowie des Muskeltonus, der sich seinerseits wieder aus der α-Efferenz *und* dem mechanischen Widerstand gegen die Muskelverkürzung ergibt. Beim heutigen Stand der Kenntnisse ist zu bezweifeln, ob man dem Zentralnervensystem diese Datenverarbeitung zutrauen kann, ja ob sie überhaupt mit hinreichender Genauigkeit *möglich* wäre. Der Vorstellung, daß die Winkelangabe der Halswirbelsäule durch *Muskelspindeln* geliefert wird, stellen sich also gewichtige Schwierigkeiten entgegen.

Damit erstarkt die Vermutung, die Winkelrezeptoren säßen im *Gelenkbereich*. Ein Schlüsselexperiment hierfür bestände aus 2 Teilen: Registrierung von Raumlagereflexen auf Kopfdrehungen eines Versuchstieres a) nach Denervierung von Haut und Muskeln des Halses bei intakter Gelenkinnervierung, b) nach Denervierung der Gelenke bei intakten Muskeln und intakter Haut. Dieses Experiment wurde in der Tat an dezerebrierten Katzen durchgeführt (McCouch et al. 1950) und hatte das mit obiger Vermutung konforme Ergebnis: *erhaltene* Raumlagereaktionen bei a), *fehlende* bei b). Allerdings scheinen bis heute weder die verantwortlichen Rezeptoren noch die entsprechenden afferenten Nervenbahnen identifiziert worden zu sein.

Zur Methodik der vorstehenden Ausführungen, Zusammenfassung und Schlußbemerkung

Mitunter können funktionelle Zusammenhänge aus Beobachtungen und Experimenten richtig hergeleitet werden, lange bevor die zugrundeliegenden Elementarprozesse der Forschung zugänglich sind. So waren die Gesetze des Vererbungsgeschehens seit Jahrzehnten bekannt und mathematisch formuliert, ehe man die materiellen Träger der Erbanlagen zytologisch lokalisierte und später biochemisch identifizierte. In der vorstehenden Erörterung wurde ein ähnlicher Versuch für die Funktion des Kopfgelenkbereichs des Menschen skizziert. Als Ergebnis schälte sich heraus:

1) Im Kopfgelenkbereich befinden sich Sinnesrezeptoren für die Position des Kopfes relativ zum Rumpf.
2) Während die Raumlagemeldungen von Statolithen, Bogengängen und Augen nach dem logischen Prinzip der *gegenseitigen Bestätigung* (und damit Vertretbarkeit) zusammenwirken, werden die Sinnesmeldungen über die Kopf-Rumpf-Winkelbeziehungen von den Raumlagemeßwerten der Kopfsinnesorgane mathematisch *subtrahiert* und liefern daraufhin die Information über die räumliche Position des *Rumpfes*.
3) Etwaiger Ausfall oder pathologische Modifizierung der raumlagerelevanten Sinnesmeldungen aus dem Kopfgelenkbereich können - u.a. durch Wegfall der *Ruhefrequenzen* - zu Fehlinformationen über die Raumlage (beispielsweise in Form des Drehschwindels) führen, ferner zur Inkongruenz solcher Raumlageinformationen, die im Normalfall einander bestätigen.
4) Beim *Nystagmus* sind die *langsamen* Phasen Gegenbewegungen zum Zwecke der Kompensation von Relativbewegungen des Kopfes gegen die Umwelt; die *schnellen* Phasen sind sprunghafte Überholbewegungen der Kopfeigenbewegung, um danach vorübergehend, aber möglichst lange, eine neue raumkonstante Position einzunehmen. Deswegen spiegelt ein ohne Sichtkontakt mit der Umwelt vor sich gehender Spontannystagmus durch seine *langsamen* Phasen einen pathologisch entstandenen falschen Informationswert über eine (nicht vorhandene) Drehung des Kopfes bzw. des ganzen Körpers im Raum wider, was sich subjektiv als Drehschwindel äußert.
5) Inkongruenz, d.h. Informationswidersprüche, zwischen Raumlagemeldungen, die einander im Normalfall bestätigen, können pathogene Folgen auf den funktionellen Allgemeinzustand des Zentralnervensystems haben, die von Übelkeit und Kopfschmerz bis zu Änderungen der Persönlichkeit reichen.
6) Fügt man die eben formulierten Aussagen 3) und 4) zusammen, so folgt aus ihnen: Schäden in den Rezeptoren des Kopfgelenkbereichs können *pathologische Zustandsänderungen des Zentralnervensystems* verursachen.
7) Die Muskeln besitzen in ihren Muskelspindeln keine eigentlichen *Längen*meßorgane und dürften daher kaum die fraglichen Winkelstellungsrezeptoren beherbergen; diese müßten daher wohl im Gelenkapparat lokalisiert sein, sind aber dort bisher nicht auffindbar.

Die in diesem Referat vorgetragenen Überlegungen könnten in Versicherungsfällen bedeutsam werden, in denen röntgenologisch keine morphologischen Unfallsfolgen an der Halswirbelsäule erkennbar sind. Etwaige Symptome wie Schwindel, Gleichgewichtsstörungen, Benommenheit, Übelkeit etc. können in diesem Fall leicht zuungunsten von Antragstellern pauschal als psychogen oder gar als simuliert eingeorndet werden. Eine wissenschaftliche Theorie rein funktioneller Symptome von röntgenologisch nicht feststellbaren Schäden kann womöglich die Kriterien verbessern, nach denen man auch hier echte von unechten Unfallfolgen unterscheiden kann.

Literatur

Dvořak J, Dvořak V, Schneider W (Hrsg) (1984) Manuelle Medizin. Springer, Berlin Heidelberg New York Tokyo
Hassenstein B (^{5}1977, ^{1}1965) Biologische Kybernetik. Quelle & Meyer, Heidelberg
Hess WR (1956) Hypothalamus und Thalamus. Experimental-Dokumente. Thieme, Stuttgart
Holst E von (1948) Quantitative Untersuchungen über Umstimmungsvorgänge im Zentralnervensystem. Z Vergl Physiol 31: 134–148 (Neudruck in: „Zur Verhaltensphysiologie bei Tieren und Menschen" Band 2. Piper, München)
Holst E von, Mittelstaedt H (1950) Das Reafferenzprinzip. Naturwiss 37: 464 (Neudruck in: „Zur Verhaltensphysiologie bei Tieren und Menschen" Band 1. Piper, München)
Holst E von, St. Paul U von (1960) Vom Wirkungsgefüge der Triebe. Naturwiss 47: 409–422, (Neudruck in: „Zur Verhaltensphysiologie bei Tieren und Menschen" Band 1. Piper, München) 1970
Hülse M (1983) Die zervikalen Gleichgewichtsstörungen. Springer, Berlin Heidelberg New York Tokyo
Kohler I (1951) Über Aufbau und Wandlungen der Wahrnehmungswelt. Sitzungsberichte der Österr. Akad. der Wissenschaften. Phil.-histor. Klasse 227: 1–118, und persönliche Mitteilung
McCouch GP, Deering JD, Ling TH (1950) Location of receptors for tonic neck reflexes. J Neurophysiol 14: 191–196
Wolff HD (1982) Die Sonderstellung des Kopfgelenkbereichs – Schwindel und hohes Zervikalsyndrom. Z Allg Med 58: 503–515
Zimmermann M (^{20}1980) Kybernetische Aspekte des Nervensystems und der Sinnesorgane. In: Schmidt RF, Thews G (Hrsg) Physiologie des Menschen. Springer, Berlin Heidelberg New York

Funktionelle Anatomie der oberen Halswirbelsäule unter besonderer Berücksichtigung des Bandapparates

J. DVOŘÁK

Um dreidimensionale Bewegungsabläufe im Bereich der Halswirbelsäule begreifen und dementsprechend die funktionspathologischen Veränderungen der klinischen und funktionsradiologischen Untersuchungen interpretieren zu können, muß die Halswirbelsäule entsprechend der anatomischen und biomechanischen Gegebenheiten in 2 Abschnitte unterteilt werden.

Die obere Halswirbelsäule, als funktionelle Einheit, bestehend aus Okziput, Atlas und Axis und die übrigen darunterliegenden Segmente bis C6/C7 als *mittlere bzw. untere Halswirbelsäule.*

Die obere Halswirbelsäule – die Kopfgelenke – besteht aus den oberen Kopfgelenken (Articulatio atlantooccipitalis) und den unteren Kopfgelenken (Articulationes atlantoaxiales).

Articulationes atlantooccipitales (obere Kopfgelenke)

Die oberen Kopfgelenke bestehen aus 4 Gelenkkörpern, den Condyli occipitales und den Fovae articulares superiores des Atlas (Abb. 1). Die Gelenkflächen weisen eine längsovale, gelegentlich bohnenförmige Gestalt auf, die Oberfläche der Kondylen ist konvex, die der Fovea occipitalis atlantis ist konkav. Gelegentlich sind die Gelenkflächen doppelt angelegt, mit einer Inzisur in der Mitte, was zu einer Fehlinterpretation der anatomischen Variante führen kann. Der sagittale Achsenwinkel der Gelenke beträgt beim Erwachsenen 50-60° (Ingelmark 1947; Bernhard 1976). Der frontale Gelenkachsenwinkel (Abb. 2) wird aus den parallel zu den Kondylengelenkflächen geführten Linien gebildet. Er beträgt durchschnittlich nach Stofft (1976) 124°. Gerade bei den kongenitalen Mißbildungen wie kondylärer Hypoplasie und bei basilärer Impression ist die frontale Gelenkachse vergrößert, d.h. die Condyli occipitales sind flächig angelegt.

Funktion der oberen Kopfgelenke

Die Rotation um die Transversalachse, als Inklination/Reklination bezeichnet, beträgt 8-13°. Diese Bewegung ist einerseits limitiert durch die knöchernen Strukturen und die Anspannung der straffen Gelenkkapsel sowie durch die umliegenden Weichteile. Die Inklinationsbewegung wird gehemmt durch die Anspannung des Lig. nuchae, des Lig. longitudinale posterius, des Fasciculus longitudinalis des

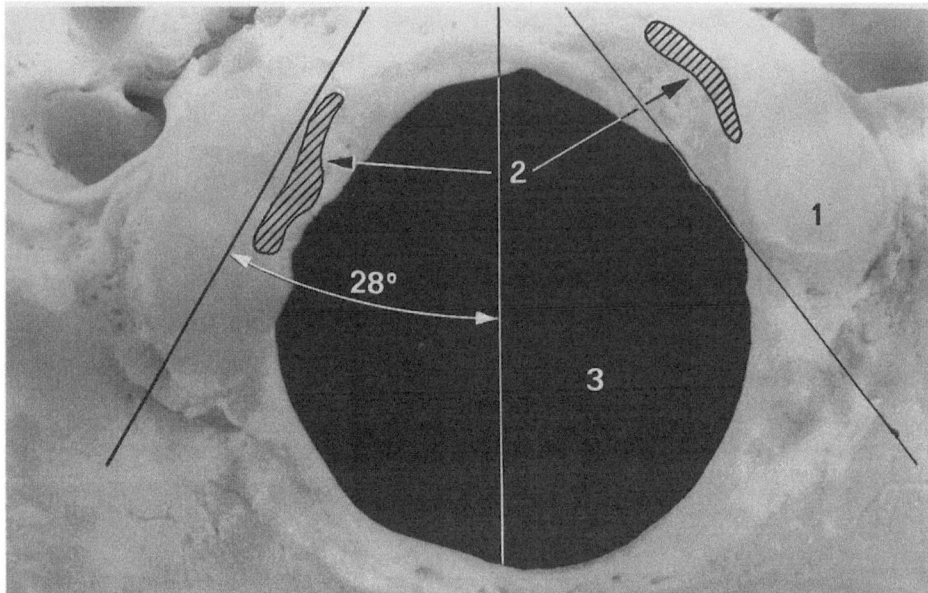

Abb. 1. a Condyli occipitales begrenzen den ventralen Anteil des Foramen occipitalis magnum, der sagittale Gelenkachsenwinkel beträgt im Durchschnitt 28° nach Ingelmark. *1.* Condylus occipitalis; *2.* Ansatz der Ligg. alaria; *3.* Foramen occipitalis magnum

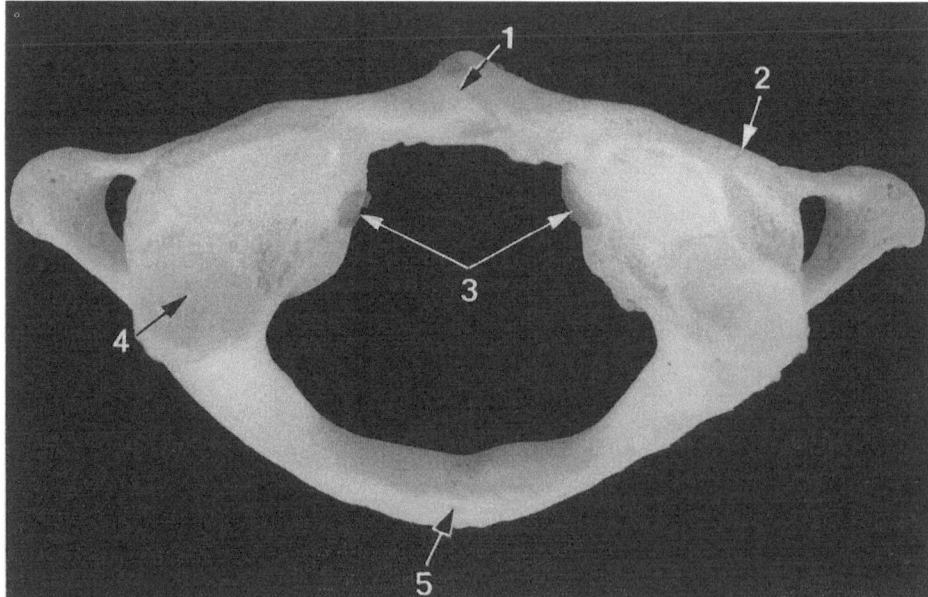

Abb. 1. b Foveae articulares superiores des Atlas in posteriorer Ansicht, häufig paarig angelegt, was sich gelegentlich in den lateralen Röntgenbildern als mediane Inzisur projizieren kann und dementsprechend als ossäre Läsion mißinterpretiert wird. *1.* vorderer Atlasbogen; *2.* Massa lateralis atlantis; *3.* Ansatz des Lig. transversum atlantis; *4.* Forea articularis superior; *5.* hinterer Atlasbogen

Articulationes atlantooccipitales (obere Kopfgelenke)

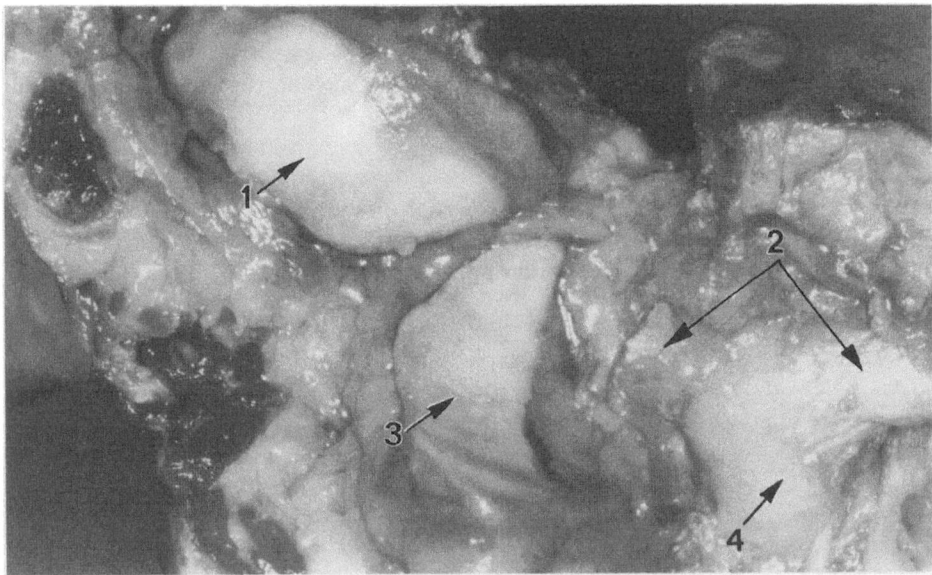

Abb. 1. c Frei präpariertes Atlantookzipitalgelenk in dorsaler Ansicht. *1.* Condylus occipitalis; *2.* Ligg. alaria; *3.* Forea articularis atlantis; *4.* Dens axis

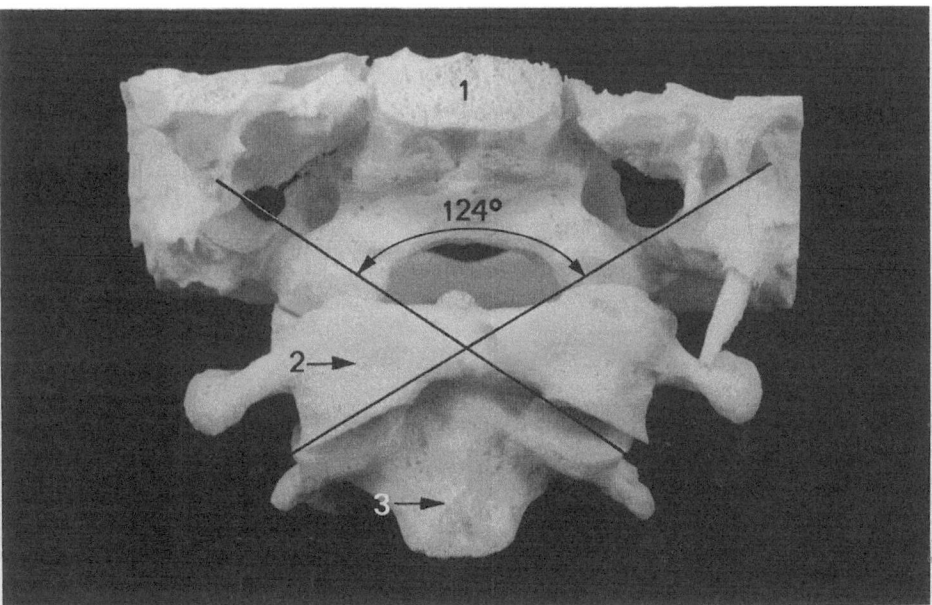

Abb. 2. Darstellung des frontalen Gelenkachsenwinkels der Condyli occipitales (nach Stofft 1976). Ventrale Ansicht der oberen und unteren Kopfgelenke. *1.* Schädelbasis; *2.* Atlas; *3.* Axis

Lig. cruciforme und der Membrana tectoria sowie der subokzipitalen Muskulatur; die Reklination hingegen durch die ventrale Muskulatur (Mm. intertransversali anteriores und laterales), die Aponeurose des M. biventer, des Lig. longitudinale anterius, aber v. a. durch die kräftigen Ligg. alaria.

Physiologischerweise findet die Halswirbelsäulenflexion in 2 Phasen statt (Gutmann 1981; Dul 1982). Zunächst findet eine positive Rotation um die X-Achse im Atlantookzipitalsegment statt, bezeichnet als Vorwärtsnicken des Kopfes gegenüber dem Atlas. Erst nachdem die Inklination im Atlantookzipitalgelenk erschöpft ist, überträgt sich die positive Rotation um die X-Achse auf die übrigen, darunterliegenden Halswirbelsäulesegmente, wo das Bewegungssegment C1/C2 durch das straffe Lig. transversum atlantis nur geringfügig nach vorn kippt. Bei Läsionen des Lig. transversum atlantis, sei es durch traumatische Überdehnung oder gar Ruptur oder durch entzündliche Prozesse wie bei der chronischen Polyarthritis, gewinnt das ventrale Kippen des Atlas während der Flexionsbewegung vitale Bedeutung.

Entsprechend der Neigung der Gelenkflächen unterhalb des Bewegungssegments C1/C2 findet in der mittleren und unteren Halswirbelsäule eine echte Flexionsbewegung statt. Die Axis dreht sich entsprechend der Transversalachse gegenüber dem 7. Halswirbel um ca. 45°.

Während der 2. Phase erfolgt auch eine Positionsänderung im oberen Kopfgelenk. Bei maximaler Flexion der Halswirbelsäule dreht der Kopf gegenüber dem Atlas rückwärts, um durch diese relative Rückwärtsdrehung des Kopfes eine zu starke Kyphose der Halswirbelsäule und dementsprechend auch des Rückenmarks zu vermeiden.

Die Seitneigung oder die Lateralflexion um die Sagittalachse beträgt je 4°. Das transversale Gleiten der Condyli occipitales über dem Atlas ist bei leicht flektiertem Kopf am größten und wird bei der Extension des Kopfes durch die Anspannung der Ligg. alaria weitgehend unmöglich gemacht.

Die axiale Rotation im oberen Kopfgelenk war lange ein kontroverses Thema. Fielding (1957, 1978), White u. Panjabi (1978) sowie Penning (1968) verneinten aufgrund ihrer experimentellen bzw. funktionsradiologischen Untersuchungen eine Rotation, hingegen postulierten Depreux u. Mestdagh (1974) eine Rotation von 5°, welche sich, insbesondere nach einer atlantoaxialen Fusion, erheblich vergrößern könne. Zwar ist die fibröse Gelenkkapsel der oberen Kopfgelenke in ihrem lateralen Anteil relativ straff, was durchaus zusammen mit der Anordnung der Gelenkflächen zu einer Restriktion der axialen Rotation und der Lateralflexion führt, doch prüft Caviezel (1976) die passive Schlußrotation des Atlas im sog. „Atlasfederungstest".

Gestützt auf die experimentellen Untersuchungen an Leichenpräparaten (Dvorak et al. 1987) mittels funktioneller Computertomographie konnte eindeutig eine Rotation von durchschnittlich 4,3° nachgewiesen werden. Ebenfalls konnte aufgrund der funktionellen Computertomographie bei gesunden Erwachsenen eine atlantoaxiale Rotation von durchschnittlich 4° nachgewiesen werden (Dvorak et al. 1987).

Articulationes atlantoaxiales (untere Kopfgelenke)

Entsprechend der Anordnung der Gelenkflächen zwischen Atlas und Axis (Articulationes atlantoaxiales laterales) ist die axiale Rotation um den Dens axis die dominierende Bewegung der Halswirbelsäule. Die Bewegung erfolgt insgesamt in 4 Gelenkspalten, von denen eine als Gleitbeutel (Bursa atlantodentalis) beim Spalt zwischen dem Lig. transversum atlantis und dem Dens axis bezeichnet wird. Die Articulatio atlantoaxialis mediana oder das atlantodentale Gelenk liegt zwischen dem Dens axis und der Rückfläche des vorderen Atlasbogens. Die wesentlichen 2 Gelenkspalten sind allerdings die rundlichen, gelegentlich dreieckigen, mit einem Knorpelbelag von 1,4 bis 3,2 mm Dicke versehenen lateralen atlantoaxialen Gelenke. Die Axisgelenkflächen sind konvex, die Gelenkflächen des Atlas jedoch relativ flach, was das ventrale und dorsale Klaffen von 2–5 mm bewirken kann (Knesse 1947, 1950; Abb. 3–5). Die fibröse Gelenkkapsel ist weit und schlaff, von der medialen Wand ragt eine keilförmige Synovialfalte in den Gelenkspalt hinein, welche eindeutig als Meniscoid bezeichnet werden kann (Abb. 6 und 7; Dvorak et al. 1987).

Funktion der unteren Kopfgelenke

Flexion/Extension

Die Anordnung der Gelenkflächen und die sichernde Funktion des Bandapparates erlauben eine Rotation um die Transversalachse von maximal 10–15°. In den seitlichen funktionellen Röntgenaufnahmen wird die Kippbewegung des Atlas gegenüber dem Axis während der Flexion durch das Klaffen des oberen Pols des vorderen Atlasbogens gegenüber dem Dens axis sichtbar (Abb. 8).

Seitneigung/Lateralflexion

Eine eigentliche Neigung des Atlas gegenüber dem Axis findet nicht statt. Viel eher gleitet der Atlas während der Seitneigung in die Richtung der Neigung (Reich u. Dvorak 1986; Jirout 1973; Lewit 1970). Während der Seitneigung kommt es nicht zur Rotation des Atlas (Reich u. Dvorak 1986; Kamieth 1986), hingegen beobachtete Gutmann eine Atlas-Okziput-Rotation während der aktiven Seitneigung des Kopfes. Die Literatur ist in bezug auf die begleitende Zwangsrotation des Axis während der Seitneigung übereinstimmend (Ausdruck der physiologischen Funktion der Ligg. alaria). Während der Seitneigung rotiert der Axis in Richtung der Seitneigung, d.h. der Dornfortsatz wandert in die entgegengesetzte Richtung, was stets auf den funktionellen Röntgenaufnahmen im a.-p.-Strahlengang ersichtlich ist (Reich u. Dvorak 1986; Gutmann 1981; Kamieth 1981). Das Ausbleiben der Zwangsrotation ist stets als pathologisch zu betrachten (Abb. 9 und 10). Auch das vermehrte Lateralgleiten des Atlas während der Seitneigung dürfte Ausdruck einer Hypermobilität oder gar Instabilität sein. Allerdings ist die Meßtechnik durch die Überlagerung auf dem Röntgenbild limitiert.

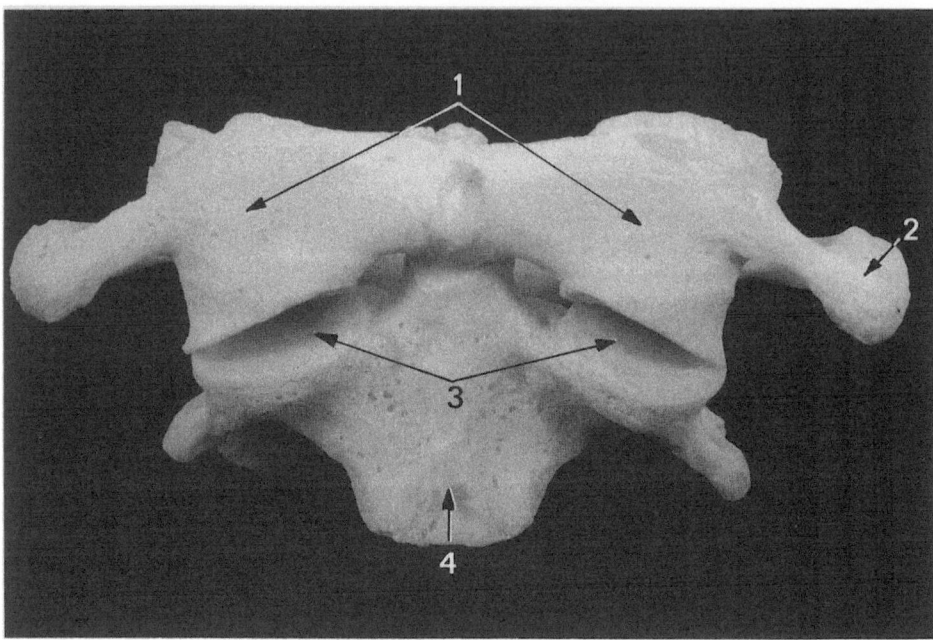

Abb. 3. a Ventrale Ansicht zur atlantoaxialen Verbindung. *1.* Massae laterales atlantis; *2.* Processus transversum atlantis; *3.* Atlantoaxialgelenke; *4.* Corpus axis

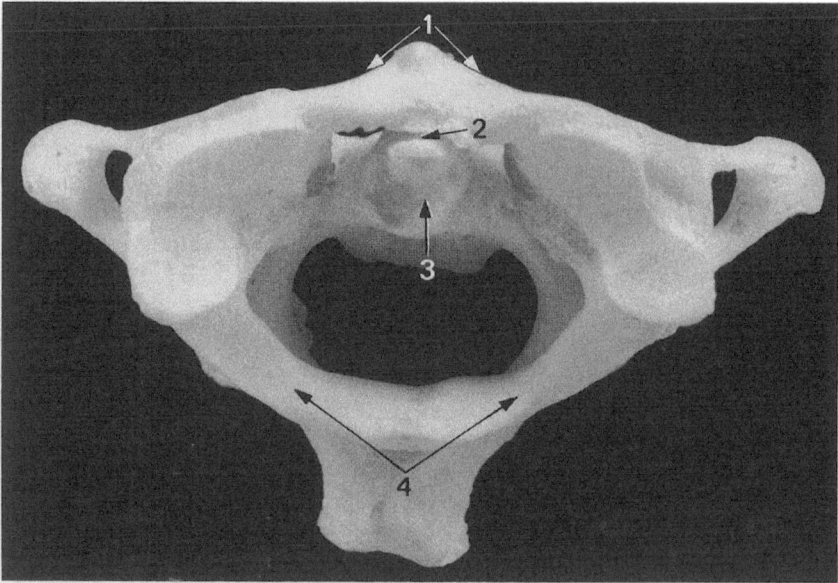

Abb. 3. b Ansicht von oben zur atlantoaxialen Verbindung. *1.* vorderer Atlasbogen; *2.* Atlantodentalgelenk; *3.* Dens axis; *4.* hinterer Atlasbogen

Articulationes atlantoaxiales (untere Kopfgelenke)

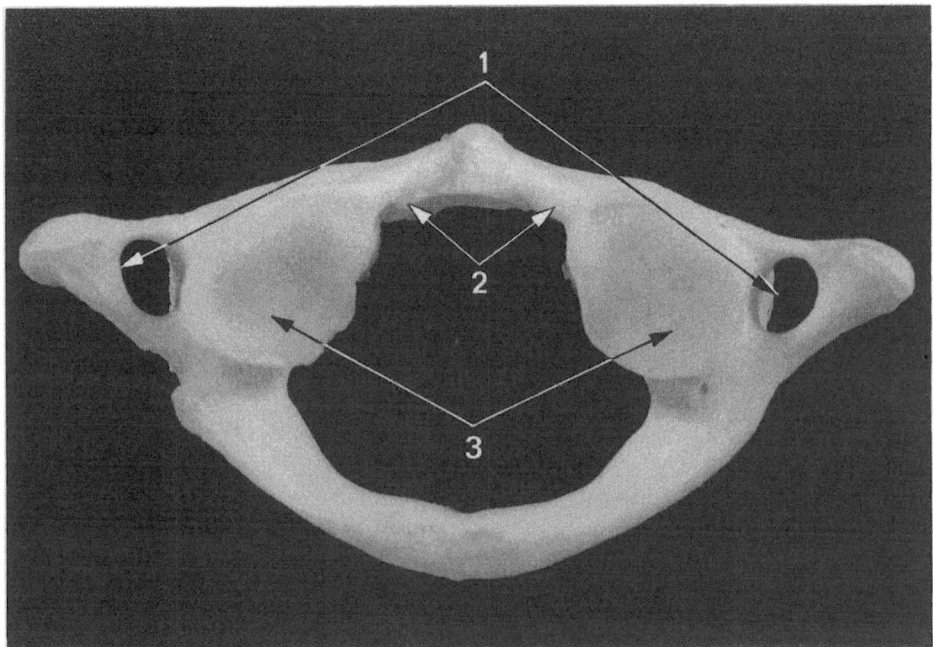

Abb. 4. a Ansicht von unten zum Atlas. *1.* Foramen transversum (A. vertebralis); *2.* Ansatz der Ligg. alaria; *3.* Facies articularis inferior

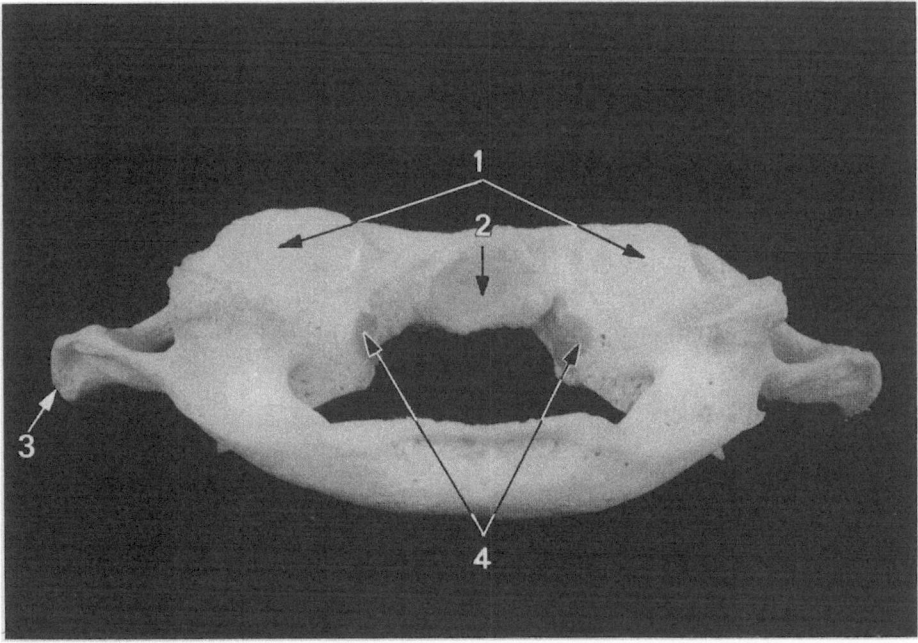

Abb. 4. b Dorsale Ansicht: beachte die Fovea dentis als atlantale Gelenkfläche der atlantodentalen Verbindung. *1.* Facies articularis superior; *2.* Forea dentis; *3.* Atlas (Querfortsatz); *4.* Ansatz des Lig. transversum atlantis

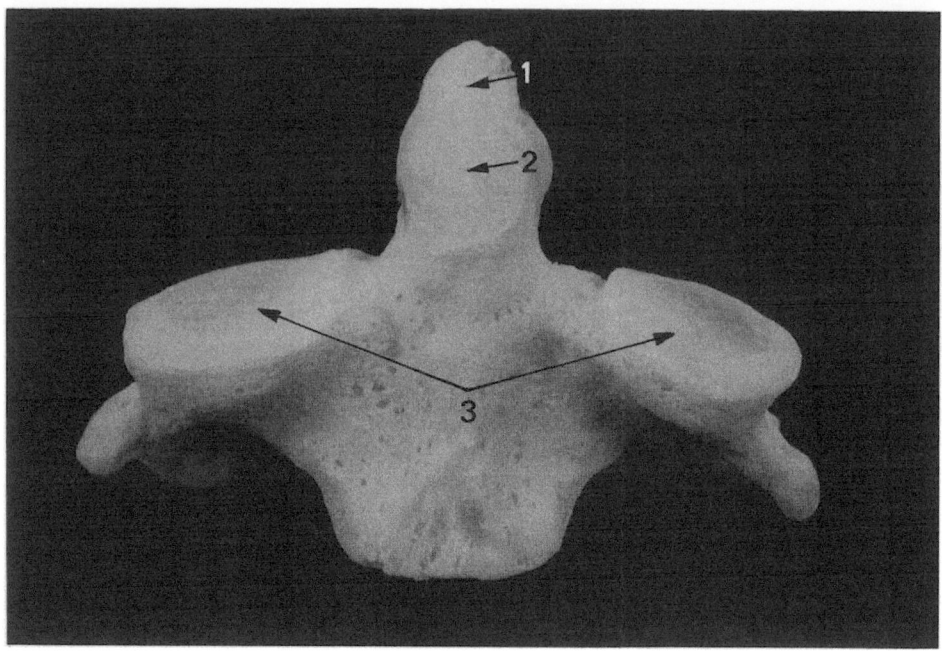

Abb. 5. Axis mit Bezeichnung der wichtigsten ossären Landmarken. **a** Ansicht von vorn. *1.* Apex dentis; *2.* Facies articularis anterior; *3.* Facies articularis superior

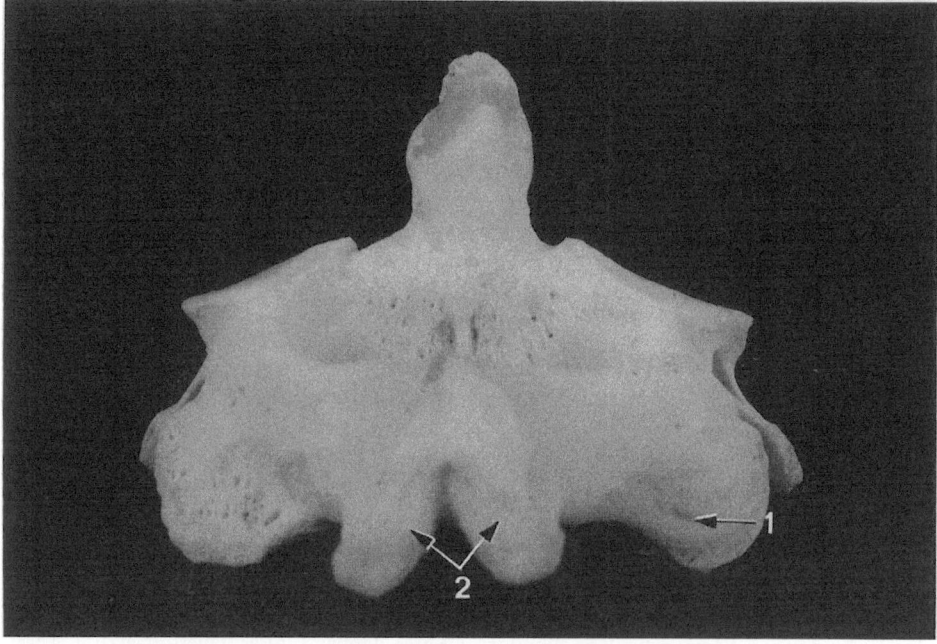

Abb. 5. b Ansicht von hinten. *1.* Processus articularis; *2.* Processus spinosus

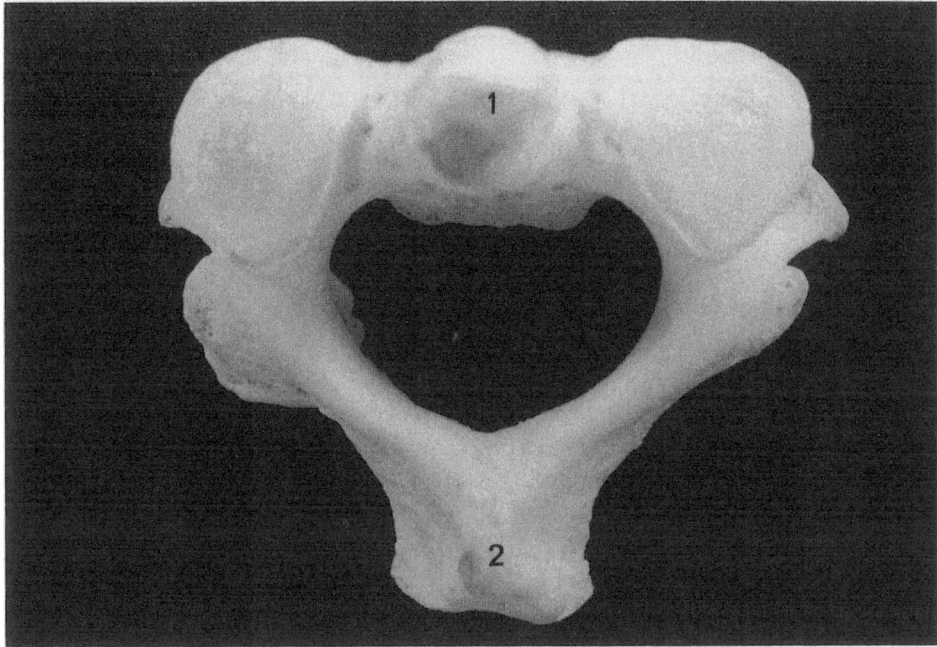

Abb. 5. c Ansicht von oben. *1.* Dens axis; *2.* Processus spinosus

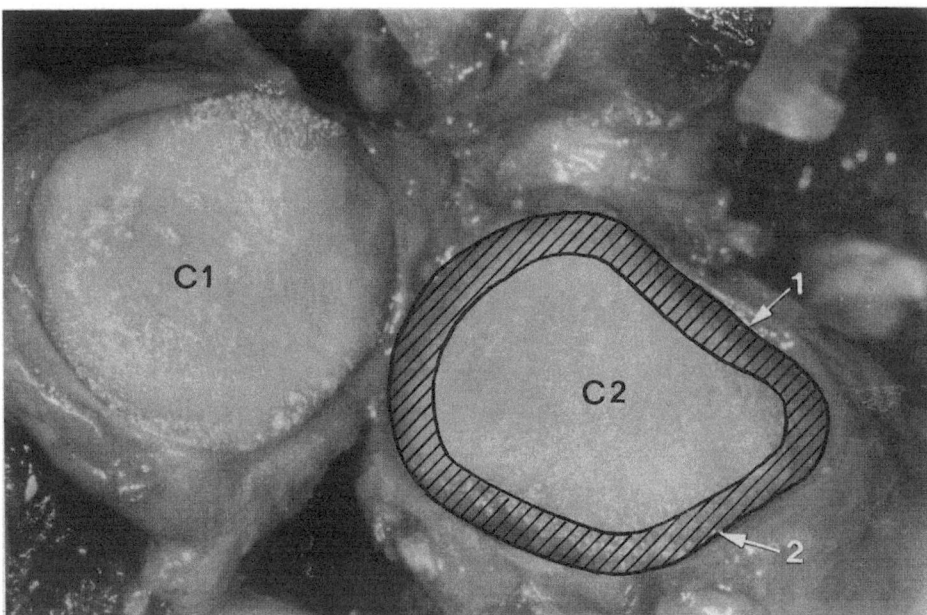

Abb. 6. Aufgeklapptes Atlantoaxialgelenk nach Durchschneiden der schlaffen fibrösen Gelenkkapsel. *Schraffiert* ist der Abschnitt, in dem die keilförmige Synovialfalte (Meniscoid) das ventrale und dorsale Klaffen im Atlantoaxialgelenk ausgleicht. *1.* Gelenkkapsel; *2.* Lage des Meniscoids

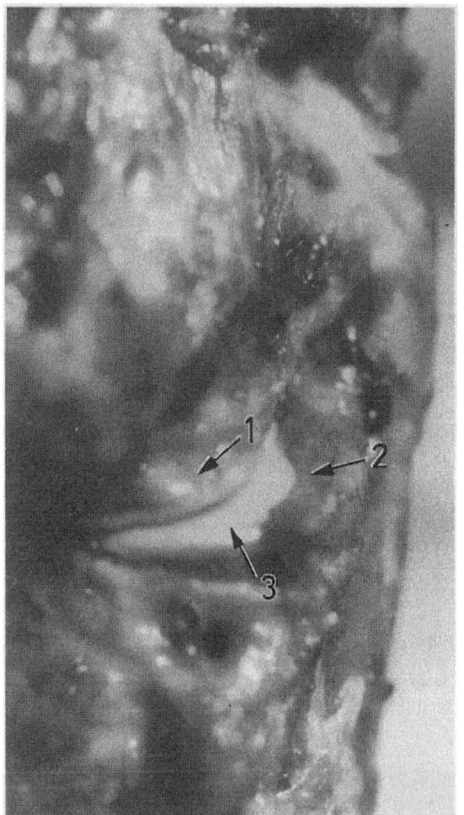
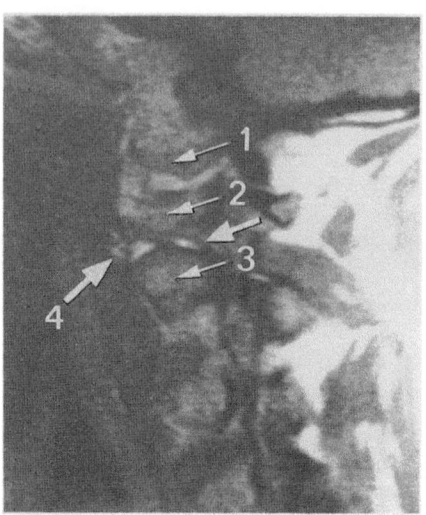

Abb. 7. a Frei präpariertes atlantoaxiales Meniscoid im lateralen Abschnitt. *1.* Gelenkfläche des Atlas; *2.* Meniscoid; *3.* Gelenkfläche des Axis. **b** Darstellung des atlantoaxialen Meniscoids im atlantoaxialen Gelenk mittels Kernspintomographie. *1.* Condylus occipitalis; *2.* Atlas; *3.* Axis; *4.* Meniscoid

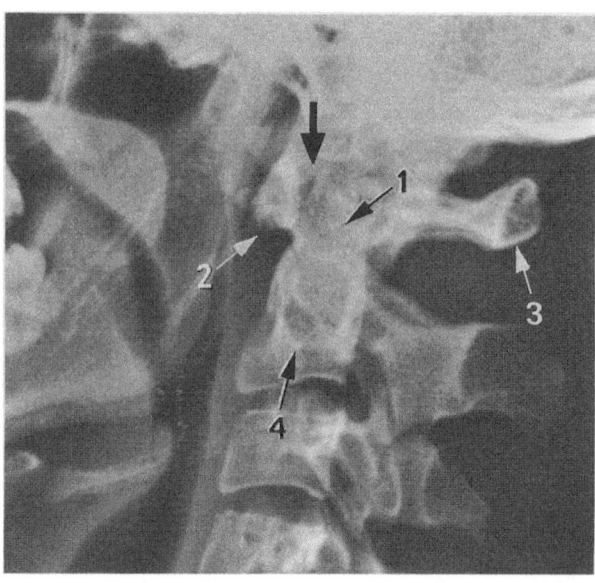

Abb. 8. Seitliche Röntgenaufnahme der oberen Halswirbelsäule in maximaler, passiv gehaltener Flexion des Kopfes. Der Ausdruck des Ventralkippens des Atlas gegenüber dem Dens axis ist anhand des Klaffens zwischen vorderem Atlasbogen und der vorderen Fläche des Dens axis sichtbar *(Pfeil)*. *1.* Dens axis; *2.* vorderer Atlasbogen; *3.* hinterer Atlasbogen; *4.* Corpus axis

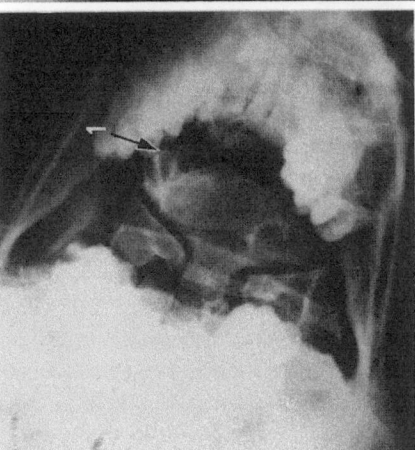
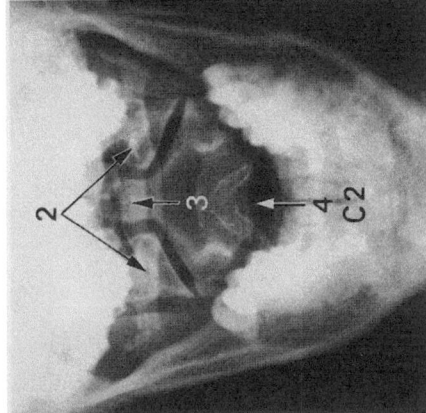
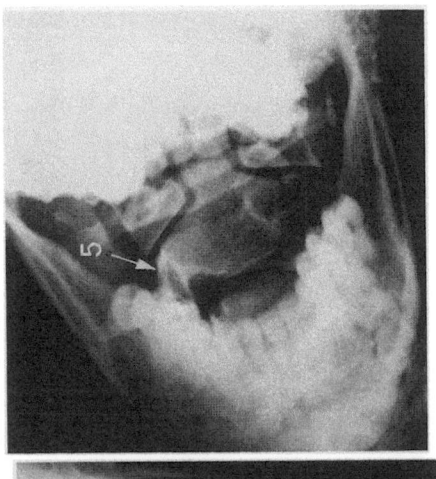

Abb. 9. Röntgenaufnahme a.-p. der oberen Halswirbelsäule in Neutralstellung sowie in Seitneigung nach rechts und links. Beachte das Ausweichen des Dornfortsatzes in die entgegengesetzte Richtung der Seitneigung als Ausdruck der Zwangsrotation. *1.* Dornfortsatz; *2.* Massa lateralis atlantis; *3.* Dens; *4.* Dornfortsatz C2; *5.* Dornfortsatz

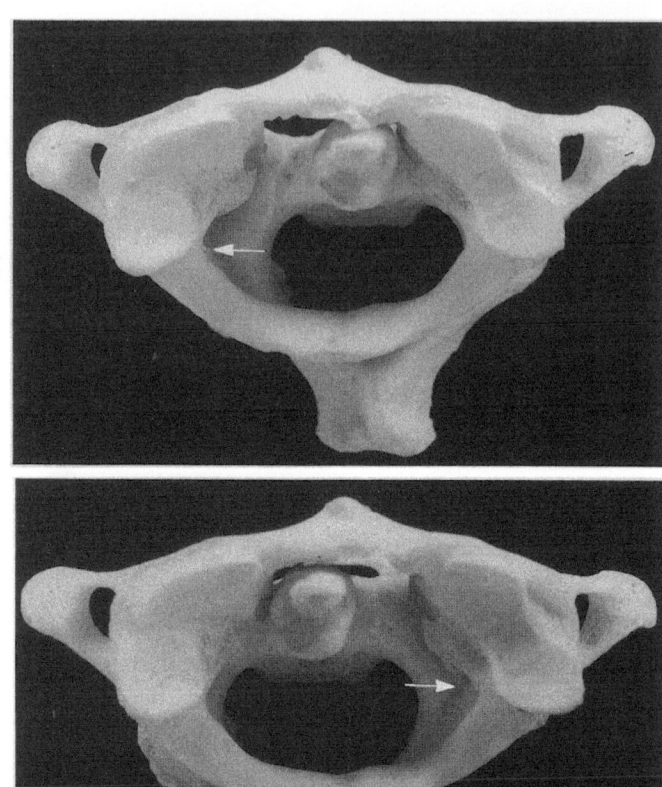

Abb. 10. Simulation der Seitneigung der oberen Halswirbelsäule bzw. die Demonstration des Lateralgleitens des Atlas in die Richtung der Neigung am mazerierten Knochenpräparat. Die Distanz zwischen Dens axis und der Massa lateralis atlantis vergrößert sich in Richtung der Seitneigung

Axiale Rotation

Atlas und Okziput drehen auf dem Axis um den Dens herum. Das Lig. transversum atlantis bestimmt und sichert die durch den Dens axis verlaufende Rotationsachse. Anhand der Messungen an gesunden Erwachsenen mittels funktioneller Computertomographie betragen die Rotationsausschläge nach beiden Seiten durchschnittlich 43°, was die Hälfte der gesamten HWS-Rotation ausmacht. Es darf somit gesagt werden, daß die axiale Rotation in den atlantoaxialen Gelenken die dominierende segmentale Bewegung der Halswirbelsäule darstellt. Entsprechend der räumlichen Anordnung der Gelenkflächen wäre ein größerer Rotationsausschlag möglich, wird jedoch durch den kräftigen Bandapparat limitiert, dem in diesem Zusammenhang noch die größere Bedeutung im Hinblick auf eine segmentale Hypermobilität zugemessen werden muß (Abb. 11 und 12). Eine axiale

Articulationes atlantoaxiales (untere Kopfgelenke)

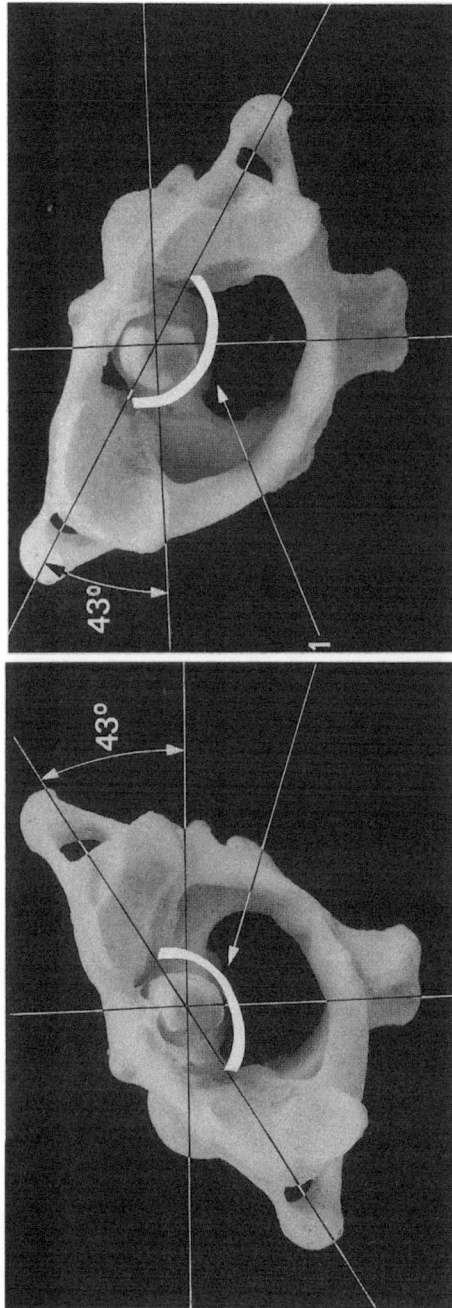

Abb. 11. Am mazerierten Knochenpräparat wird die Rotation des Atlas gegenüber dem Axis dargestellt. Die Rotationsachse ist bestimmt und gesichert durch das Lig. transversum atlantis. *1.* Schematische Darstellung des Lig. transversum atlantis

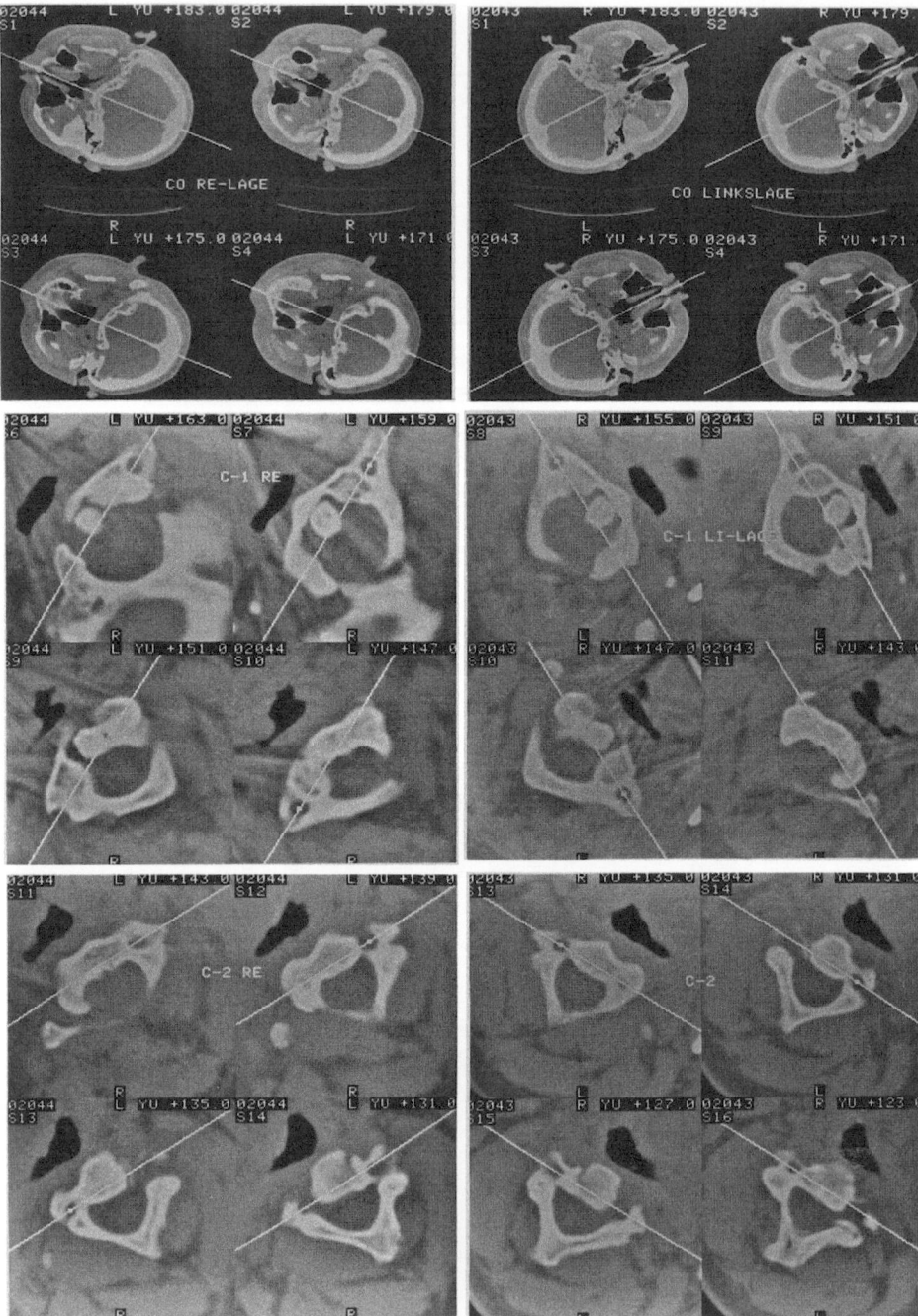

Abb. 12. Bei der Meßtechnik zur Bestimmung der axialen Rotation im Bereiche der oberen Halswirbelsäule werden durch den Rechner die Foramina der A. vertebralis als Landmarken benutzt

Articulationes atlantoaxiales (untere Kopfgelenke)

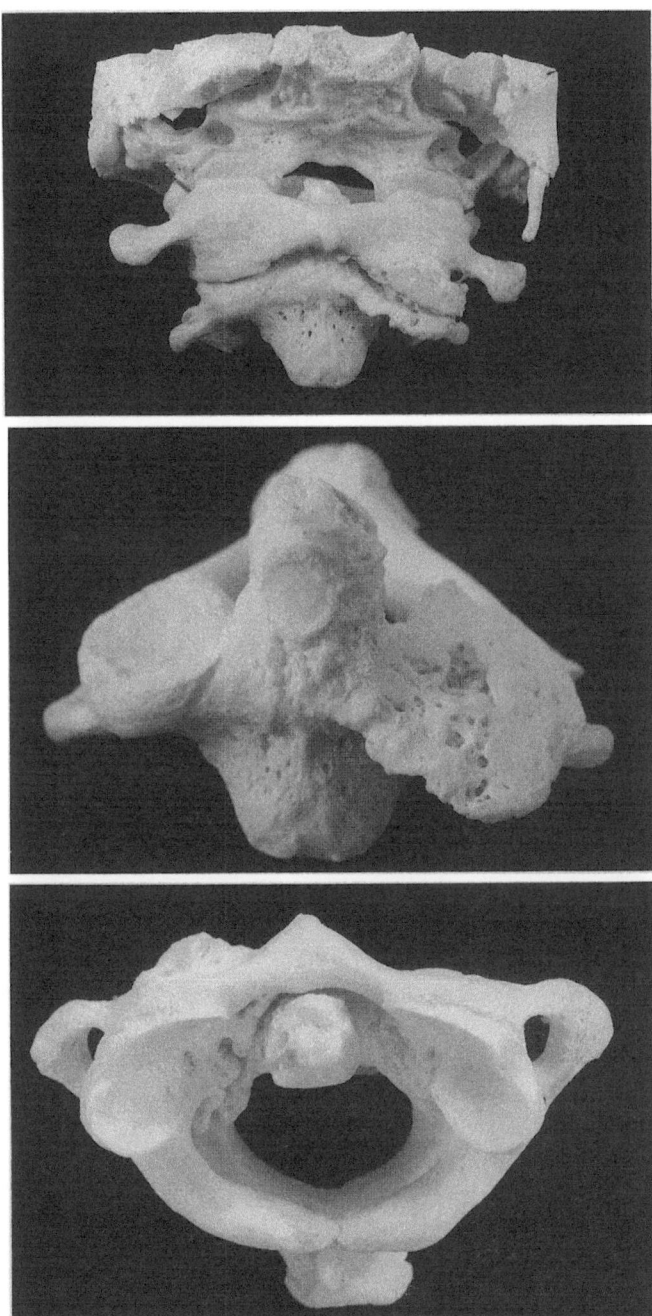

Abb. 13. Schwerste atlantoaxiale Arthrose unklarer Ätiologie bei einer 71jährigen Patientin, wobei das linke atlantoaxiale Gelenk betroffen ist. Erstaunlicherweise war mittels funktioneller Computertomographie eine Rotation von 15° nach links und 20° nach rechts zwischen Atlas und Axis noch vorhanden

Rotation von mehr als 50° zur Seite weist auf eine Hypermobilität hin, ein Rotationsausschlag zur Seite von mehr als 45° ist für eine Hypermobilität beweisend (Dvorak u. Panjabi 1987). Allerdings ist nicht nur der absolute Wert der axialen Rotation von Bedeutung, sondern auch die Links-rechts-Differenz, da bei normalen Erwachsenen ein symmetrischer Bewegungsausschlag gemessen werden konnte. Daß eine Läsion des Bandapparates zur erheblichen Funktionsstörung der oberen Halswirbelsäule führen kann, wurde bereits 1984 durch Huguenin beschrieben.

Translatorisches Gleiten
Im Bewegungssegment C1/C2 findet ein minimales laterales translatorisches Gleiten um ca. 2-3 mm in der sagittalen und transversalen Ebene statt (Hohl 1964). Diese Bewegungen werden jedoch immer mit einer axialen Rotation gekoppelt. Die axiale Rotation ist somit von einem vertikalen translatorischen Gleiten begleitet.

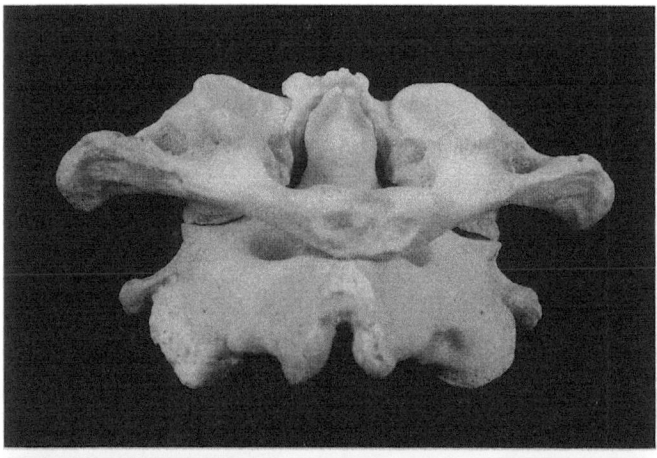

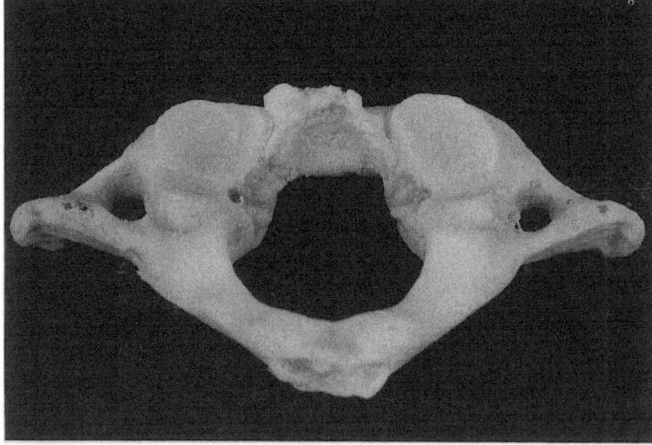

Abb. 14. Arthrose des atlantodentalen Gelenks bei einer 67jährigen Patientin. Das linke atlantoaxiale Gelenk zeigt ebenfalls eine beginnende degenerative Veränderung

Articulationes atlantoaxiales (untere Kopfgelenke)

Die Tatsache, daß die Gelenkflächen des Atlas und der Axis mit einem relativ dicken Knorpelbelag geschützt sind, weist einerseits darauf hin, daß die axiale Belastung dadurch abgepuffert wird. Die Dicke des Knorpelbelages erklärt bis zu einem gewissen Grad auch die klinische Erfahrung, nämlich daß die atlantoaxiale Arthrose selten angetroffen wird. Liegt sie jedoch vor, sei es als Folge einer traumatischen Läsion oder eines entzündlichen Prozesses, so führt bereits eine geringgradige arthrotische Veränderung in den 4 Gelenken des Bewegungssegments C1/C2 nicht nur zur mutmaßlichen Störung des Bewegungsablaufs, sondern auch zu erheblichen subjektiven Beschwerden der Patienten (Abb. 13-15).

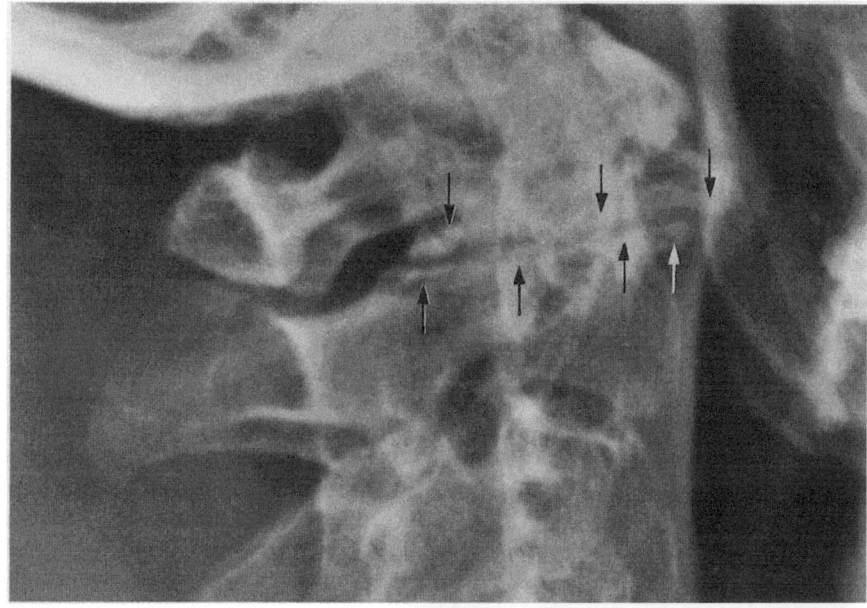

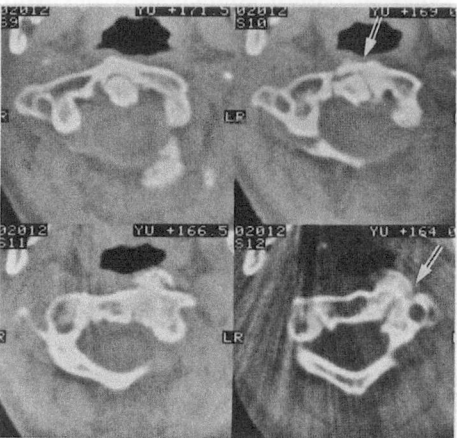

Abb. 15. Patientin - 66 Jahre alt - mit schwerer, linksseitiger atlantoaxialer Arthrose im seitlichen Röntgenbild sowie auf den Computertomogrammen sichtbar. Das linke laterale sowie das mediale atlantodentale Gelenk dürften als weitgehend destruiert betrachtet werden

Der Bandapparat der Kopfgelenke

Lig. cruciforme atlantis
Das Kreuzband besteht aus dem horizontal verlaufenden Lig. transversum atlantis (Abb. 16a) und den vertikal verlaufenden Fasciculi longitudinales (Abb. 17a). Das Lig. transversum atlantis entspringt an den medialen Flächen der Massae laterales atlantis. Ventral grenzt es an den Dens, dorsal wird das Band von der Membrana tectoria überdeckt. In manchen Fällen ist das Lig. transversum atlantis mit dem Dens kaudal an der Kontaktfläche verwachsen. Das Lig. transversum ist durchschnittlich 20 mm lang, in der transversalen Ebene 2 mm dick und in der frontalen 9 mm hoch. (Dvorak et al. 1987). Morphologisch besteht das Band aus Kollagenen, nicht dehnbaren Fasern (Dvorak et al. 1988). Einzelne elastische Fasern können lediglich in den Randpartien gefunden werden, wo das Gewebe lockerer ist und die kollagenen Fasern mehr und mehr gewellt sind. Der innere Teil des Ligaments ist praktisch frei von elastischen Fasern. Die kollagenen Faserbündel verlaufen in Insertionsnähe parallel und gehen gegen die Mitte zu in ein Scherengittergeflecht über. An der dem Dens zugewandten Seite kann Faserknorpel vorgefunden werden.

In einem dynamischen Versuch konnte die Reißfestigkeit von durchschnittlich 350 N (Newton) festgestellt werden (Dvorak et al. 1987).

Funktionell gewährt das Lig. transversum atlantis die physiologische Rotation im atlantoaxialen Gelenk und schützt gleichzeitig das Rückenmark vor dem Dens axis.

Ligg. alaria
Diese Ligamente sind auf den Seiten des Dens axix symmetrisch angeordnet; sie verbinden die kranialen ⅔ der Densseitenflächen mit der Basis des gleichseitigen Condylus occipitalis (okzipitale Portion). In der Regel besteht gleichzeitig eine Verbindung von Dens axis zu den Massae laterales atlantis (Cave 1933; Ludwig 1952; Dvorak 1987). Das Band inseriert am Dens in den kranialen ⅔, wobei die Spitze des Dens frei bleibt. Dorsal inserieren beide Bänder nahe beieinander. Die obersten Fasern können über der Mittellinie kreuzen und das Lig. transversum occipitale bilden (Abb. 17 und 18). Gelegentlich gibt es Faserzüge, welche ineinander übergehen und eine membranartige Schicht bilden, was zur Folge hat, daß der Dens dorsal ganz überdeckt ist. Ludwig (1952) vergleicht das Lig. alare mit einem unregelmäßigen, vierseitigen Pyramidenstumpf, welcher den Dens axis mit den Condyli occipitales und den Massae laterales atlantis verbindet. Das Ligament besteht fast ausschließlich aus kollagenen, nicht dehnbaren Faserbündeln. Die Faserbündel verlaufen parallel. Je nach Höhe des Dens axis verlaufen die Fasern von der Densspitze kaudal zu den Condyli occipitales bzw. im kaudalen Abschnitt horizontal (Abb. 17, 19).

In einem dynamischen Versuch hielt das Lig. transversum atlantis durchschnittlich 220 N axialer Belastung aus (Dvorak et al. 1987).

Der Bandapparat der oberen Halswirbelsäule kann experimentell mittels Computertomographie (Abb. 19a) bei Patienten jedoch vorteilhafter mittels Kernspintomographie (19b, c) dargestellt werden. In bezug auf die Pathologie und die Dar-

Der Bandapparat der Kopfgelenke

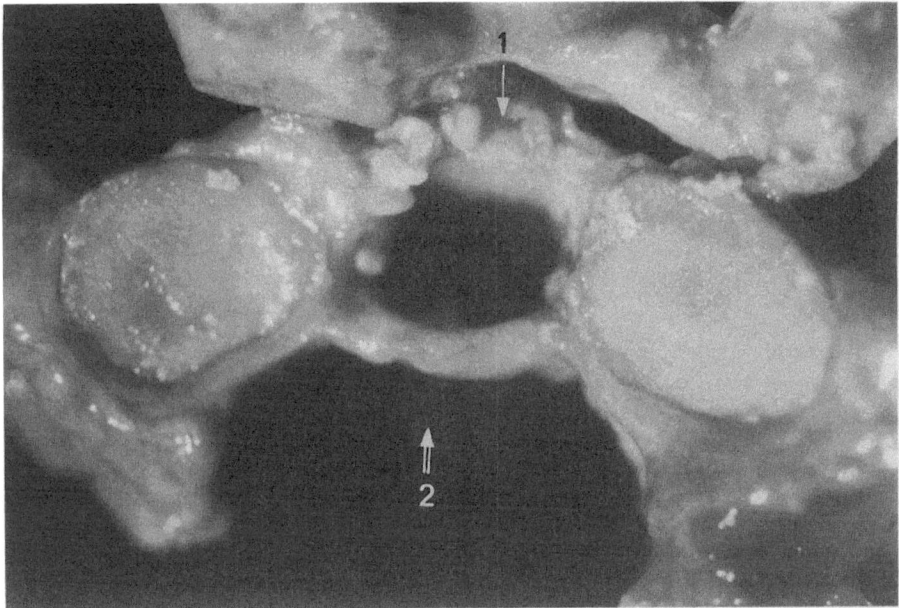

Abb. 16. a Freipräpariertes Lig. transversum atlantis, angespannt zwischen den Massae laterales atlantis. *1.* vorderer Atlasbogen; *2.* Lig. transversum atlantis

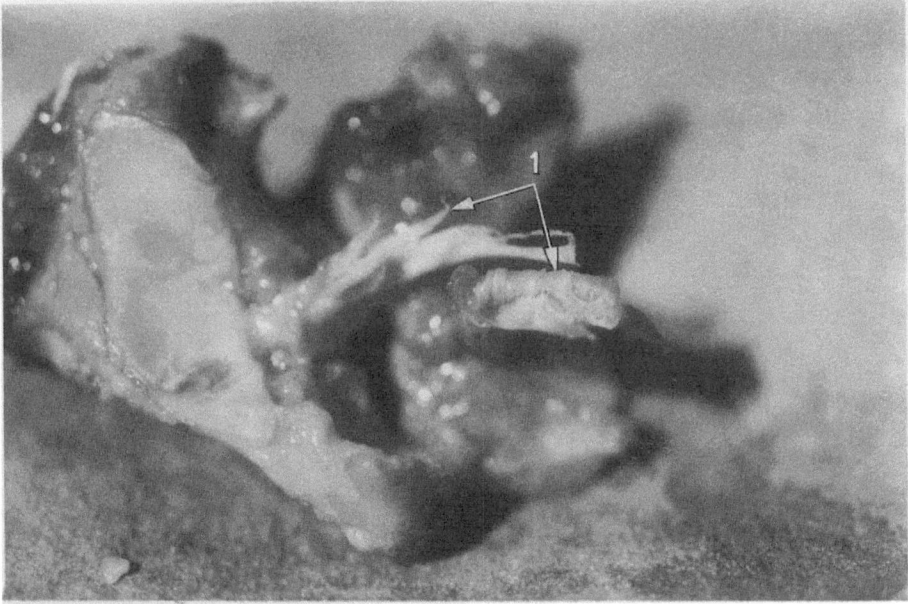

Abb. 16. b Rißstelle des Lig. transversum atlantis nach artifizieller Zerreißung. *1.* Rißstelle des Lig. transversum atlantis

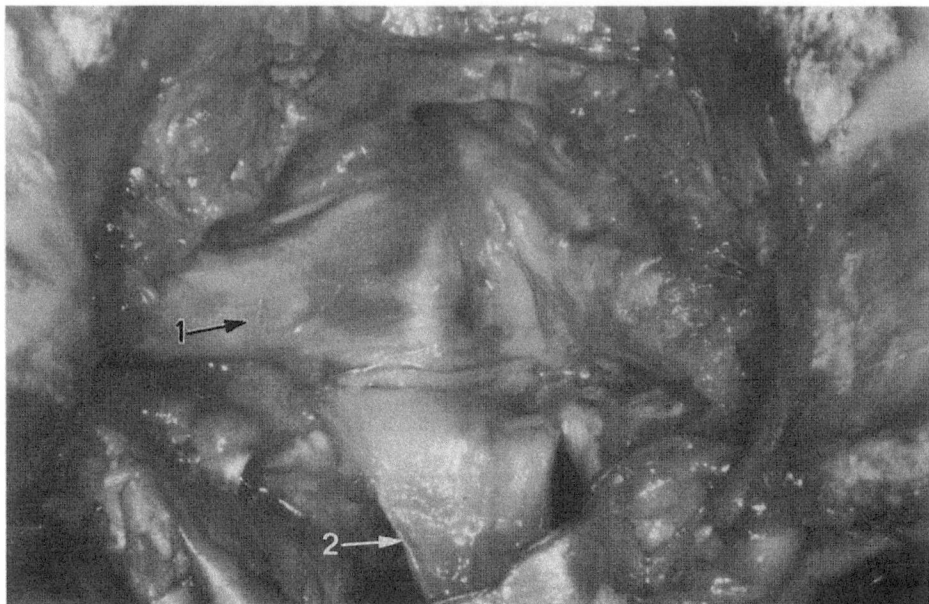

Abb. 17. a Darstellung des Lig. alaria bei Ansicht *von hinten* durch das Foramen occipitale magnum. *1.* Okzipitale Portion des Lig. alare; *2.* Fasciculli longitudinales

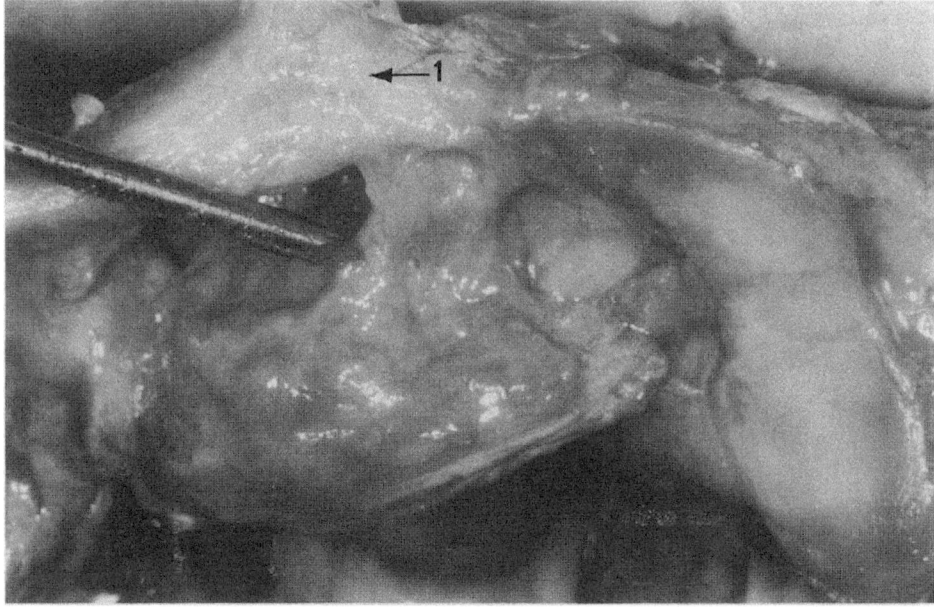

Abb. 17. b Darstellung der atlantalen Portion des Lig. alare (Ansicht *von oben*). *1.* vorderer Atlasbogen

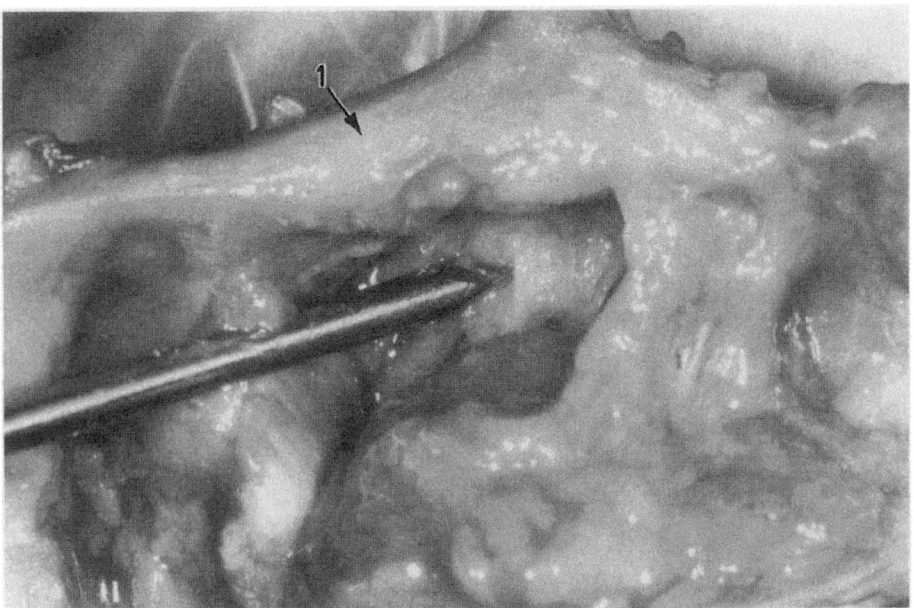

Abb. 17. c Darstellung des Lig. atlantodentale anterius, welches den vorderen Atlasbogen und die Basis des Dens axis verbindet (Ansicht *von oben*). *1.* vorderer Atlasbogen

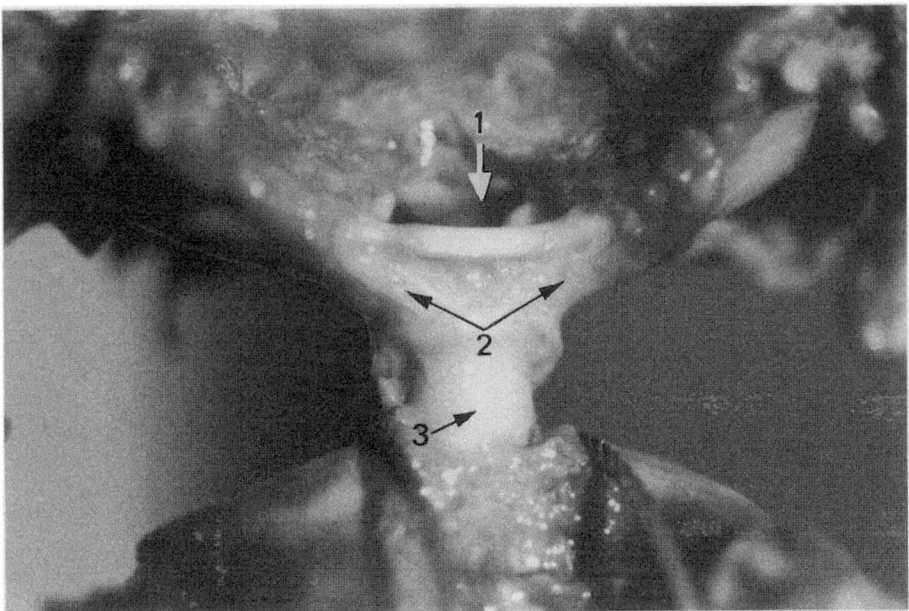

Abb. 18. Lig. occipitale transversum als Teil der Ligg. alaria. *1.* Lig. occipitale transversum; *2.* Ligg. alaria; *3.* Dens axis

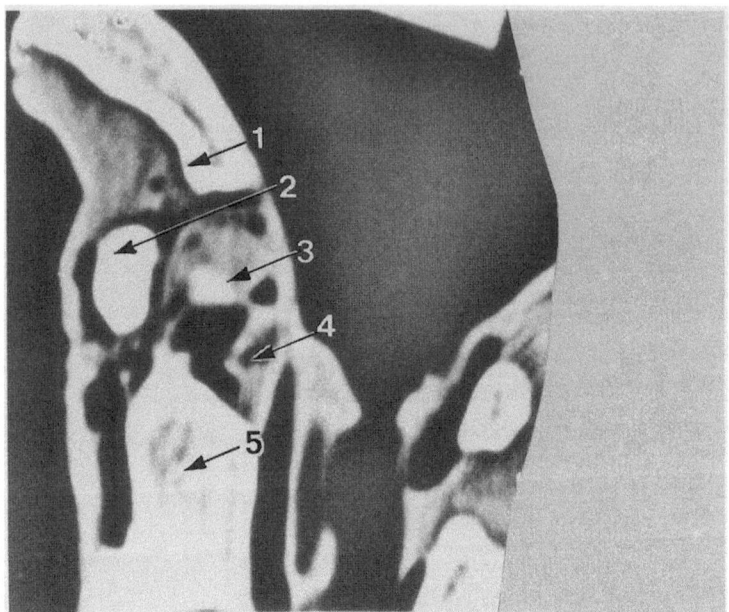

Abb. 19. a Sagittales computertomographisches Bild des Lig. alare und des Lig. transversum atlantis. *1.* Clivius; *2.* vorderer Atlasbogen; *3.* Lig. alare; *4.* Lig. transversum; *5.* Dens axis

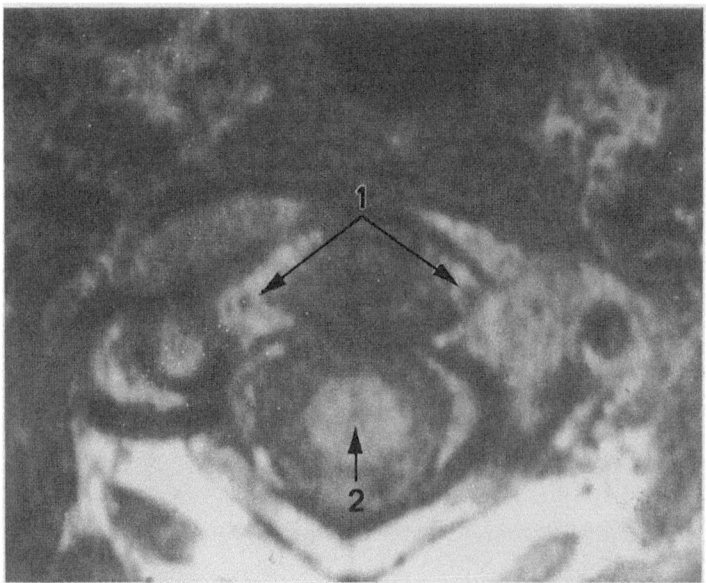

Abb. 19. b Axialer Schnitt der oberen Halswirbelsäule mittels Kernspintomographie. *1.* Ligg. alaria; *2.* Rückenmark

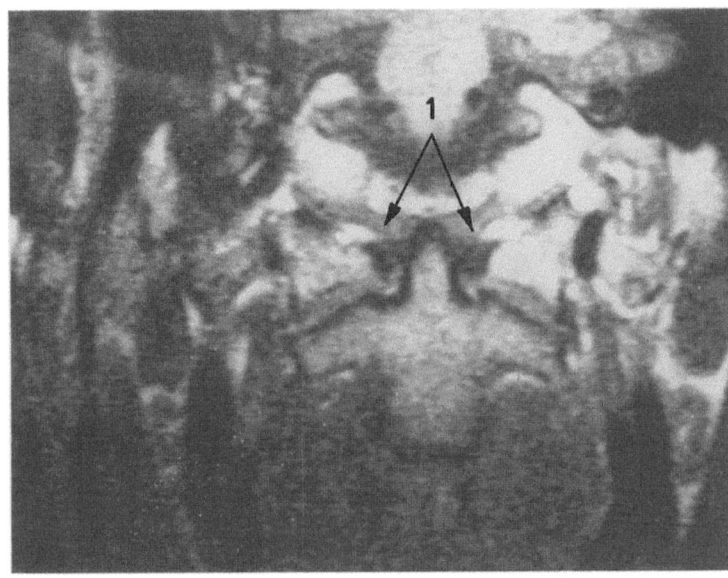

Abb. 19. c Frontaler Schnitt mit Darstellung der Ligg. alaria mittels Kernspintomographie. *1.* Ligg. alaria

stellung mittels CT und NMR („nuclear magnetic resonance") sind bisher in der Literatur widersprüchliche Angaben zu finden (Huguenin 1984; Lindner 1986; Dvorak et al. 1987; Daniels 1984).

Die Funktion der Ligg. alaria ist durch den Ursprung, die Verlaufsrichtung sowie durch die Insertion an den Massae laterales atlantis und der Okzipitalkondylen gegeben. In der Hauptsache limitieren die Ligg. alaria die axiale Rotation der oberen Halswirbelsäule. Die Rotation nach rechts ist limitiert durch die Anspannung des linken Lig. alare und umgekehrt (Abb. 20). Das kontralaterale Ligament ist während der Rotation zunächst entspannt, und erst am Ende der Rotation beginnt es sich anzuspannen. Zu Beginn der Rotation werden die kaudalen Fasern angespannt, wobei der Zug bei zunehmender Rotation auf die kranialen Fasern übertragen wird.

Während der Seitneigung zur einen Seite ist die okzipitale Portion des Lig. alare homolateral entspannt, hingegen ist die atlantale Portion angespannt. Der Atlas gleitet dabei in Richtung der Seitneigung. Mit zunehmender Seitneigung spannen sich die Fasern der okzipitalen Portion des Lig. alare der Gegenseite an und limitieren dadurch die Seitneigung (Abb. 21).

Die angespannte okzipitale Portion des Bandes mit seinem exzentrischen Ursprung auf der einen Seite und der Insertion der atlantalen Portion auf der anderen Seite führt zur Zwangsrotation des Axis in die Richtung der Seitneigung (Werne 1957).

Die Flexionsbewegung der oberen Halswirbelsäule ist zwar vorwiegend limitiert durch das Lig. nuchae, das Lig. longitudinale posterius, durch die Membrana tec-

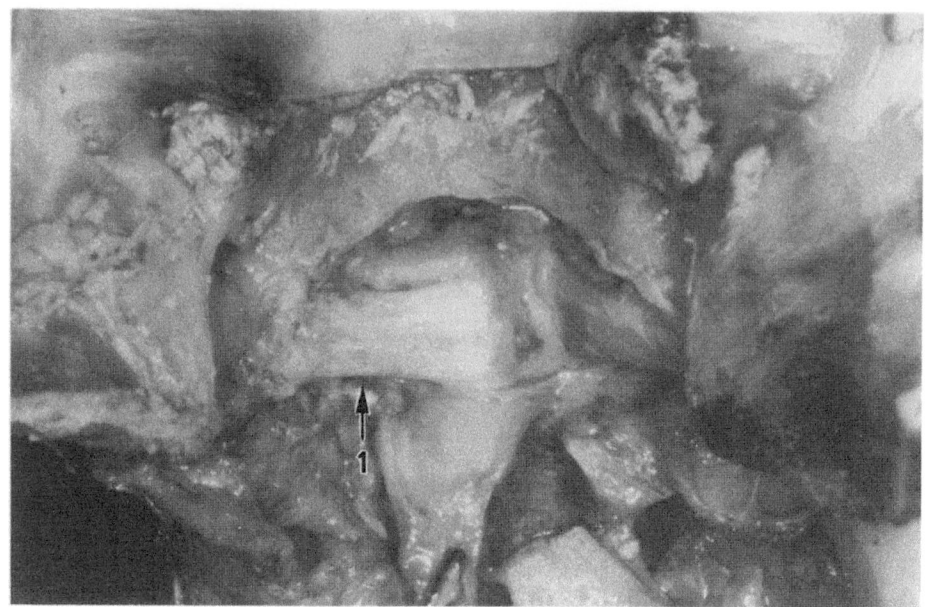

Abb. 20. a Ligg. alaria während Rechtsrotation. Ansicht von vorn. *1*. Lig. alare links angespannt

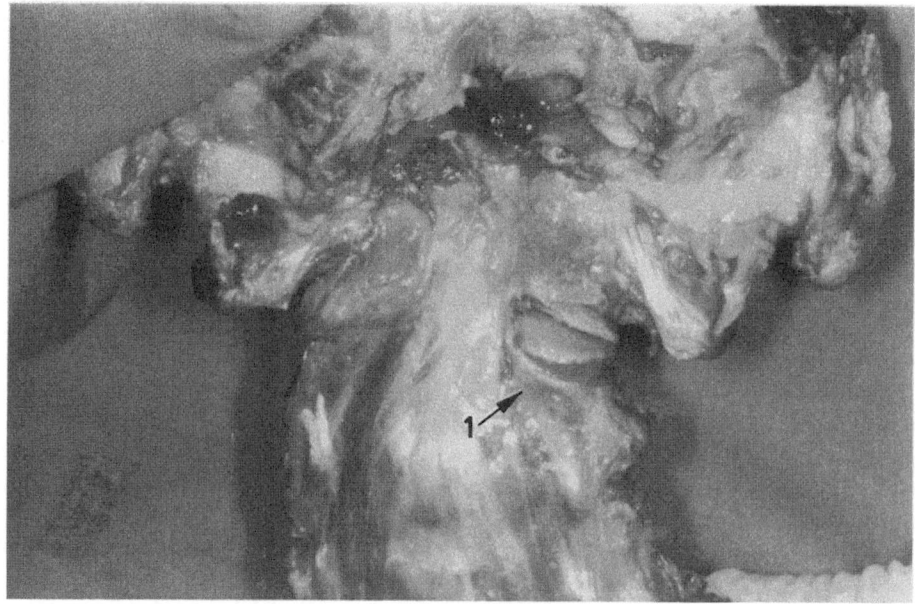

Abb. 20. b Ansicht von vorn. *1*. Linke atlantoaxiale Gelenke

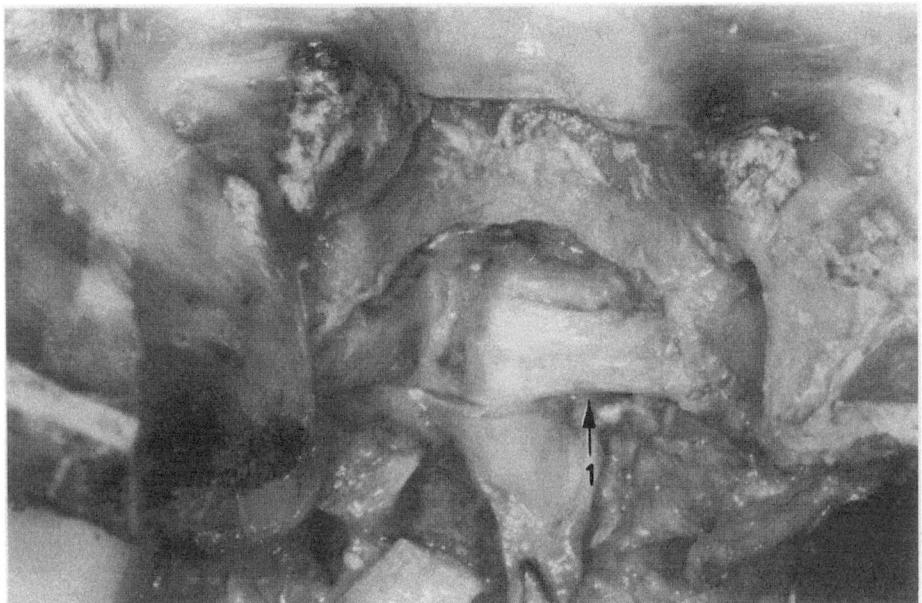

Abb. 20. c Ligg. alaria während Linksrotation. Ansicht von hinten. *1.* Lig. alare rechts angespannt

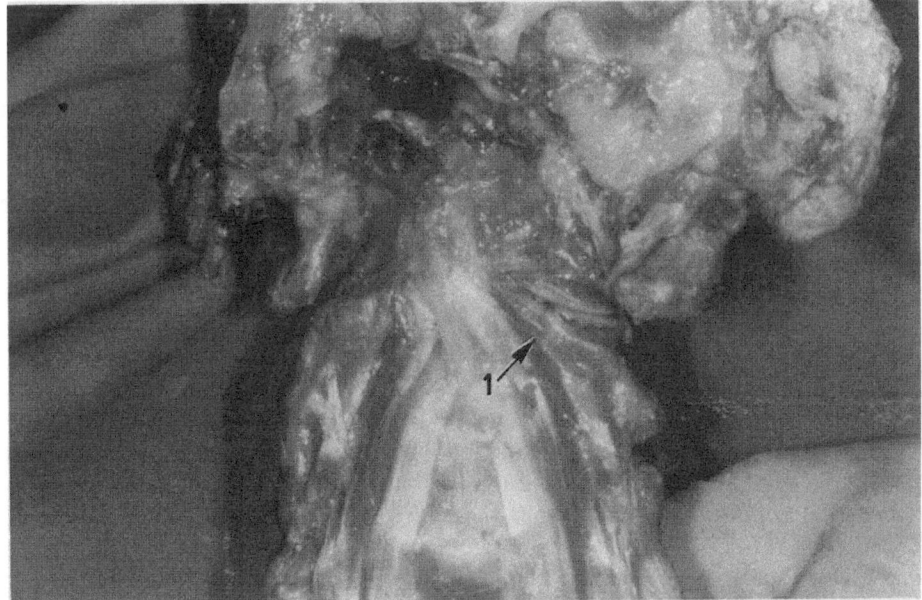

Abb. 20. d Ansicht von vorn. *1.* Linke atlantoaxiale Gelenke

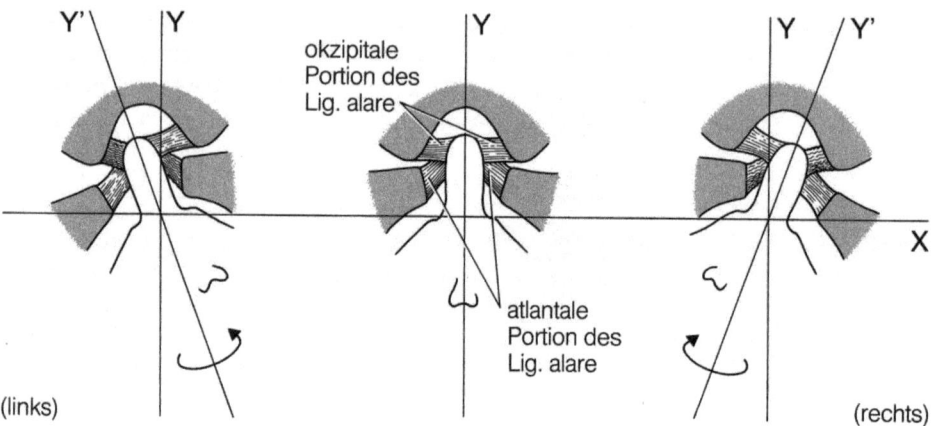

Abb. 21. Schematische Darstellung der Funktion der Ligg. alaria während Seitneigung

toria, aber doch unterstützt - als letzte Bremse - von den Ligg. alaria. Die Extension ist hingegen limitiert durch die transversal orientierten Ligg. alaria.

Die Ligg. alaria als wichtigste rotationslimitierende Struktur der oberen Halswirbelsäule sind am stärksten belastet, wenn der Kopf zunächst rotiert und anschließend flektiert wird. Bei diesem Unfallmechanismus können die aus kollagenen Fasern bestehenden, nicht dehnbaren Bänder am ehesten irreversibel überdehnt oder gar rupturiert werden (Dvorak et al. 1987). Dieser Unfallmechanismus wurde bereits von Ommaya (1985) diskutiert.

Lig. apicis dentis
Dieses Ligament verbindet die Spitze des Dens axis mit dem ventralen Abschnitt des Foramen occipitale magnum. Es besteht zur Hauptsache aus kollagenen Fasern; es hat mechanisch wahrscheinlich keine bedeutende Funktion.

Funktionell von Bedeutung sind ferner die aus elastischen Fasern bestehende Membrana tectoria und die Membranae atlantooccipitalis und atlantoaxialis anterior und posterior.

Läsionen der Kopfgelenkbänder

Die direkte und/oder indirekte Verletzung der Halswirbelsäule bzw. eine entzündliche Affektion der oberen Halswirbelsäule kann nicht nur eine Läsion der Knochen, sondern - und wahrscheinlich viel häufiger - eine Läsion des Bandapparates und der übrigen Weichteile zur Folge haben.

Ist die subokzipitale Muskulatur, die sonst eine entscheidende Rolle in der Stabilisierung der Halswirbelsäule spielt, entspannt, wie dies häufig bei den unerwarteten Auffahrkollisionen der Fall ist, wird der Bandapparat direkt belastet, ganz besonders die Ligg. alaria und das Lig. transversum atlantis. Es ist denkbar, wenn nicht wahrscheinlich, daß eine irreversible Überdehnung oder gar Zerreißung des

Bandapparates sogar durch indirekte Halswirbelsäulenverletzungen eine Hypermobibilität oder Instabilität der oberen Halswirbelsäule zur Folge haben könnte. Allerdings lassen sich in der Literatur diesbezüglich nur wenige Angaben finden, präzise pathologisch-anatomische Untersuchungen sind dem Autor zumindest zum jetzigen Zeitpunkt nicht bekannt.

Um so wichtiger ist es in Zukunft, bei Patienten mit Weichteilverletzungen der Halswirbelsäule die obere Halswirbelsäule klinisch funktionell, aber v. a. auch bei entsprechendem Verdacht auf eine Läsion, funktionsradiologisch zu untersuchen.

Liegt nämlich eine Hypermobilität und/oder Instabilität der oberen Halswirbelsäule als Folge der Läsion des Bandapparates vor, so ist es wenig wahrscheinlich, daß die vom Patienten angegebenen und empfundenen Schmerzen allein durch die kompensatorische muskuläre Stabilisierung reduziert werden können.

Die Kenntnis der funktionellen Anatomie und das Begreifen der dreidimensionalen Bewegungsabläufe in einem so komplexen Gebiet, wie es die obere Halswirbelsäule darstellt, sind bei der Analyse und Beurteilung von Weichteilverletzungen der oberen Halswirbelsäule entscheidend.

Literatur

Daniels D, Williams A, Haughton VM (1983) Computed tomography of the articulations and ligaments at the occipito-atlanto-axial region. Radiology 146: 706-716

Depreux R, Mestdagh H (1974) Anatomie fonctionelle de l'articulation sousoccipitale. Lille Méd 19: 122

Dul J (1982) Bewegungen und Kräfte im oberen Kopfgelenk beim Vorbeugen der Halswirbelsäule. Manuelle Med 20: 51-58

Dvorak J, Hayek J (1986) Diagnostik der Instabilität der oberen Halswirbelsäule mittels funktioneller Computertomographie. Fortschr Röntgenstr 145: 5

Dvorak J, Panjabi MM (1987) Functional Anatomy of the alar ligaments. Spine 12: 183-189

Dvorak J, Panjabi MM, Hayek J (1987) Diagnostik der Hyper- und Hypomobilität der oberen Halswirbelsäule mittels funktioneller Computertomographie. Orthopäde 16: 13-19

Dvorak J, Panjabi MM, Gerber M, Wichmann W (1987) CT-functional diagnostics of the rotatory instability of the upper cervical spine. Spine 12: 197-205

Dvorak J, Schneider E, Saldinger PF, Rahn B (1988) Biomechanics of the cranio-cervical region: the alar and transverse ligaments. J Orthop Res (in press)

Dvorak J, Penning L, Panjabi MM, Hayek J, Zehnder R (1987) Functional computertomography of the cervical spine. Paper presented at the 7th Annual Meeting of the Cervical Spine Research Society, June 12th. Pavia

Dvorak J, Aebi M, Baumgartner H, Panjabi MM (1988) Functional CT scans for diagnostics of atlanto-axial rotatory fixation. (In preparation)

Fielding JW, Hawkins RJ, Hensinger RN, Francis WR (1978) Deformities. Orthop Clin North Am 9: 955

Fielding JW (1957) Cineroentgenography of the normal cervical spine. J Bone Joint Surg 39 A: 1280

Gutmann G (1981) Funktionelle Pathologie und Klinik der Wirbelsäule, Bd 1. Fischer, Stuttgart New York

Hohl M, Baker H (1964) The atlanto-axial joint. J Bone Joint Surg 46 A: 1739

Huguenin F (1984) Der intrakanalikuläre Bandapparat des zerviko-okzipitalen Überganges. Manuelle Med 22: 25-29

Ingelmark BE (1947) Über den craniocervicalen Übergang beim Menschen. Acta Anat (Basel), Suppl 6: 1

Jirout J (1973) Changes in the atlas-axis relations on lateral flexion of the head and neck. Neuroradiology 6: 215

Kamieth H (1983) Röntgenbefunde von normalen Bewegungen in den Kopfgelenken. Hippokrates, Stuttgart (Die Wirbelsäule in Forschung und Praxis, No. 101)

Knese K (1947/50) Kopfgelenk, Kopfhaltung und Kopfbewegung des Menschen. Anat Entwicklungsgesch 114: 67

Lewit K (1970) Blockierung von Atlas-Axis und Atlas-Occiput im Rö-Bild und Klinik. Z Orthopädie 108: 43

Lindner H (1986) Zur Chronifizierung posttraumatischer Zustände der Halswirbelsäule und der Kopfgelenke. Manuelle Med 24: 77-80

Ludwig KS (1952) Über das Ligamentum alare dentis epistrophei des Menschen. Anat Entwicklungsgesch 116: 442-445

Lysell E (1893) Motion in the cervical spine. Acta Orthop Scand [Suppl] 123: 1

Macalister A (1893) Notes on the development and variations of the atlas. J Anat Physiol 27: 518

Ommaya AK (1985) The head: Kinematics and brain injury mechanisms. In: Aldman B, Chapon A (eds) The biomechanics of impact trauma. Elsevier, New York, pp 117-138

Panjabi MM, Hausfeld J, White A (1978) Experimental determination of thoracic spine stability. Paper presented at the 24th annual meeting of Orthopaedic Research Society. Dallas

Penning L (1968) Functional pathology of the cervical spine. Excerpta Medica Foundation, Amsterdam

Reich C, Dvorak J (1986) The functional evaluation of craniocervical ligaments in sidebending using x-rays. Manual Med 2: 108-113

Stofft E (1976) Zur Morphometrie der Gelenkflächen des oberen Kopfgelenkes. Verh Anat Ges (Jena) 70: 575

Stoobey JR (1967) Motion testing of the cervical spine. J Am Osteopath Assoc 66: 381

Werne S (1957) Studies in spontaneous atlas dislocation. Acta Orthop Scand Suppl 23

White AA, Panjabi MM (1978) Clinical biomechanics of the spine. Lippincott, Philadelphia

Phylogenetische Anmerkungen zur Sonderstellung des Kopfgelenkbereichs

H. D. WOLFF

Vorbemerkungen

Der in dieser Arbeit vorgelegte Überblick über eine Detailfrage der vergleichenden Anatomie und der Phylogenese der Wirbelsäule erhebt keinen Anspruch, Teil des wissenschaftlichen Dialogs entsprechender Fachrichtungen zu sein. Er ist vielmehr als eine Anregung gedacht, den auffallenden Strukturbesonderheiten im zervikokranialen Bereich auch von der Entwicklungsgeschichte her nachzugehen. Die Antwort auf die Frage, wie eine biologische Struktur oder ein lebendiges System entstanden ist, kann entscheidend dazu beitragen, die reinen Fakten besser zu verstehen und Wesentliches sicherer von Unwesentlichem zu unterscheiden.

Die Paläontologie und die vergleichende Anatomie sind die Wissenschaften, die den Weg in die Vorgeschichte eröffnen. An sie kann man einmal die Frage nach der Herkunft des Menschen stellen. Diese Frage ist retrospektiv. Wie an einem Ariadnefaden wird das Werden des Menschen nach rückwärts verfolgt, bis sich die Spur im Erdaltertum verliert; dies ist die *humanphylogenetische Fragestellung*.

Die andere Fragestellung beschäftigt sich mit der Entwicklung der Vertebraten im ganzen. Sie ist prospektiv und beginnt letztlich beim Ursprung alles Lebendigen. Sie fragt nach den Entwicklungsstufen, den Variationen und Wandlungen, die ein biologischer Grundbauplan im Ablauf von mehreren 100 Mio. Jahren im Spannungsfeld der evolutionären Kräfte (Mutationen und Selektionen) erfahren hat. Weiterhin fragt sie nach allgemeinen Einsichten hinter der grenzenlosen Fülle früherer und jetzt lebender Arten; dies ist die evolutionäre, die *funktionelle Fragestellung*. Beide Vorgehensweisen sind eng miteinander verwandt, sie müssen aber getrennt gesehen werden. Die folgende Darstellung zielt primär auf die Phylogenese des Menschen. Wichtige Einsichten ergeben sich aber auch aus der allgemeinen Geschichte der Evolutionsgeschichte der Vertebraten.

Überblick über die Phylogenese der Vertebraten

Vorweg einige allgemeine Bemerkungen zur Entwicklungsgeschichte der Vertebraten (vgl. Romer 1976; Starck 1979).

Man geht heute davon aus, daß das Alter der Erde auf ca. 4–5 Mrd. Jahre anzusetzen ist. Es dauerte ca. 2–3 Mrd. Jahre bis die ersten Spuren von Leben auftauchten. Nach einer weiteren Spanne von 1 Mrd. Jahre, vor über 600 Mio. Jah-

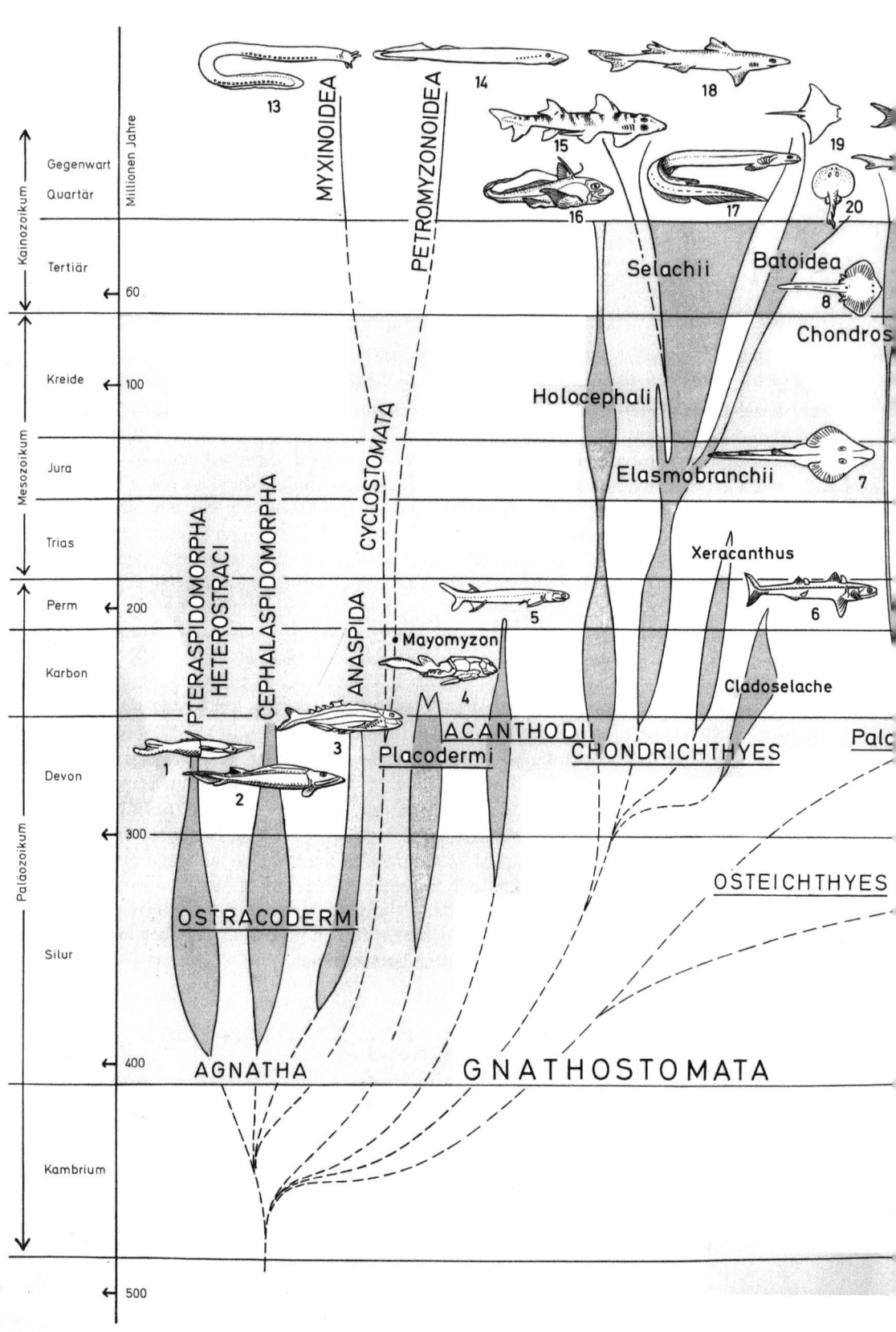

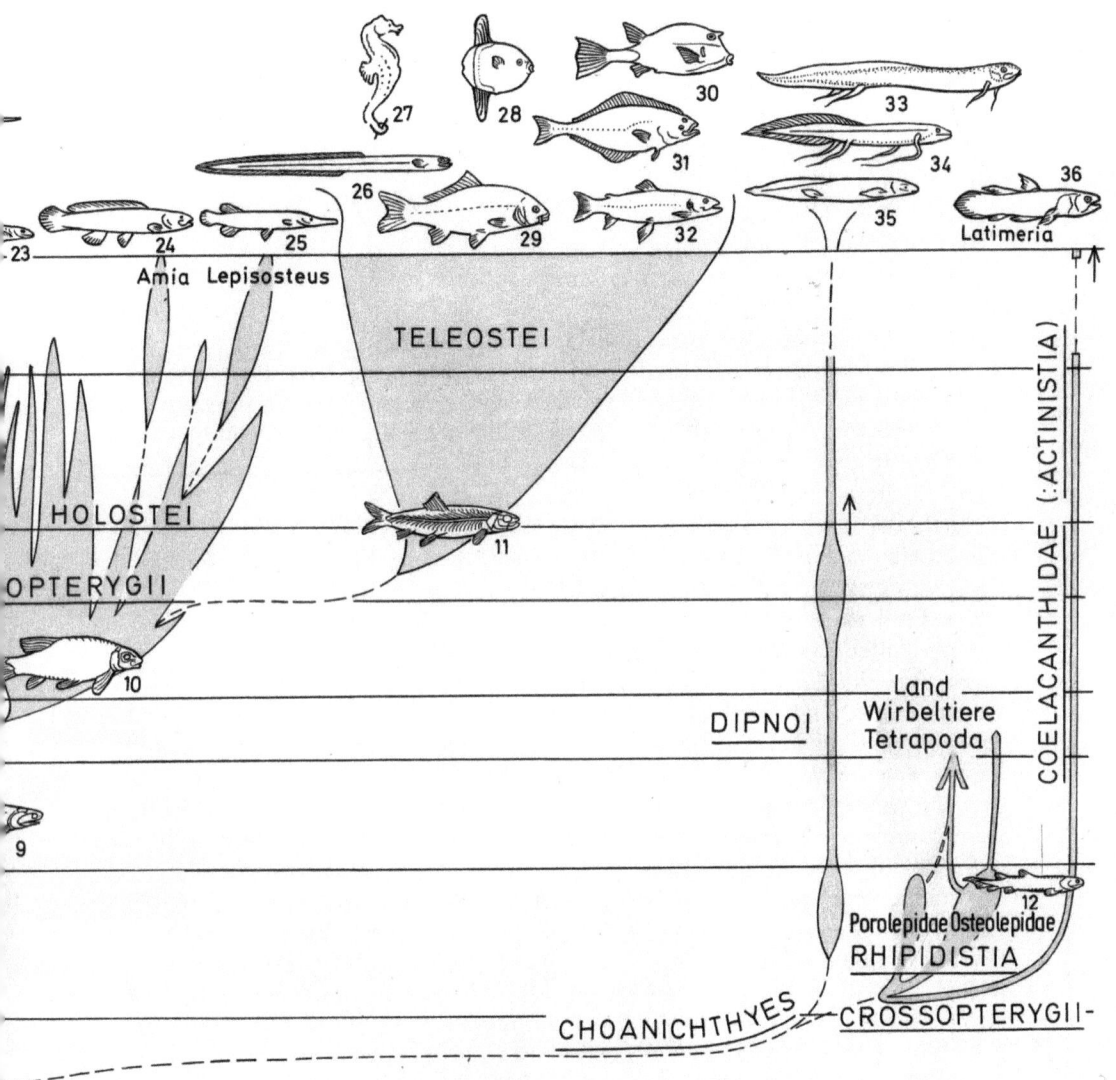

Abb. 1. Überblickschema der Phylogenese der frühen Vertebraten. Beachte die Abzweigung ganz rechts, die über die Quastenflößler (Crossopterygier) und die Lungenfische (Dipnoi) zu den Landvertebraten führt. (Aus Starck 1978)

ren, entwickelten sich u. a. komplexe und differenzierte Organisationsformen des Lebens im Wasser, die durch

- Streckung in kraniokaudale Richtung,
- Rechts-links-Symmetrie,
- innere Stabilisierungselemente,
- Beweglichkeit und
- aktive Lokomotion charakterisiert sind.

Die Chorda dorsalis ist ein wesentliches Strukturelement dieser Form von Lebewesen, die man dementsprechend als die *Chordaten* bezeichnet. Der Amphioxus ist der bekannteste noch lebende Vertreter dieser frühen Entwicklungsstufe. Vor ca. 500-600 Mio. Jahren (Silur und Devon) entwickelten sich aus den Chordaten die *Fische* in einer riesigen Vielfalt. Da von jetzt an eine segmentierte, knorpelige oder knöcherne Wirbelsäule die Chorda als zentrales Stabilisierungselement allmählich ablöst, bezeichnet man diesen Unterstamm als *Vertebraten*. Die meisten Fische, die heute die Meere und Gewässer bevölkern, gehören zu den Klassen der Knochen- und der Knorpelfische (Abb. 1).

Die Entwicklungslinie zu den *Landvertebraten* führt nun nicht über die Knorpel- und/oder Knochenfische. Sie zweigt schon vorher (im Devon) bei den Altfischen über die *Crossopterygier* von der allgemeinen Entwicklung ab, die zu den Knorpel- und Knochenfischen geführt hat. Diese „Quastenfloßler", die wie die verwandten Lungenfische (Dipnoi) über eine Lungenanlage verfügten, waren im Devon weit verbreitet. Ihre Flossen waren durch eine Art Skelettstruktur stabilisiert und konnten den Körper - wenn auch mühsam - tragen. Diese Altfische waren durch ihre Vorgeschichte daran angepaßt, bei Trockenzeiten zeitweilig auch außerhalb des Wassers zu überleben. Da man von ihnen nur durch Fossilien unterrichtet war, glaubte man, daß sie seit ca. 60 Mio. Jahren ausgestorben seien. Es war daher eine Sensation, als man 1938 ein noch lebendes Exemplar eines Crossopterygiers, die berühmte *Latimeria* aus der Tiefe des Indischen Ozeans fischte. Man fand damit ein „lebendes Fossil" der Art, die in der Phylogenese der Landvertebraten eine Schlüsselstellung einnimmt (Abb. 2).

Der Wechsel vom Leben im Wasser zum Leben an Land war der tiefgreifendste Einschnitt, den der Bauplan der Vertebraten zu bewältigen hatte. Praktisch alle Strukturen, alle Organsysteme mußten unter dem Zwang völlig veränderter physikalischer Lebensbedingungen verwandelt werden. Die ersten Zeichen, daß eine zeitweilige Anpassung an das Leben auf dem Trockenen bewältigt worden war,

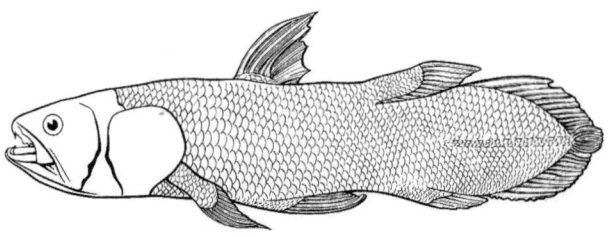

Abb. 2. Der noch lebende Vertreter der Quastenfloßler, Latimeria chalumnae (Aus Starck 1978)

Überblick über die Phylogenese der Vertebraten

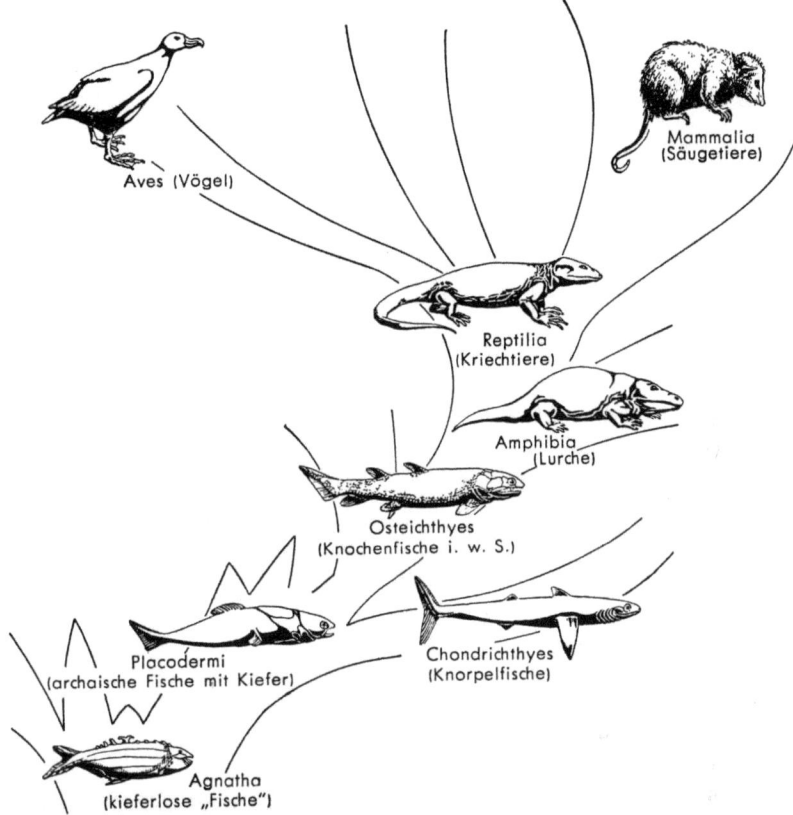

Abb. 3. Vereinfachter Stammbaum der Wirbeltierklassen. (Aus Romer 1976)

finden sich im Devon (vor ca. 300 Mio. Jahren). Die *Amphibien* sind aber noch eng an das Wasser gebunden (z. B. zur Fortpflanzung usw.; Abb. 3).

Im Carbon (vor ca. 250 Mio. Jahren) ist den Vertebraten die Eroberung des Festlands endgültig und vollständig gelungen. Die *Reptilien* breiteten sich weithin aus und entwickelten eine große Zahl von Arten (Abb. 4).

Die ersten archaischen *Säugetiere* (Mammalia) finden sich im Jura (vor ca. 180 Mio. Jahren), in einer Zeit, als noch die Reptilien weithin Land, Luft und Wasser beherrschten. Neben diesen oft riesenhaften Echsen führten die kleinen frühen Säuger ein eher verstecktes Dasein. Erst nachdem durch tiefgreifende exogene und/oder endogene Veränderungen v. a. die großen Reptilien relativ plötzlich ausstarben, begann vor ca. 100 Mio. Jahren die Vorherrschaft der anpassungsfähigeren Säuger.

Die vielen Ordnungen und Familien der Säuger, die jetzt mit uns leben, haben sich in den letzten 50 Mio. Jahren (ab Tertiär) zu ihrem derzeitigen Formenreichtum entwickelt (Abb. 4).

Erst in den letzten 8–10 Mio. Jahren weist eine Entwicklungslinie, die von den *baumlebenden Insektivoren* abzuleiten ist und die über die *Primaten* verläuft, zu

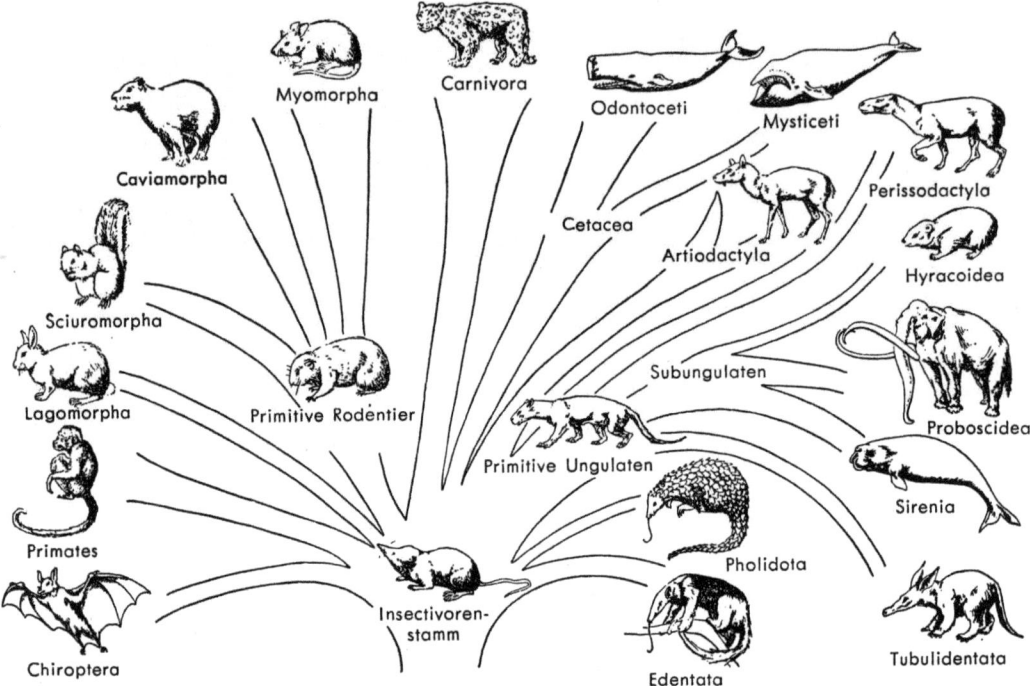

Abb. 4. Stammbaum der Ordnungen der Säuger. (Aus Romer 1976)

den *Hominiden,* bis dann vor ca. 2–3 Mio. Jahren die Vor- und Frühformen des *Homo sapiens* auftauchten (Abb. 5).

Entwicklung von Chorda dorsalis und Wirbelsäule (WS)

Auch zur Entwicklungsgeschichte der WS sowie des Achsenorgans im ganzen einige kurze Orientierungen:

Die Längsstabilisierung des Körpers durch die Chorda bzw. die WS beeinflußte die Entwicklung aller übrigen Organe oder Organsysteme tiefgreifend. Sie begünstigte die Zentrenbildung am kranialen Ende des Körpers. Dort wurden Aufnahmestationen für Nahrung, Atmung und Informationen über die Umwelt (Auge, Nase, Ohr, Labyrinth) sowie die zentralen motorischen und vegetativen Steuerungsinstanzen konzentriert. Der Kieferapparat trat nicht nur in den Dienst des Nahrungserwerbs, sondern wurde oft als Kampfwerkzeug benutzt. Die Ausbildung eines Schädelskeletts diente nicht nur dem Schutz dieser lebensnotwendigen Einrichtungen. Im Wasser spielt eine stabile Körperspitze auch eine bedeutende Rolle im Dienste der Hydrodynamik der Bewegungen („Stromlinie").

Die Chorda dorsalis gewährleistet zwar eine durchgängige, elastische, schlängelnde Mobilität. Es fehlen ihr aber regionale oder gar segmentale Unterteilungen, die Spezialisierungen von differenten Bewegungsabläufen ermöglichen.

Entwicklung von Chorda dorsalis und Wirbelsäule (WS)

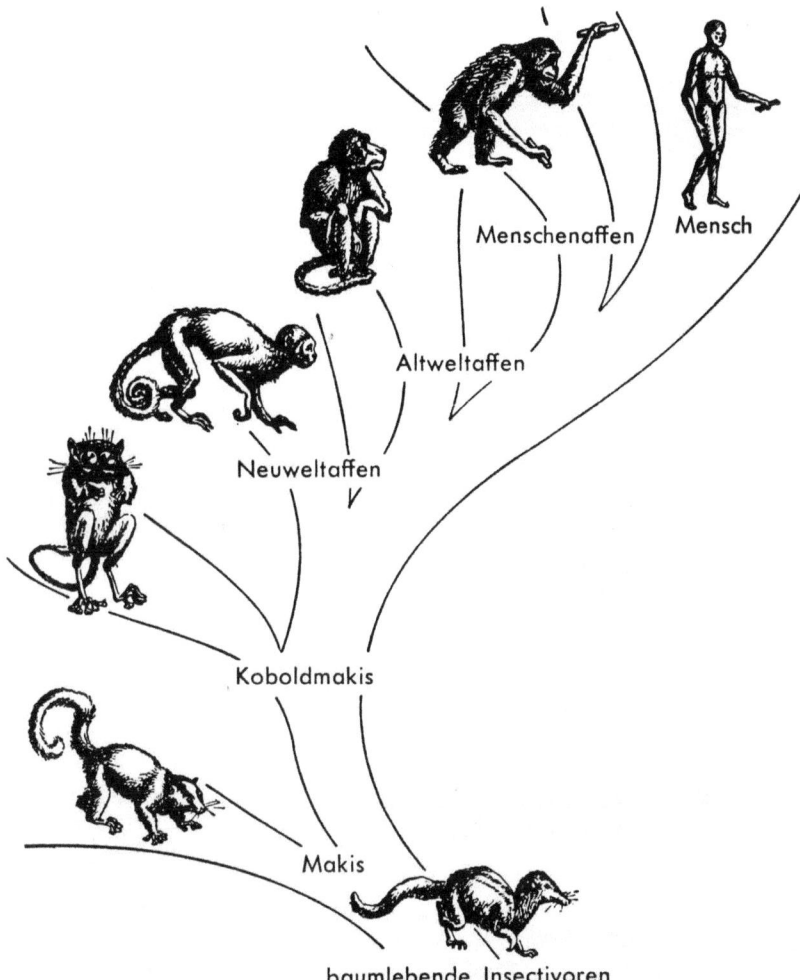

Abb. 5. Vereinfachter Stammbaum der Primaten. (Aus Romer 1976)

In komplizierten Umbau- und Umlagerungsvorgängen bilden sich um die Chorda dorsalis die Wirbel. Unter dem Einfluß der schon frühzeitig segmentierten Muskulatur kommt es zu einer entsprechenden Gliederung der Körperachse sowie der versorgenden Nerven. Dabei entsteht ein Wirbelkörper aus je einer benachbarten Hälfte 2er Ursomiten.

Die Unterteilung der Wirbelsäule in funktionelle, sehr unterschiedlich beanspruchte Regionen deutet sich zwar schon bei frühen Landvertebraten an. Die uns geläufige Einteilung in HWS, BWS, LWS, die Sakral- und Kokzygealregion liegt aber erst seit den frühen Säugern fest.

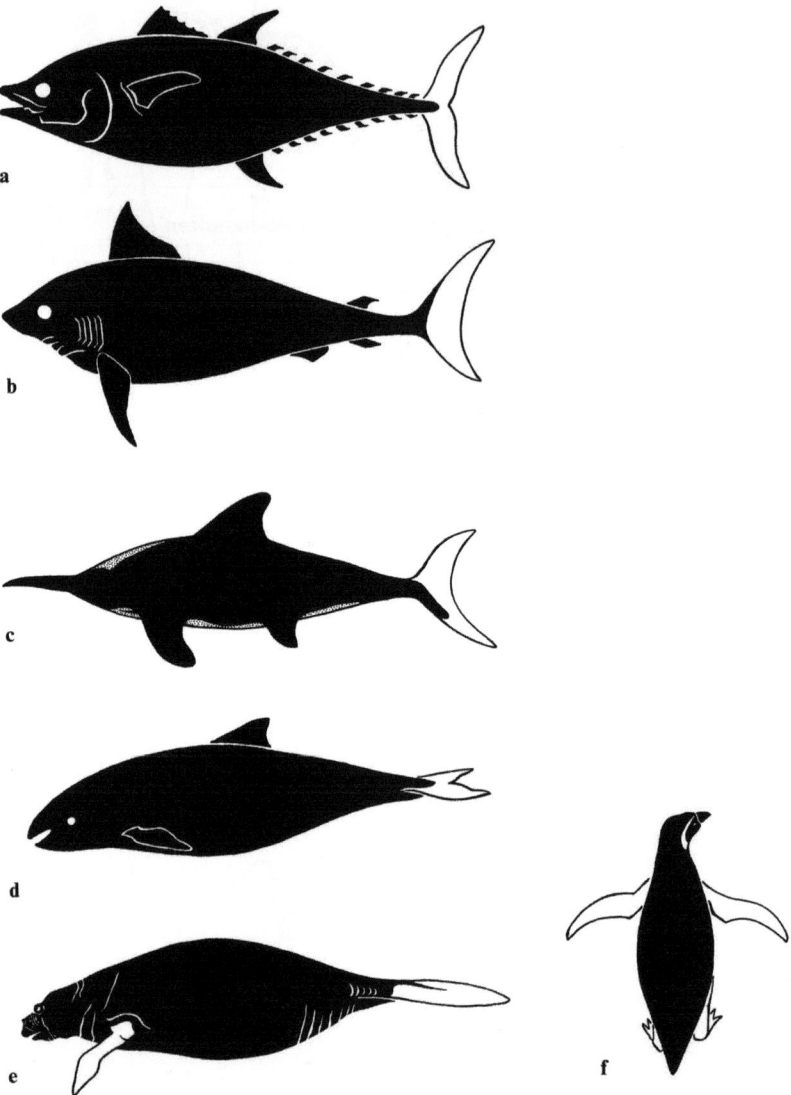

Abb. 6. Stromlinienform des Körpers bei extremer Schwimmanpassung von Vertretern verschiedener Wirbeltierklassen. **a, b** primäre Schwimmer, **c–f** sekundäre Schwimmer, **a** Knochenfisch, **b** Haifisch, **c** Ichthysaurier, **d** Tümmler (Cetacea), **e** Seekuh (Sirenia), **f** Pinguin Spheniseus (Aves). (Aus Starck 1978)

Entwicklung des Kopfgelenkbereichs

Allgemeine Gesichtspunkte

Im Rahmen dieser Regionenbildung nimmt die Entwicklung im Kopf-Hals-Übergang eine besondere Stellung ein.

Erwähnt wurde bereits, daß der Kopf des Fisches auch eine hydromechanische Aufgabe zu erfüllen hat. Die Lokomotion im Wasser geschieht gegen den horizontalen Widerstand des Wassers, während die Vertikalkräfte der Schwerkraft durch das Wasser fast aufgehoben sind.

Da v. a. das schnelle Schwimmen eine spindelartige stromlinienförmige Gesamtgestalt des Körpers erfordert, muß der Kopf funktionell – d. h. hier mechanisch – möglichst fest mit dem Rumpf verbunden sein und auch in der Figuration übergangslos in den Körper eingebunden sein (Abb. 6). Dementsprechend besteht praktisch bei allen Fischen zwischen Kopf und Wirbelsäule eine feste ossäre oder ligamentäre Verbindung. Zudem ist die kraniale Wirbelsäule – von einer Halswirbelsäule kann man nicht sprechen – durch die Kiemen geschient, so daß dort praktisch keine Bewegungen möglich sind. Auch die Chorda dorsalis reicht bei frühen Fischarten z. B. bei Latimeria bis in den Schädelbereich hinein.

Die Verhältnisse änderten sich grundlegend, als das Leben an Land bewältigt werden mußte. Jetzt wechselten die Kräfte, mit denen sich die Lokomotion auseinanderzusetzen hatte; die Schwerkraft dominierte. Sie ließ den Körper plump und schwer werden. Die Luft dagegen setzte den horizontalen Bewegungen keinen nennenswerten Widerstand entgegen. Daraus ergab sich, daß der Kopf als Träger der weitreichenden Sinnesorgane und als Organ der Nahrungsaufnahme und der Verteidigung zunehmend von dem jetzt schwerfällig gewordenen Körper abgekoppelt wurde. Die vorher starre Fixierung zwischen Kopf und Wirbelsäule wurde in eine besonders mobile Gelenkformation umgebaut. Dieser Umbau wurde dadurch erleichtert, daß die Kiemen zugunsten der Lunge abgebaut wurden, so daß der dem Schädel am nächsten gelegene Teil der Wirbelsäule für eine neue Beweglichkeit frei wurde.

Ohne Zweifel ist die ganze Halswirbelsäule – zumindest bei den Säugern – an der Mobilität des Kopfes beteiligt. Es ist aber genauso sicher zu belegen, daß der unmittelbare Kopf-WS-Übergang besonders nachhaltig morphologisch und funktionell in die Vermittlung einer 3achsigen Beweglichkeit einbezogen wurde. Eine schnelle, präzise und möglichst störungsfreie Beweglichkeit des Kopfes hat offensichtlich einen so erheblichen Überlebensvorteil gehabt, daß für sie zuerst ein Segment (Okziput-Atlas) und später ein 2. Bewegungssegment (Atlas-Axis) in einmaliger Weise umgebaut und zu einem komplexen, aber geschlossenen Gelenkaggregat vereinigt wurden. Diese Entwicklung setzt mit dem Wechsel vom Leben im Wasser zum zeitweiligen Leben an Land bei den Amphibien ein und ist zu Ende der Reptilienentwicklung abgeschlossen. Seit dieser Zeit ist das Modell des Kopfgelenkbereichs ein genetisch festgelegter Bestandteil des Gesamtbauplans der höheren Vertebraten, insbesondere der in der Phylogenese des Menschen wichtigen Säuger.

Im folgenden werden einige Stationen dieser Entwicklung skizziert.

Da in mehreren erdgeschichtlichen Epochen immer wieder Säuger zum zeitweiligen oder dauernden Leben im Wasser zurückkehrten, stellt sich die interessante Frage, welche Umbauvorgänge im Kopf-Hals-Bereich eintraten, als der Wechsel vom Wasser zum Land mit all seinen Konsequenzen rückgängig gemacht wurde. Über die Folgen dieser dauerhaften Rückkehr ins Wasser für den Kopfgelenkbereich wird ab S. 63 berichtet.

Umbau zwischen Okziput und angrenzender Wirbelsäule

Sonderformen bei Fischen

Bisher wurde die Formulierung gebraucht, daß bei Fischen „normalerweise" eine starre Verbindung zwischen Schädel und oberer WS besteht. Der normale Grundbauplan der Fische ist auf eine vornehmlich horizontale Fortbewegung ausgerichtet:

- Die Schwanzflosse verläuft vertikal von „oben nach unten", d. h. in Richtung der Schwerkraft.
- Die Rumpfmuskulatur ermöglicht v. a. „seitliche", schlängelnde Bewegungen usw.

Nun gibt es sowohl in der Klasse der Knorpelfische wie auch der Knochenfische einige Familien, die *vertikal* schwimmen, weil die dorsoventrale Rumpfachse horizontal eingestellt ist. Es handelt sich dabei bei den Knorpelfischen u. a. um die Rochen (Rajiden) und die Sägefische (Prestoideen) und bei den Knochenfischen um die Plattfische (Pleuronectiformes), zu denen Schollen, Flundern, Steinbutt usw. zählen. Diese Fischarten können sich platt auf den Boden legen. Vom Boden heben sie in vertikalen Bewegungen ab. Das Maul befindet sich an der ventralen Kopfseite, bei Schollen ventral lateral. Starck (1979, S. 54) schreibt hierzu:

Die bodenlebenden Rochen haben einen dorsal-ventral abgeplatteten Körper. Der Antrieb beim Schwimmen erfolgt durch wellenförmige Bewegungen der Brustflossen (Brustflossenschwimmer). Schlängelung des Rumpfes wird überflüssig. Dorsal und ventral gerichtete Abwinkelung des Kopfgebietes spielen beim Abschwimmen vom Boden und bei der Nahrungssuche eine wesentliche Rolle. Dementsprechend sind echte, diarthrotische, paarige Kopfgelenke ausgebildet, die dorsale und ventrale Bewegung zulassen …
Seitabwärtsbewegungen und Drehungen sind, entsprechend der Körpergestalt, in diesen Gelenken nicht möglich.
Bei den Sägefischen, die ein stark verlängertes Rostrum tragen, dürften diese Bewegungen beim Wühlen im Boden eine Rolle spielen.

Bemerkenswert ist, daß der Erwerb von „Kopfgelenken" bei Rochen mit einer völligen Einsteifung bzw. Verschmelzung der folgenden 6-8 Wirbelsäulenelemente einhergeht (Abb. 7).

Die Situation bei den Plattfischen wird dadurch kompliziert, daß der Körper der Jugendformen noch „normal" vertikal ausgerichtet ist wie bei allen anderen Fischen. Erst in einer späteren Reifungsphase legt sich das Tier sozusagen auf die Seite. Der Körper plattet sich ab. Der Kopf dreht sich im rechten Winkel zur Rumpfachse. Beide Augen liegen jetzt „oben". Nun wechselt die Fortbewegung

Entwicklung des Kopfgelenkbereichs

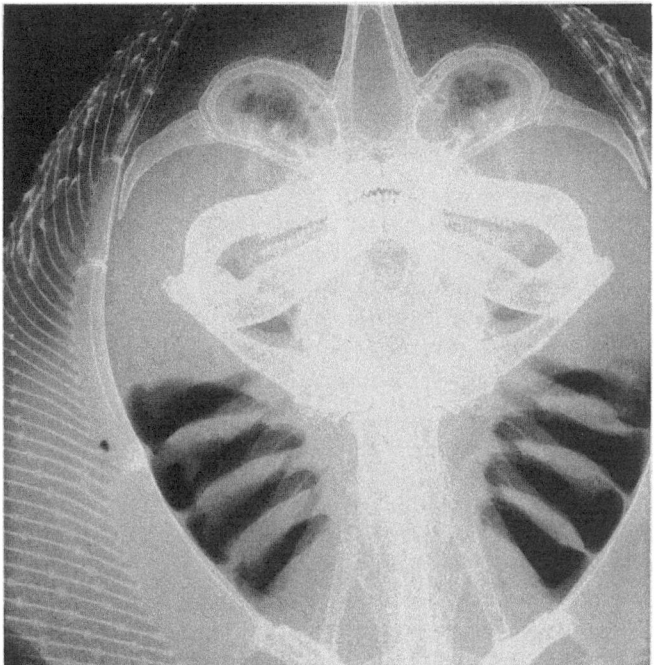

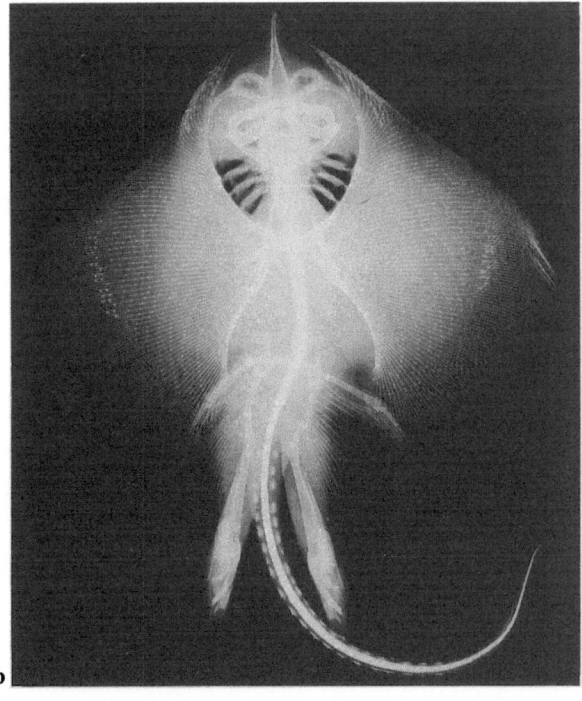

Abb. 7. Röntgenaufnahme eines Rochen (Raja miraletus, männlich; Erläuterung s. Text). (Aufnahme der Außenstelle Ichthyologie, Institut für Seefischerei, Hamburg, Dr. Stehmann)

von horizontal in vertikal. Damit sind im Kopf-Rumpf-Übergang vertikale Bewegungsmöglichkeiten notwendig. Dementsprechend finden sich auch hier gelenkartige Verbindungen zwischen Okziput und „Atlas", die dort eine – sonst bei Knochenfischen unbekannte – Mobilität ermöglichen.
Es zeigt sich also,

1) daß eine wesentliche funktionelle Änderung, d.h. hier eine Änderung im Schwimmverhalten, auch Änderungen in der Form und Mechanik des Schädel-WS-Übergangs bewirkt und
2) daß im Falle einer einfachen Umstellung (Änderung der Bewegungsachsen um 90° erst einmal nur der unmittelbare Übergang zwischen Okziput und dem dem Schädel am nächsten gelegenen Wirbel, d.h. nur *ein* Bewegungssegment eine spezifische Änderung erkennen läßt.

Amphibien

Die Entwicklungslinien zu den Landvertebraten verlaufen über die Altfische (Crossopterygier), deren fossile Repräsentanten schon viele Merkmale aufweisen, die sich sowohl bei frühen Amphibien wie auch bei frühen Reptilien wiederfinden.
Obwohl die Amphibien für die humane Phylogenese wahrscheinlich nicht von Bedeutung sind, sei der Frage kurz nachgegangen, welche Folgen die Teilanpassung an das Leben an Land bei den Amphibien gehabt hat.

Noch bei den Crossopterygiern, z.B. bei Latimeria, ist eine kräftige Chorda dorsalis durchgehend nachweisbar. Diese reicht bis in den Kopfbereich zum Basioccipitale und ist dort fest angeheftet. Dagegen finden sich schon bei den Altamphibien (Stegocephalia), die sich von den Crossopterygiern ableiten lassen, gelenkartige Verbindungen zwischen Okziput und Wirbelsäule. Bei einer Hauptgruppe dieser Altamphibien, den Labyrinthodontiern, findet sich bei einer frühen, v.a. im Wasser lebenden Form eine nur *einteilige* Okziputkondyle.

Bei späteren, vornehmlich an Land lebenden Formen wird die Tendenz zur Aufteilung dieser Okziputkondyle in 2 Hälften deutlich (Starck 1978, S. 118).

Diese Entwicklung spielte sich im Perm (vor ca. 200 Mio. Jahren) ab, als die Crossopterygier schon fast ausgestorben waren. Seither weisen alle Amphibien ein eindeutiges „Kopfgelenk" zwischen Okziput und dem dem Schädel am nächsten gelegenen Wirbel auf. Auch bei allen lebenden Amphibien, d.h. bei Fröschen

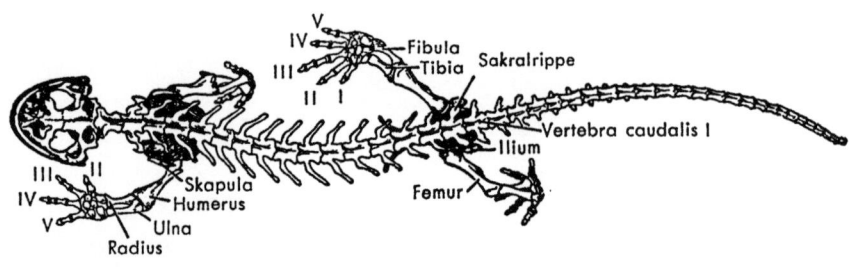

Abb. 8. Skelett eines Salamanders (Amphibie) von dorsal. (Aus Romer 1976)

Entwicklung des Kopfgelenkbereichs

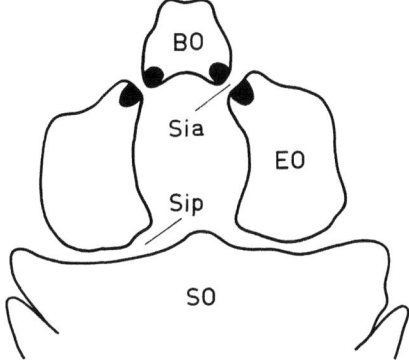

Abb. 9. Beziehung der Verknöcherungszentren (schwarz), die an der Bildung der Okziputkondylen beteiligt sind. (*BO* Basiokzipitale, *EO* Exokzipitale, *Sia* Synchondrosis intraoccipitalis anterior, *SO* Supraokzipitale, *Sip* Synchondrosis intraoccipitalis posterior; aus Tillmann u. Lorenz 1978)

(Anuren) und Molchen, Salamandern usw. (Urodelen), besteht dieses Gelenk, das einfache Bewegungen zwischen Schädel und der oft nur aus 1–2 Wirbeln bestehenden HWS ermöglicht (Abb. 8).

Da der Kopf – v. a. bei den Urodelen – weitgehend an der Längsachse des Körpers ausgerichtet ist, werden noch kaum Anforderungen an die Rotation um diese Längsachse gestellt. Auch die sehr eigenständige Entwicklung der Frösche beläßt es bei der Mobilität zwischen Okziputkondylen und dem obersten Wirbel. Zwischen Atlas und Axis tut sich noch nichts.

Von phylogenetischem und embryologischem Interesse ist der Hinweis von Tillmann und Lorenz (1978), daß das Material der Okziputkondylen nicht von einem einzigen knöchernen Element der Okzipitalregion stammt. Das ventrale Drittel der beiden Kondylen stammt vom oralwärts liegenden (unpaarigen) Basiokzipitale, während die dorsalen ⅔ von den (paarigen) Exokzipitalen stammen (Abb. 9). Hierher gehört der Hinweis, daß bei Knochenfischen diesen 3 knöchernen Elementen entsprechend 3 Anlagerungspunkte zwischen hinterem Schädel und der obersten WS vorhanden sind. Diese dienen aber kaum der Beweglichkeit – wie bei den Landvertebraten – sondern der Druckaufnahme und Übertragung beim schnellen Schwimmen (Harder 1964).

Reptilien

Bei frühen Reptilien, wie Schildkröten, Ichthyosauriern und Plesiosauriern, bleibt es beim 1etagigen Kopfgelenk zwischen Okziput und Atlas.

Die Schildkröten haben aus begreiflichen Gründen eine sehr bewegliche, besonders konstruierte HWS, die zwar ein Atlantookzipitalgelenk aufweist, bei C1/C2 aber noch keinen Umbau erkennen läßt.

Auch die Vögel, die ebenfalls bei den Reptilien abzweigen, haben neben einem sehr beweglichen, besonders entwickelten Hals nur ein oberstes Kopfgelenk, das fast die Form und Funktion eines Kugelgelenks erreicht. (Starck 1979, S. 72)

Bei den Saurierordnungen, die im Wasser lebten, (Ichthyosaurier und Plesiosaurier) findet sich ebenfalls nur ein Atlantookzipitalgelenk ohne den Atlas-Axis-Umbau. Der „Heckantrieb" erforderte im Wasser eine stabile Kopf-Körper-Verbindung (Knese 1936, S. 27).

Umbau von Atlas und Axis

Erst bei den *Reptilien* setzt der spektakuläre Umbau im Atlas-Axis-Bereich ein, der zur Folge hat, daß jetzt 3 knöcherne Partner und letztendlich durchweg 6 gelenkige Partnerbeziehungen den Kopfgelenkkomplex darstellen. Damit ist endgültig sowohl anatomisch-morphologisch als auch funktionell eine unverwechselbar eigenständige Formation entstanden.

Um die Umwandlungen zu verstehen, die zur Etablierung des *Dens* führen, muß man wissen, daß die frühe Wirbelkörperentwicklung maßgeblich davon bestimmt wird, daß 2 Anlagen vorhanden sind, aus denen sich in Ergänzungs-, Verschmelzungs- oder Verdrängungsprozessen der massive Wirbelkörper entwickelt. In der Ausgangssituation (z. B. bei den Quastenflößlern) besteht ein größeres, ventral gelegenes Element, das *Hypozentrum,* und ein dorsal-kaudal liegendes 2. Element, das *Pleurozentrum.* Die Entwicklung zwischen C1 und C2 ist nun dadurch charakterisiert, daß sich bei Stammreptilien, die als Vorformen der Säuger angesehen werden, das Pleurozentrum I nicht mit seinem Hypozentrum I, sondern mit dem Pleurozentrum II vereinigt (Abb. 10–12).

Auch das Pleurozentrum des frühzeitig verlorengegangenen Proatlas, dessen Reste sich gelegentlich zwischen Okziput und C1 bzw. im Okziput nachweisen lassen, beteiligt sich der Bildung der Densspitze.

Es herrscht in der Literatur Einvernehmen darüber, daß der Dens von C2 also nicht den ganzen Wirbelkörper, sondern nur das Pleurozentrum des Atlas darstellt und daß der vordere Atlasbogen als Hypozentrum von C1 („hypochordale Spange" in der Embryologie) anzusehen ist (Abb. 12).

Anzumerken ist ferner, daß sich in dieser Entwicklungsstufe auch die Rückbildung des Dornfortsatzes von C1 abzeichnet und daß im Gegenzug der Dorn von C2 oft erhebliche Ausmaße annimmt (z. B. bei Dimetrodon, einem säugerähnlichen Reptil; Abb. 12). Es wäre sicherlich wünschenswert, wenn man diese rein morphologischen Befunde – zumindestens stichprobenweise – bei entsprechenden rezenten Formen durch muskelanatomische und muskelphysiologische sowie durch neurophysiologische Untersuchungen ergänzen könnte, damit die vorwiegend morphologische Betrachtungsweise zu einer übergreifenden funktionellen Dimension des Verständnisses erweitert werden kann.

Vor allem folgende Sachverhalte sprechen dafür, daß solche Untersuchungen wünschenswert sind:

Bei Fischen kann das vestibuläre System allein – evtl. ergänzt durch optische Wahrnehmungen – die Orientierung im Raum gewährleisten, da Kopf und Rumpf praktisch eine Einheit bilden. Geht diese Einheit zugunsten einer autonomen Beweglichkeit des Kopfes verloren, dann muß das Gleichgewichtssteuerungssystem im Kopf durch zusätzliche Informationen über abweichende Einstellungen des Rumpfes speziell unterrichtet werden. Global steht das somatosensible System im Dienste dieser Aufgabe. Unsere Kenntnisse von höheren Säugern und vom Menschen weisen aber darauf hin, daß der Kopfgelenkbereich, d. h. die unmittelbare Koppelungsstation zwischen Kopf und Rumpf, besonders nachhaltig in den Dienst dieser propriozeptiven Aufgabe gestellt ist.

Es kann daher unterstellt werden, daß dieses kopfnahe neurophysiologische Informationssystem gleichzeitig mit der knöchernen und gelenkmechanischen

Entwicklung des Kopfgelenkbereichs

Abb. 10 a, b. Vermutliche Beziehungen der Wirbel von Altamphibien zu den primären Segmenten und die Herkunft der Baubestandteile des Wirbels aus kaudalen Sklerotomhälften (*cds ½*) und kranialen Sklerotomhälften (*crs ½*). Ansicht von links
a †Eryops, b †Archeria. (Aus Starck 1979)

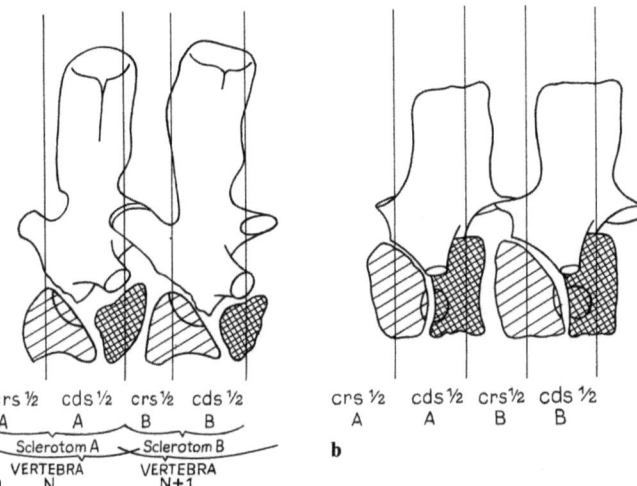

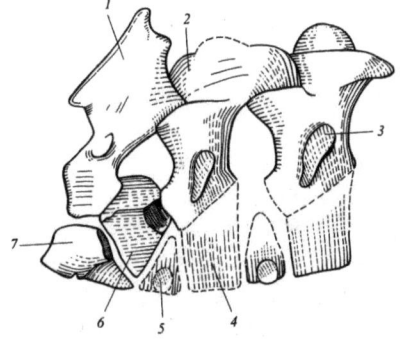

Abb. 11. Die 3 ersten Halswirbel einer Stammamphibie (†Seymouria) von links. (*1* Neuralbogen des Atlas; *2* Neuralbogen des Axis; *3* Diapophyse (Rippenanlagerung); *4* Pleurozentrum II; *5* Hypozentrum II; *6* Pleurozentrum I; *7* Hypozentrum I; aus Starck 1979)

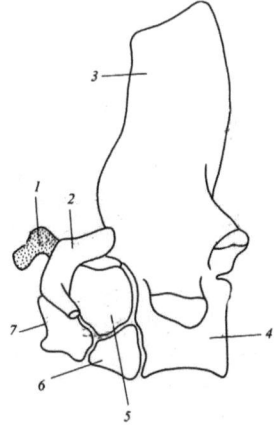

Abb. 12. Atlas und Axis eines säugerähnlichen Reptils (Dimetrodon) von links. (*1* Proatlas, *2* Neuralbogen des Atlas, *3* Neuralbogen axis, *4* Pleurozentrum axis, *5* Pleurozentrum I, *6* Hypozentrum II, *7* Hypozentrum I; aus Starck 1979)

Umstrukturierung dieser Region und gleichzeitig mit einer spezifischen Anpassung der lokalen Muskulatur entstanden ist.

Modifizierungen des Kopfgelenkbereichs bei Säugern

Die Entwicklungslinien zum Menschen führen über die Reptilien zu den Säugern (Mammalia) und von dort wieder über die Insektivoren (v. a. die auf Bäumen lebenden Arten) zu den Primaten. An der Grenze zwischen Insektivoren und Primaten steht das Spitzhörnchen (Tupaia). Hier ist im Grundkonzept schon alles angelegt oder ermöglicht, was die Entwicklung hin zu den Hominiden auf den Weg brachte (Abb. 13). Diese Entwicklung ist charakterisiert durch:

- hohe Beweglichkeit des Bewegungsapparats (Klettern und Hangeln),
- Ausbildung der Greifhand (noch nicht bei Tupaia),
- der Augen und
- vor allem des Gehirns.

Die bis zu den Reptilien gefundene Lösung für die Probleme des zervikokranialen Übergangs wird bei allen Säugern beibehalten. Für die Bewegung um alle 3 Achsen war je eine gelenkige Einheit vorgegeben. Die erreichte Mehrgliedrigkeit erwies sich als ausreichend und als hinreichend modifizierbar. Im genetisch festgelegten Rahmen wurde von dieser Modifizierbarkeit auf die vielfältigste Weise Gebrauch gemacht.

Für ein besonders anschauliches Kapitel zum Thema „Modifizierung des Kopfgelenkbereichs" sorgte die erdgeschichtlich bedingte Situation, daß von einer Tierart eine Linie an Land blieb (terrestrische Form) und eine andere Linie sich wieder an ein Leben im Wasser anpassen mußte (aquatile Form). Im Laufe der Phylogenese der Säuger hat sich diese Teilung oft wiederholt, so daß ein vielfältiges Beobachtungsgut vorliegt.

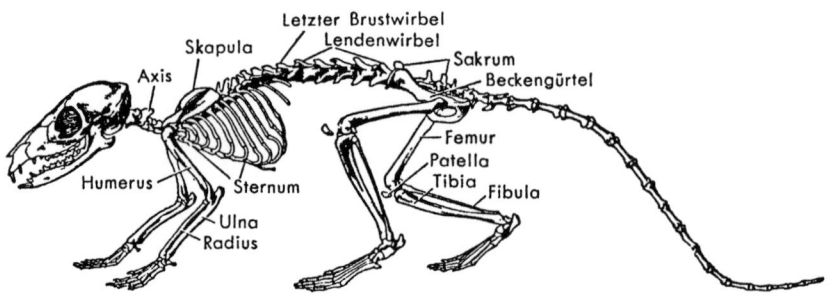

Abb. 13. Skelett eines generalisierten Säugers, Tupaia (Spitzhörnchen). (Aus Romer, 1976)

Vergleiche zwischen terrestrischen und aquatilen Formen von Säugern

Die folgenden Ausführungen basieren v. a. auf einer umfangreichen und grundlegenden Studie von Knese (1936). Einige seiner Untersuchungsergebnisse werden im folgenden referiert. Knese weist nach, daß für die jeweilige Ausgestaltung des Kopfgelenkbereichs nicht nur die aquatile Lebensform, d. h. also das Schwimmen an sich, sondern auch die Art und Weise *wie* geschwommen wird, von Bedeutung ist. Folgende Schwimmformen werden von Knese unterschieden:

1) Horizontalschwimmer,
2) Vertikalschwimmer,
3) Pudler,
4) eine Reihe von Arten, die 2 oder gar alle 3 Schwimmformen beherrschen.

Während der Hauptrichtung der Bewegungen bei *Horizontalschwimmern* eine seitliche Bewegung um eine sagittale Achse ähnlich wie bei Fischen, Echsen usw. ist, schwimmt der *Vertikalschwimmer* in Auf-ab-Bewegungen, d. h. also mit Bewegungen um eine frontale Achse. Als Beispiel sei der Delphin genannt, der auch einer entsprechenden Schwimmart im Sport den Namen gegeben hat (Abb. 14). Der *Pudler* (oder Paddler) strampelt im Wasser so weiter, wie er sich an Land bewegte, eben wie ein Pudel, der ins Wasser geworfen wurde.

Nur die Vertikalschwimmer können aus dem Wasser springen. Die motorischen Abläufe verlocken geradezu dazu, die Wasseroberfläche vertikal zu durchstoßen. Das Vertikalschwimmen beansprucht besonders die Beugung und Streckung im Nacken. Seitneigung und Rotation spielen dagegen kaum eine Rolle. Bei den Horizontalschwimmern wird dagegen die Seitneigung bevorzugt in Anspruch genommen.

Während die klassischen Fische Horizontalschwimmer sind, (die Schwanzflossen verlaufen „von oben nach unten") finden sich unter den aquatilen Säugern sowohl Horizontal- wie Vertikal-

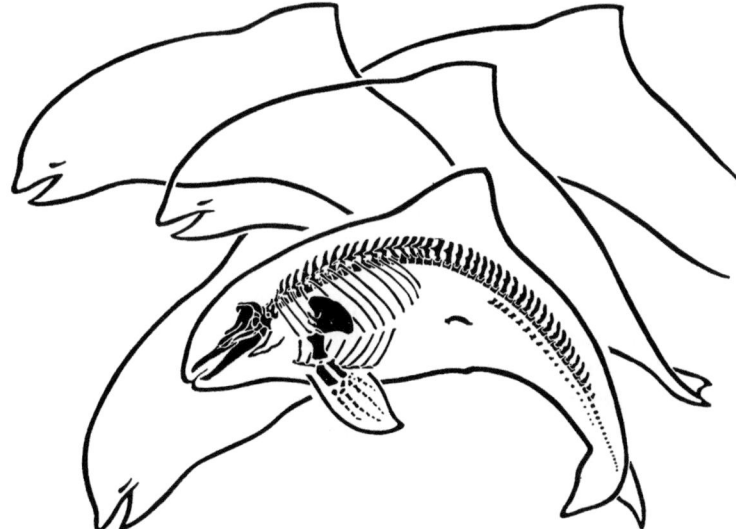

Abb. 14. Bogenschwimmen von Delphinen. (Aus dem Katalog des Senkenberg-Museums, Frankfurt)

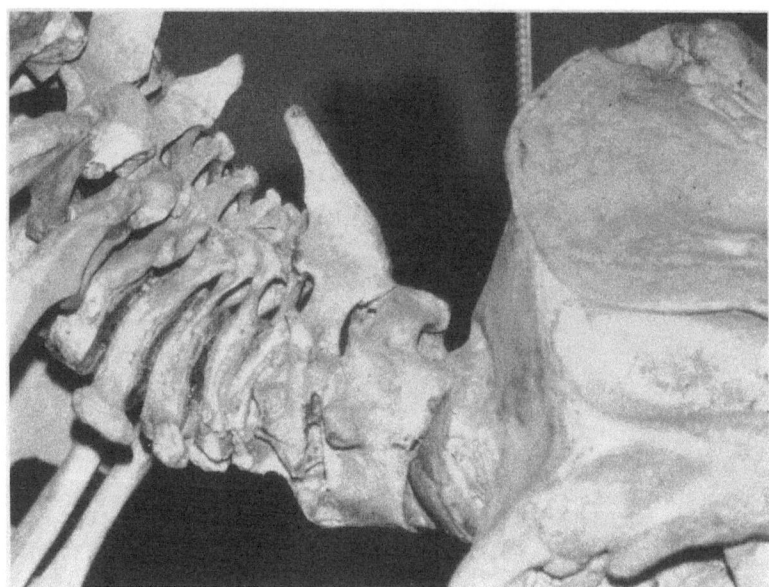

Abb. 15. Halswirbelsäule eines Cetaceen (Schwertwal) von rechts. Beachte die großen Okziputkondylen; knöcherne Verbindung zwischen Atlas und Axis; „gestauchte" und zusammengewachsene Halswirbel. (Senkenberg-Museum Frankfurt, Aufnahme des Verfassers)

schwimmer. Die bekanntesten aquatilen *Vertikalschwimmer* sind die Cetaceen (Wale, Delphine, Tümmler usw.). Ihre Schwanzflossen stehen horizontal. Auch die Robben, Seelöwen (Pinnipedia) u. ä. mit ihren horizontal gestellten Hinterextremitäten gehören zu den Vertikalschwimmern. Eine umfangreiche Gruppe von *Horizontalschwimmern* stellen die Ottern (Latax), die Spitzottern (Potamogale), und der Fischotter (Lutra, aus der Familie der Musteliden, einer Zwischenordnung der Hundeartigen) dar. Der Fischotter beherrscht als ausgezeichneter und schneller Schwimmer beide Arten.

Typische Pudler sind die Flußpferde (Hippopotamus), das Walroß (Odebenus) und die Seekuh (Manatus). Hier handelt es sich um keine guten Schwimmer, sondern um Tiere, die mehr oder weniger im ufernahen Wasser weiden und bei denen die Größe des Schädels und die Art der Nahrungsaufnahme wesentlichere Prägungsfaktoren für die Kopfgelenke darstellen als der Schwimmakt.

Stark vereinfacht ergibt sich als Quintessenz aus den umfangreichen Untersuchungen von Knese, daß die Vor- und Rückneigung (Sagittalflexion) generell die höhere kinematische Bedeutung hat. Sie ist immer größer als die Seitneigung. Die Vertikalschwimmer haben dementsprechend große bis riesenhafte sagittal verlaufende Altantookzipitalgelenke (Abb. 15). Bei Horizontalschwimmern kommt eine Ausweitung der Seitneigungsmöglichkeit hinzu. Die Pudler bleiben ihren terrestrischen Verwandten ähnlich. (Abb. 16)

Des weiteren zeigte sich, daß die Unterschiede in der Ausgestaltung des Kopfgelenkbereichs, ja der ganzen HWS, davon beeinflußt werden, ob die aquatilen Säuger schnelle Hochseeschwimmer sind bzw. als räuberische Karnivoren auf Jagd gehen, oder ob es sich um Fluß- und Sumpfbewohner handelt, die als Vegetarier ein gemächliches Dasein führen. Ferner finden sich deutliche Unterschiede, die von der Art des „Antriebs" bestimmt werden. Die größten Geschwindigkeiten werden von den Arten mit „Heckantrieb" durch die Schwanzbewegung der hinte-

Modifizierungen des Kopfgelenkbereichs bei Säugern

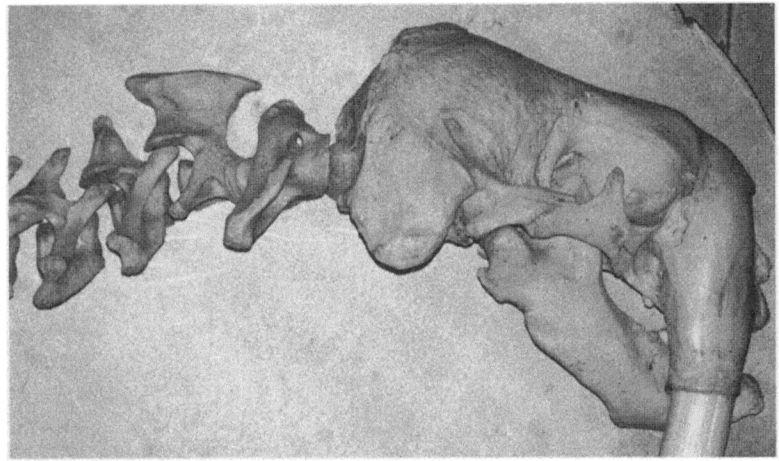

Abb. 16. Obere HWS des Walrosses; es ist kein schneller Hochseeschwimmer. Die sehr bewegliche HWS unterscheidet sich kaum von verwandten terrestrischen Familien. (Senkenberg Museum Frankfurt, Aufnahme des Verfassers)

ren Extremitäten erreicht. Diese Propulsionsart erfordert, daß der ganze proximale Körper eine stabile Einheit – wie ein Torpedo – bildet. Eine Instabilität des vorangehenden Teiles, d. h. des Kopfes, der die mechanische Arbeit des Zerteilens des Wassers zu leisten hat, wäre nicht nur hinderlich, sondern gefährlich. Die Folge ist, daß es z. B. bei einer Reihe von Cetaceen (z. B. bei Walen, Finnwalen, Schwertwalen) zu einer totalen Synostierung der ganzen HWS gekommen ist (Abb. 15).

So ist z. B. bei einigen Walen nur noch das Gelenk Okziput-Atlas beweglich geblieben. Die übrige HWS ist verknöchert und wirkt wie zusammengepreßt. Die riesigen, vornehmlich frontal ausgerichteten Kondylen ermöglichen bei den schnellen Vertikalschwimmern nur noch Ante- und Retroflexion. Sie dienen aber vornehmlich der Druckübertragung. Dabei werden die Massae laterales des Atlas so verbreitert, daß für den Dens axis kein Platz mehr bleibt. Beim Braunfisch (Phocaena) findet sich sogar quer durch den Atlas eine knöcherne Platte, die den Druck aufnimmt. Bei den schnellen Heckschwimmern versteift sich also aus hydromechanischen Gründen nicht nur die ganze HWS, sondern sie verlieren auch die Rotationsmöglichkeit zwischen Atlas und Axis wieder. Besonders eindrucksvoll ist der Unterschied zwischen der HWS des schnellen maritimen Delphins (Delphinus delphi) und seines Verwandten im Ganges (Platanista gangetes), der es nicht so eilig hat (Abb. 17a, b).

Die stabile Verbindung zwischen Kopf und Rumpf, die bei den Fischen u. a. durch die Kiemen gewährleistet wird, wird jetzt durch das Endoskelett unter Aufgabe von phylogenetisch Erworbenem wiederhergestellt.

Die Schwimmarten mit „Frontalantrieb", z. B. durch die zu Flossen umgewandelten vorderen Extremitäten oder gar die Schwimmbewegung des Pudlers erfordert keine Steifhaltung des Kopfes. Dementsprechend bleibt hier eine voll bewegliche HWS sehr ähnlich den terrestrischen Formen erhalten. Eine ähnliche

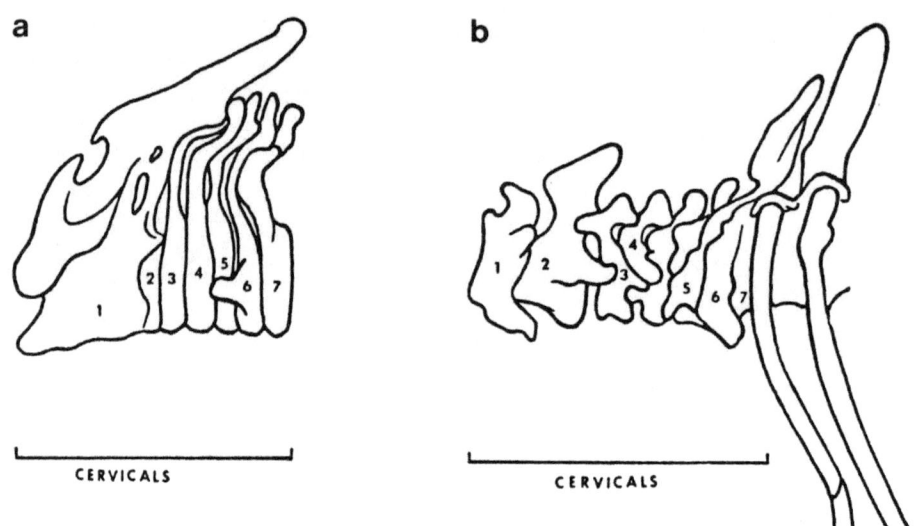

Abb. 17 a, b. *A* Seitenansicht der HWS von Delphinus delphi und *B* Platanista gangetes. (Aus Pilleri 1976)

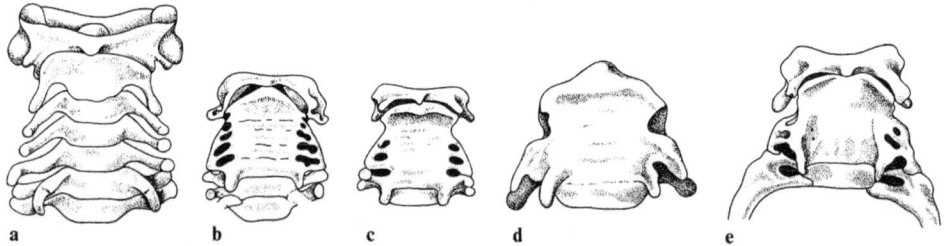

Abb. 18. Synostotische Verschmelzung verschiedener Halswirbelkörper bei Springmäusen (nach Ognew) **a** Alactaga sibirica, alle 7 Halswirbel frei. **b** Dipus sagitta, Wirbel II–IV verschmolzen; **c** Jaculus lichtensteini, II–VII verschmolzen; **d** Cardiocranius paradoxus, II–VII verschmolzen; Atlas nicht gezeichnet. **e** Paradipus ctenodactylus. (Aus Starck 1979)

Entwicklung mit weitgehender knöcherner Versteifung der HWS findet sich bei grabenden Säugetieren und bei vielen Springmäusen (Abb. 18).

Nahrungsaufnahme und obere HWS

Knese richtet ferner die Aufmerksamkeit auf die engen Beziehungen zwischen der Nahrungsaufnahme bzw. Nahrungsbeschaffung einerseits und der HWS im Kopf-Nacken-Bereich andererseits.

Besonders bei Raubtieren werden enorme Kräfte beim Kampf, Reißen, Beißen und Kauen im Vorderschädelbereich wirksam, die erst durch eine muskuläre Stabilisierung des Nackens ermöglicht werden und die durch erhebliche Krafteinwirkungen der Nackenmuskulatur verstärkt werden. Knese schreibt, daß „Zerr- und Reißbewegungen beim Fressen ... zum größten Teil im Kopfgelenkbereich ausgeführt werden, während die Kauwerkzeuge nur die Nahrung festhalten".

Im Nacken handelt es sich zumeist um Streckbewegungen des Kopfes. Mollier (1929) sowie Bluntschli u. Schreiber (1922) konnten zeigen, daß mit einer Öffnungsbewegung des Unterkiefers eine Streck-dorsalwärts-Bewegung des übrigen Schädels verbunden ist. Einzelheiten dieser anregenden Untersuchungen würden hier zu weit führen. Man sollte sie aber im Hinblick auf das myofaziale Syndrom (Costen-Syndrom) nicht aus den Augen verlieren.

Einheitliche und getrennte Gelenkhöhlen des Kopfgelenkbereichs

Auf einen bemerkenswerten Sachverhalt, den es in der HWS-Entwicklungsgeschichte der Vertebraten nur im Kopfgelenkbereich gibt, hat erstmals Gaupp (1907/08) hingewiesen. Er stellte fest, daß bei sehr vielen Vertebraten – im Gegensatz zum Menschen – der ganze Apparat der Kopfgelenke in *einer einzigen* großen Gelenkhöhle zusammengefaßt ist (Abb. 19). Es findet sich nicht nur eine hufeisenförmige Gelenkhöhle zwischen Okziput und Atlas, sondern auch eine zwischen Atlas und Axis. Beide sind durch die Gelenkhöhle des vorderen Densgelenks miteinander verbunden. Dieser „einhöhlige" Gelenkapparat wird als „monozöler" Typ bezeichnet und gilt als die „primitive" (besser: phylogenetisch frühe) Ausgestaltung des kraniozervikalen Gelenkverbunds. Diese Konstruktion erlaubt eine große allgemeine Beweglichkeit. Sie muß sich phylogenetisch gut bewährt haben, denn sie findet sich durchgehend seit den Reptilien in den meisten Entwicklungsreihen, bei den meisten Säugern bis hinauf zu dem Halbaffen. Dieser Sachverhalt unterstreicht die These, daß der Kopfgelenkbereich zum einen als zusammengehöriges Gelenkaggregat anzusehen ist und zum anderen, daß er als eigenständige Bewegungseinheit eindeutig von der übrigen HWS abgesetzt ist.

Unabhängig von der aufsteigenden Entwicklungsfolge kommt es u.a. durch abweichende Funktionsbeanspruchungen zu Variationen des monozölen Typs. Durch Abschottung der einzelnen Gelenkräume gegeneinander wird die ursprüng-

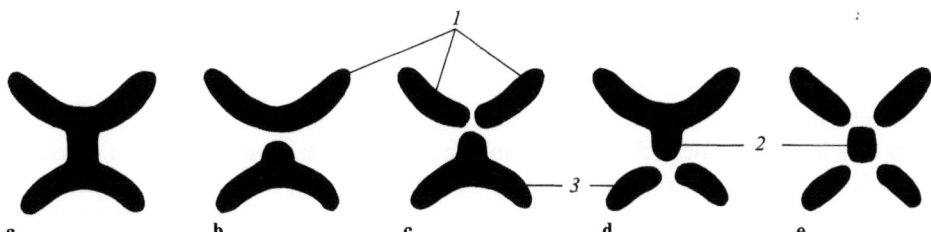

Abb. 19 a–e. Typen der Gelenke zwischen Hinterhaupt, Atlas und Axis bei Säugetieren (nach Gaupp). Die schwarzen Symbole bezeichnen die Gelenkspalten und deren Zusammenhang. **a** monozöler Typ, **b** dizöler Typ, **c, d** trizöle Typen, **e** pentazöler Typ. (*1* Atlantookzipitalgelenke, *2* Gelenke zwischen Zahn der Axis und Atlas, *3* seitliche Gelenke zwischen Atlas und Axis; aus Starck 1979)

liche Gemeinsamkeit zerteilt. Im Atlantookzipitalgelenk kommt es zu einer Ausdifferenzierung der beiden Kondylen als individuelle knöcherne Formation. Dabei geht die ventrale Verbindung verloren und die beidseitigen Anteile der Gelenkkapseln isolieren sich. In anderen Entwicklungslinien löst sich der obere bzw. der untere Anteil des Gelenks medial von seinem Partner, wobei der mittlere Teil (vorderes Densgelenk) entweder nach kranial oder kaudal Kontakt behält. (Dizöler bzw. trizöler Typ). Vertreter von 4teiligkeit (quadrozöler Typ) sind bis jetzt noch nicht gefunden worden.

Erst bei den höheren Primaten z. B. (Macacus cynomolgus) entwickelt sich dann der 5teilige (pentazöle) Typ, der für den Menschen typisch ist. Einfachere Affen (z. B. Lemur und Stenops) besitzen noch den „primitiven" monozölen Typ (Gaupp 1908). Die Aufteilung in getrennte Gelenkeinheiten hat den Vorteil der größeren Bewegungsgenauigkeit, der allerdings mit einer Eingrenzung des Bewegungsspielraums erkauft wird. Gaupp verweist darauf, daß Tiere, die einen großen Bewegungsspielraum im zervikokranialen Übergang brauchen, wie z. B. die Insektivoren und Karnivoren, sich alle den monozölen Aktionsraum erhalten haben. Er erklärt das u. a. damit, daß bei diesen Tieren beim Kampf, beim Greifen und Reißen der Beute, das Kiefergelenk und damit der Kopf und der Nacken erheblichen funktionellen Belastungen ausgesetzt sind. Erst bei den Primaten wurden die oberen Extremitäten zu den wichtigsten Greif- und Kampfwerkzeugen. Dadurch verringerte sich die funktionelle Belastung des Kopf-Nacken-Bereichs erheblich und die „leichteren" Aufgaben im Zusammenhang mit Motilität und Wahrnehmung wurden vorrangig.

Zum Schluß sei noch erwähnt, daß ausgerechnet das Faultier (Bradypus tridactylus), das phylogenetisch keinerlei Verwandtschaft mit dem Menschen aufweist, wie dieser den 5kammrigen (pentazölen) Typ besitzt. Auch dieses Tier braucht seine oberen Extremitäten zum Ergreifen seiner Nahrung (Blätter und Früchte). Hier liegt allerdings eine extreme Beweglichkeit der klassischen Halswirbelsäule vor, die es ihm erlaubt, nach rückwärts zu blicken ohne den übrigen Körper zu rühren.

Zusammenfassung

Chordaten und Vertebraten entstanden im Wasser. Die primäre Lokomotionsbewegung ist das Horizontalschwimmen um vertikale Achsen. Kopf und kranialer Rumpf sind fest miteinander verbunden. Isolierte Bewegungen von Kopf und benachbarter HWS um eine horizontale Achse (Flexion und Extension) oder gar um eine longitudinale Achse (Rotation) sind unmöglich. Nur bei einigen Knorpel- und Knochenfischen, die vertikal schwimmen (Rochen, Schollen, Flundern u. a.) können in gelenkartigen Verbindungen zwischen Okziput und der obersten HWS Bewegungen um eine horizontale Achse stattfinden.

Die Erweiterung des Lebensraums auf das Land stellt die tiefgreifendste Entwicklungsstufe in der Evolution der Vertebraten dar. Dieser Wechsel ist auch für die Umwandlung des Kopf-Rumpf-Übergangs verantwortlich. Der Kopf als Träger der weitreichenden Sinnesorgane und der Nahrungsaufnahme mußte vom

Zusammenfassung

schwerfällig gewordenen Rumpf abgekoppelt werden. Zuerst bei *Amphibien* entstehen im zervikokranialen Übergang Strukturen, die eine vermehrte Mobilität des Kopfes ermöglichen.

Bei den *Reptilien* wird auch das 2. Bewegungssegment der kranialen WS in den Umbildungsprozeß einbezogen. Das Pleurozentrum der Wirbelkörperanlage des Atlas wird mit dem Wirbelkörper des „Axis" verschmolzen. Zum Ende der Reptilienentwicklung ist der Bauplan des 6 Gelenkflächen umfassenden Kopfgelenkbereichs voll entwickelt und genetisch festgelegt. Dem Kopf ist eine autonome Beweglichkeit gegenüber HWS und Rumpf ermöglicht. Auch die Entwicklung der muskulären und neurophysiologischen Situation erfolgt entsprechend den speziellen Anforderungen dieser Übergangsregion.

In der Folgezeit wird das so gewonnene Modell des kraniozervikalen Übergangs zwar prinzipiell beibehalten, aber bei vielen Arten unter jeweils verschiedenen Lebensbedingungen auf die vielfältigste Art modifiziert.

Ein besonders aufschlußreiches Beispiel für diese Modifizierungen liefern Gattungen (bzw. Familien), von denen die eine Art das Leben an Land beibehielt (terrestrische Form), während eine andere zum Leben im Wasser zurückkehrte (aquatile Form). Entsprechende Forschungsergebnisse von Knese über die Säuger (1936) wurden referiert. Dabei zeigte es sich, daß die Umgestaltung des Kopfgelenkbereichs bei den aquatilen Formen von folgenden Faktoren besonders nachhaltig beeinflußt wurde:

1) Art des Schwimmens: horizontal oder vertikal;
2) Art des Antriebs: ob die Antriebsenergien aus dem ventralen Rumpfanteil (Frontalantrieb) oder von kaudal (Heckantrieb) kommen;
3) Lebensbereich: ob es sich um schnelle Hochseeschwimmer oder um tauchende Flußbewohner handelte;
4) Art der Nahrung und des Nahrungserwerbs.

Die Sonderstellung des Kopfgelenkbereichs manifestiert sich nicht nur in der Kontinuität, mit der das einmal gefundene Konstruktionsprinzip beibehalten wurde, sondern auch darin, daß über weite Strecken der Entwicklung der Kopfgelenkbereich im ganzen in einer einzigen Gelenkhöhle zusammengefaßt war. Die Aufgliederung des Gelenkkomplexes in 5 Gelenkindividualitäten (pentazöler Typ), der für den Menschen charakteristisch ist, findet sich - nach mehreren Zwischenstufen - erst bei den Primaten.

Die Tatsache, daß z. B. bei Raubtieren das Packen und Beißen der Beute nur möglich ist, wenn gleichzeitig mit dem Beißen der Nacken stabilisiert wird, verweist auf enge reflektorische Verbindungen zwischen dem Kauapparat und dem zervikalen Achsenorgan, besonders dem Kopfgelenkbereich hin. Aus der Perspektive des myofazialen Syndroms (Costen-Syndrom) sind diese Verbindungen beachtenswert.

Schluß

Die schier unübersehbare Fülle der Details und Zusammenhänge in der Phylogenese erschließt sich dem Nichtfachmann nur schwer, und nur langsam lassen sich die Einsichten zutage fördern, die evtl. auch in den ärztlichen und klinischen Alltag hineinwirken können.

Der vorgelegte Exkurs in die Phylogenese des Kopfgelenkbereichs zeigt einmal mehr, wie sich im Spannungsfeld von Beständigkeit und Wandel jeweils ein vorgegebenes Modell entwickelt. Er bestätigt die prägende Dominanz der funktionellen Anforderungen über die formale Gestalt. Am Beispiel des Kopfgelenkbereichs läßt sich anschaulich zeigen, wie eine Sonderaufgabe auch zu einer „Sonder"konstruktion führt. Daraus läßt sich folgern, daß der Kopfgelenkbereich auch in der Klinik der Vertebrologie eine Sonderstellung einnimmt.

Literatur

Bluntschli H, Schreiber H (1922) Das Kiefergelenk in seinen Beziehungen zu den Kopfbewegungen. Fortschr Zahnheilkd 6/1: 1–14
Brocher JEW (1955) Die occipito-cervical Gegend. Thieme, Stuttgart
Gaupp E (1908) Über die Kopfgelenke der Säuger und der Menschen in neurophysiologischer und funktioneller Beziehung. Verl d anatom Ges XXII, S. 181
Grmek MD (1979) Die Wirbelsäule im Zeitgeschehen. Man Med 17. Jahrg. 69–74
Harder W (1964) Anatomie der Fische. Schweizerbart'sche Verlagsbuchhandlung, Stuttgart (Handbuch in der Binnenfischerei, Mitteuropa II)
Knese KH (1936) Das Kopfgelenk der aquatilen Säuger. Gegenbaurs morphologisches Jahrbuch Bd. 78, 1936, s. 314–376
Mollier G (1929) Die Öffnungsbewegung des Mundes. Roux Arch Entwicklungsmech 119: 531–542
Pilleri G (1976a) Osteological differences in the cervical vertebrae of Platanista indi and gangetica. Investigations on cetacea 6
Pilleri G (1976b) Comparative anatomy of the throat of Platanista indi with reference to the sonar system. Investigations on cetacea 6
Pilleri G (1982) Fenestrations of the skull in some cetaceans. Investigations on cetacea 14: 149–192
Romer AS (1976) Vergleichende Anatomie der Wirbeltiere. Parey, Hamburg Berlin
Starck D Vergleichende Anatomie d. Wirbeltiere. Bd. I 1978, Bd. II 1979, Bd. III 1982, Springer, Berlin Heidelberg New York
Stofft E (1978) Zur Morphologie und Funktion der zervikookzipitalen Übergangsregion. In: Meinecke FW (Hrsg) Pathologie und Klinik der Okzipito-Zervikalregion. Hippokrates, Stuttgart
Tillmann B, Lorenz R (1978) The stress at the human atlanto-occipital joint. Anat Embryol 153: 269–277
Torklus D von (1978) Klinik-Differentialdiagnose und Therapie der okzipito-zervikalen Fehlbildungen. In: Meinecke FW (Hrsg) Pathologie und Klinik der Okzipito-Zervikalregion. Hippokrates, Stuttgart.
Torklus D von, Gehle W (1970) Die obere Halswirbelsäule. Thieme, Stuttgart
Torklus D von, Gehle W (^{2}1975) Die obere Halswirbelsäule. Regionale Morphologie, Pathologie und Traumatologie. Thieme, Stuttgart
Wolff HD (1981) Die Sonderstellung des Kopfgelenkbereiches aus gelenkmechanischer, muskulärer und neurophysiologischer Sicht. Orthop 119/6: 549–842
Wolff HD (1982) Die Sonderstellung des Kopfgelenkbereiches. Die Voraussetzungen für die Klinik des „hohen Zervikalsyndroms". ZFA 58, 503–508

Noziceptive Mechanismen im Bewegungsapparat

S. MENSE

Einleitung

Neben Schmerzen der Eingeweide sind Muskel- oder Gelenkschmerzen für Patienten der häufigste Grund, einen Arzt zu konsultieren. Demgegenüber tritt der Oberflächenschmerz (von Haut und Schleimhäuten) stark in den Hintergrund. Die Hauptmenge der bisher vorliegenden Ergebnisse der Schmerzforschung betrifft jedoch den Hautschmerz. Dies gilt besonders für experimentelle Untersuchungen, in denen Schmerzreize gesetzt und die Reaktionen auf diese Reize gemessen werden. Tiefe Gewebe wie Muskeln, Sehnen und Gelenke sind einer kontrollierten und reproduzierbaren Reizung schlechter zugänglich als die Epidermis, und daher sind in Untersuchungen über den Tiefenschmerz quantitativ auswertbare Ergebnisse schwieriger zu gewinnen.

Eine schon klassische Übersicht über experimentell erzeugte und natürlich vorkommende Schmerzformen – unter besonderer Berücksichtigung des Tiefen- und Eingeweideschmerzes – ist 1942 von Lewis veröffentlicht worden. Eine neuere Zusammenfassung des klinisch relevanten Wissens auf dem Gebiet der myofaszialen Schmerzen und ihrer Behandlung wurde 1983 von Travell u. Simons herausgebracht.

Welche Rezeptoren in den tiefen Geweben lösen bei Einwirkung von Schadreizen Schmerz aus? Alle bisher vorliegenden Ergebnisse aus neurophysiologischen und anatomischen Arbeiten deuten darauf hin, daß es sich um freie Nervenendigungen handelt, die entweder über dünne markhaltige oder marklose afferente Fasern mit dem Rückenmark in Verbindung stehen (Abb. 1). Diese rezeptiven Endigungen erfüllen die Funktion von Nozizeptoren, d.h. sie reagieren nur auf objektiv schädliche, subjektiv schmerzhafte Reize mit einer deutlichen Erhöhung der Entladungsfrequenz und lösen bei Aktivierung in einem wachen Menschen Schmerz aus. (Der Begriff Schmerzrezeptor sollte nicht mehr verwendet werden, da die Benennung eines Rezeptors üblicherweise nach dem Reiz erfolgt, dessen Größe er mißt. Nozizeptoren melden die Einwirkung und Größe eines Schadreizes an das Zentralnervensystem; Schmerz entsteht zentralnervös als Folge der Aktivierung von Nozizeptoren).

Im folgenden werden afferente Fasern nach ihrer im Experiment bestimmten Leitungsgeschwindigkeit als Gruppe-III- (30–2,5 m/s), oder Gruppe-IV-Afferenzen (Geschwindigkeit unter 2,5 m/s) klassifiziert. Die Fasern der Gruppe III entsprechen den dünnen markhaltigen Aδ-Fasern, die der Gruppe IV den marklosen C-Afferenzen.

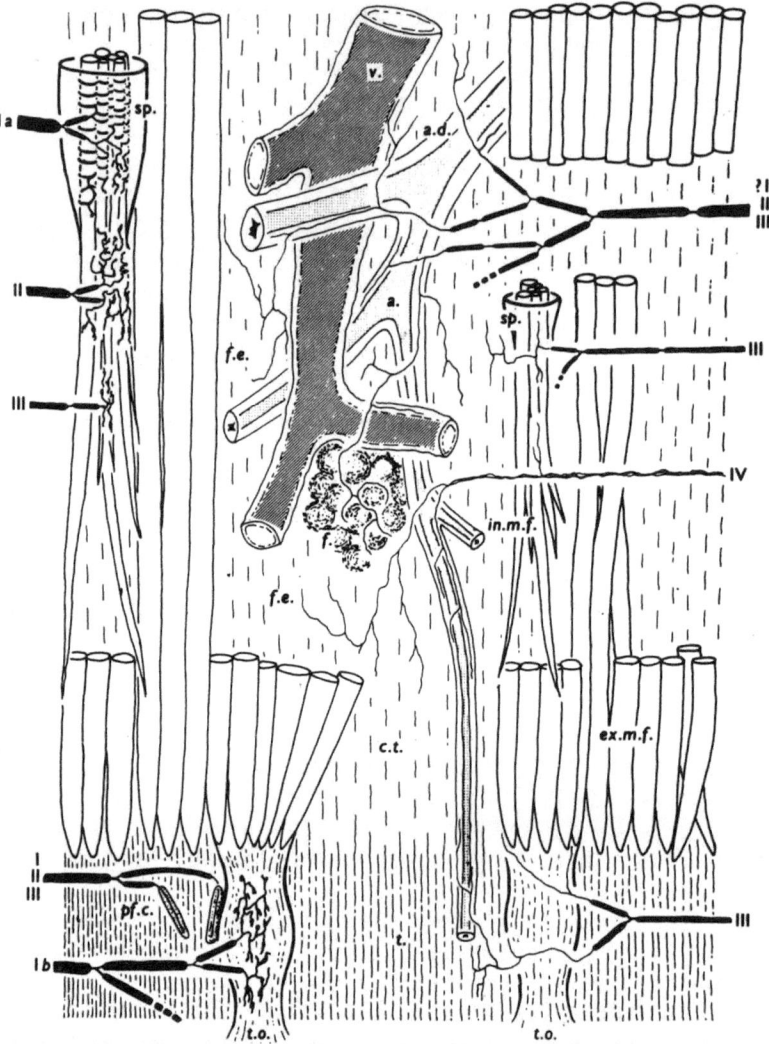

Abb. 1. Verschiedene Typen (morphologische Einteilung) von Rezeptoren im Muskel- und Sehnengewebe. *Linke Bildhälfte:* Rezeptoren mit strukturierten Endigungen; *rechte Bildhälfte:* freie Nervenendigungen. Bitte beachten: Gruppe-IV-Fasern enden ausschließlich in Form von freien Nervenendigungen, während Gruppe-III-Fasern neben diesem Typ auch andere rezeptive Endigungen (z. B. Muskelspindeln und paciniforme Korpuskeln) besitzen können *(linke Bildhälfte)*. Viele freie Nervenendigungen haben eine enge räumliche Beziehung zu der Adventitia von Blutgefäßen. *sp.* Muskelspindel, *t.o.* Sehnenorgan, *pf.c.* paciniformes Korpuskel, *f.e.* freie Nervenendigung, *in.m.f.* intrafusale Muskelfasern, *ex.m.f.* extrafusale Muskelfasern, *t.* Sehnengewebe, *a.d.* Adventitia, *a.* Arteriole, *v.* Venole, *f.* Fettzellen, *c.t.* Bindegewebe. Die römischen Zahlen an den Nervenfasern kennzeichnen den Fasertyp (Gruppe I–IV). (Aus Stacey 1969)

Um etwas über das Antwortverhalten von Nozizeptoren bei der Einwirkung von subjektiv schmerzhaften Reizen zu erfahren, ist es wünschenswert, die Aktionspotentiale einzelner Rezeptoren zu registrieren und Veränderungen der Entladungsfrequenz in Abhängigkeit von der Reizung zu verfolgen. Dies ist mit der Technik der „funktionellen Einzelfaserpräparation" (s. unten) möglich, die zuerst systematisch von Paintal (1960, 1961) zur Untersuchung der Gruppe-III-Muskelrezeptoren (Rezeptoren mit afferenten Fasern der Gruppe III) angewendet wurde. In der Arbeitsgruppe des Autors wurde diese Methode eingesetzt, um die Gruppe-III- und -IV-Rezeptoren der tiefen Gewebe zu charakterisieren. Das Schwergewicht der Untersuchung lag auf den Rezeptoren des Skelettmuskels und der Sehne; nach den bisher vorliegenden Ergebnissen scheinen die Gruppe-III- und -IV-Endigungen in Bändern und Gelenkkapseln vergleichbare Eigenschaften zu besitzen (Schaible u. Schmidt 1983 a, b).

Die verschiedenen tiefen Gewebe sind demnach mit *qualitativ* ähnlichen Rezeptorpopulationen ausgestattet; es scheint aber *quantitative* Unterschiede im Faserspektrum zu den einzelnen Geweben zu geben. So differieren bei der Katze die Nerven zu den Halsmuskeln von den Muskelnerven der hinteren Extremität. Halsmuskeln besitzen prozentual mehr Gruppe-III-Afferenzen, und die von diesen Fasern gebildeten rezeptiven Endigungen unterscheiden sich von denen der Hinterbeinmuskeln durch eine geringere Erregbarkeit durch Muskelkontraktionen und den Reizstoff Bradykinin (Abrahams 1977; Abrahams et al. 1984). Es ist daher anzunehmen, daß die im Ergebnisteil geschilderten neurophysiologischen Phänomene grundsätzlich in jedem Gewebe ablaufen können, jedoch evtl. in unterschiedlicher Intensität. So konnten auch Gruppe-III- und -IV-Rezeptoren des Rattendiaphragmas in vitro durch Bradykinin aktiviert werden (Kieschke u. Mense 1984), jedoch benötigten sie eine höhere Reizdosis.

Methodik

Die in diesem Aufsatz vorgestellten Ergebnisse wurden an narkotisierten Katzen (Chloralose) mit folgenden Techniken gewonnen:

1) Registrierung der elektrischen Aktivität (Aktionspotentiale) einzelner Gruppe-III- und -IV-Fasern des Gastrocnemius-Soleus-Muskelnerven (GS-Muskelnerven) oder der zugehörigen Hinterwurzel. Zu diesem Zweck wurden unter einer Präparierlupe mit Hilfe von geschliffenen Uhrmacherpinzetten Nervfilamente so lange aufgespalten und auf eine Drahtableitelektrode gelegt, bis bei elektrischer Reizung des Muskelnerven nur noch 1-2 klar identifizierbare dünne Muskelafferenzen vorhanden waren („funktionelle Einzelfaserpräparation"). Mit dieser Technik kann das Entladungsverhalten einzelner Muskelrezeptoren bei der Einwirkung unterschiedlicher Reize verfolgt werden.
2) Registrierung der Aktionspotentiale dünner afferenter Fasern von der Hinterwurzeleintrittszone mittels Glasmikroelektroden, die mit einer Meerrettichperoxidaselösung („horse-radish peroxidase" = HRP) gefüllt waren. Die Spitze der Mikroelektrode (Durchmesser weit unter 1μm) wurde mit einem Mikromanipulator in das Axon der zu untersuchenden Afferenz praktiziert, die Antwort-

charakteristik des zugehörigen Rezeptors durch Reizanwendung im rezeptiven Feld der Endigung aufgenommen und danach HRP iontophoretisch intraaxonal deponiert. Die Peroxidase verteilt sich bis in die kleinsten Aufzweigungen der Faser im Rückenmark und läßt sich anschließend histochemisch im Gewebe nachweisen. Die Technik erlaubt es somit, eine einzelne Afferenz zuerst physiologisch zu identifizieren (Leitungsgeschwindigkeit, Antwortverhalten) und dann histologisch darzustellen. Die dünnsten Fasern, die mit diesem Verfahren untersucht werden können, sind die der Gruppe III mit einem mittleren Durchmesser von etwa 3 µm. Marklose Fasern sind mit dieser Technik (noch) nicht darstellbar.

Ergebnisse

Eigenschaften von Gruppe-III- und -IV-Rezeptoren im nichtpathologisch veränderten Gewebe

Die Untersuchung einzelner Gruppe-III- und -IV-Rezeptoren des Skelettmuskels ergab, daß sich ein großer Teil wie Nozizeptoren verhält. Deutliche Steigerungen der Entladungsfrequenz traten in diesen Rezeptoren nur bei Einwirkung von starken Reizen (mechanisch, chemisch) auf, die bei der Anwendung am wachen Menschen Schmerz auslösen. In Abb. 2 wird die Antwort eines Gruppe-IV-Muskelrezeptors auf die Injektion von 26 µg Bradykinin in die den Muskel versorgende Arterie dargestellt. Bradykinin ist eine der potentesten körpereigenen schmerzauslösenden Substanzen; es handelt sich um ein Nonapeptid, das z. B. bei Entzündungen aus einer Vorstufe (Kallidin) im Blutplasma lokal freigesetzt wird. Auch andere endogene Stoffe, wie z. B. Serotonin, Histamin und Kaliumionen, stellten sich als wirksame Reizsubstanzen für dünne Muskelafferenzen heraus (Mense 1977). Andere Nozizeptoren reagierten besonders stark auf gewebsschädigendes Kneifen oder Muskelkontraktionen unter ischämischen Bedingungen (Mense u. Stahnke 1983). Ein regelmäßiger Befund war, daß die Empfindlichkeit der Nozizeptoren durch Veränderungen des chemischen Milieus verstellt werden konnte. So führte Bradykinin nicht nur zur Aktivierung der Nozizeptoren, sondern es erhöhte auch ihre Empfindlichkeit, so daß ursprünglich hochschwellig mechanosensitive Rezeptoren nach Anwendung des Peptids auf schwache - sicher nicht gewebsschädliche - mechanische Reize antworteten.

Es muß betont werden, daß nicht alle Gruppe-III- und -IV-Muskelrezeptoren sich wie Nozizeptoren verhalten. Neben nozizeptiven Endigungen gibt es innerhalb dieser Rezeptorpopulation wahrscheinlich noch mechanosensitive, thermosensitive und „ergorezeptive" Afferenzen, wobei letztere für die Anpassung von Kreislauf und Atmung an die Bedürfnisse bei Muskelarbeit verantwortlich gemacht werden (Kao 1963; Mense u. Meyer 1985).

Natürlich ist die Frage von Interesse, ob sich diese funktionell unterschiedlichen Rezeptoren auch morphologisch voneinander unterscheiden. Lichtmikroskopisch stellen sie alle freie Nervenendigungen dar, aber elektronenmikroskopisch sind verschiedene Typen mit charakteristischen Merkmalen erkennbar (Andres et

Ergebnisse

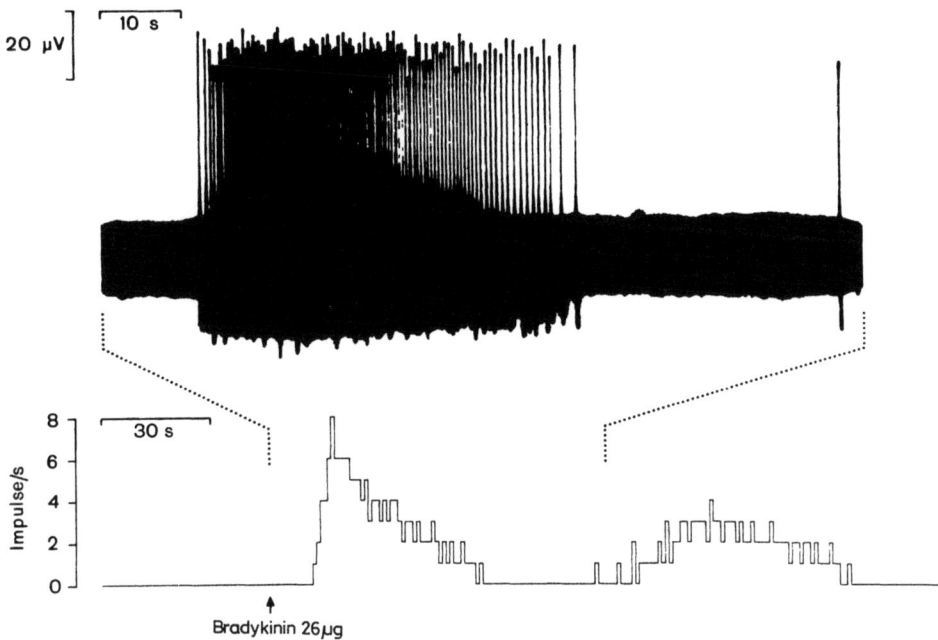

Abb. 2. Antwort eines Gruppe-IV-Muskelrezeptors (freie Nervenendigung mit markloser afferenter Faser) auf chemische Reizung mit Bradykinin. 26 µg der Reizsubstanz wurden zum Zeitpunkt des Pfeils in einen Nebenast der Muskelarterie injiziert, um die rezeptive Endigung im Gastrocnemius-Soleus-Muskel einer anästhesierten Katze zu erreichen. *Obere Bildhälfte:* Originalregistrierung der Faseraktivität. Die Aufzeichnung beginnt mit der intraarteriellen Injektion; die Aktionspotentiale der Gruppe-IV-Faser erscheinen bei der gewählten langsamen Zeitablenkung als vertikale Striche. *Untere Bildhälfte:* von einem Laborcomputer erstelltes Zeithistogramm der Faseraktivität. Auf der Ordinate ist die Zahl der Aktionspotentiale gegen die Zeit auf der Abszisse aufgetragen. Nach der initialen Antwort, die der Originalregistrierung entspricht, ist eine Nachentladung geringer Amplitude erkennbar

al. 1985). Es ist jedoch schwierig, aus dem elektronenmikroskopischen Erscheinungsbild eindeutig auf die Funktion einer rezeptiven Endigung zu schließen, so daß die Zuordnung einer bestimmten Funktion zu jedem der morphologischen Rezeptortypen derzeit noch nicht gesichert ist.

Mit der Methode der intraaxonalen Ionthophorese von HRP (s. oben) ist es möglich, das physiologische Antwortverhalten von Gruppe-III-Rezeptoren zu dem Verlauf der Endverzweigungen im Rückenmark in Beziehung zu setzen. Bei diesen Untersuchungen stellte sich heraus, daß nozizeptive Afferenzen in der Marginalzone (Lamina I) und im Hals (Lamina V) des Hinterhorns enden (Abb. 3a, b), während mechanorezeptive afferente Fasern – die auf schwache Druckreize oder Gelenkbewegungen antworten – ihre Endverzweigungen dorsal vom Hals des Hinterhorns (in Lamina IV), Lamina IV und in der Substantia gelatinosa (Lamina II) ausbilden. Da in den Laminae I und V Ursprungszellen für den Tractus spinothalamicus vorhanden sind (Brown 1981), besteht die Möglichkeit, daß die Verbindung von den nozizeptiven Afferenzen der tiefen Gewebe zu den Traktneuronen monosynaptisch ist. Für die Vermittlung des Tiefenschmerzes stünde

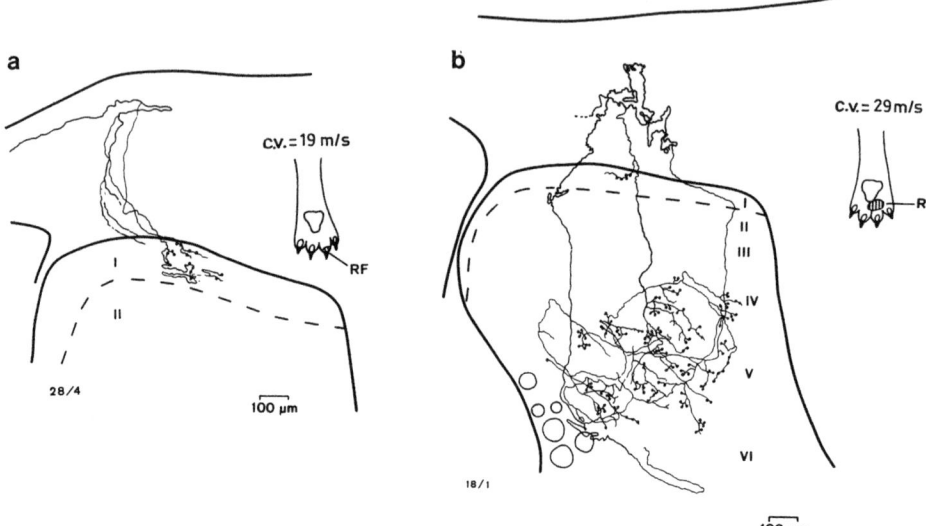

Abb. 3a, b. Zeichnerische Rekonstruktion der im Rückenmark gelegenen Endverzweigungen zweier nozizeptiver Gruppe-III-Fasern. Die Abbildungen zeigen Querschnitte durch das dorsale Rückenmark der Katze. Im Bild *oben* ist dorsal; die Fasern treten links oben über die Hinterwurzel ins Rückenmark ein. Das Hinterhorn ist stark umrandet, die gestrichelte Linie gibt die ungefähre Grenze zwischen Marginalzone und Substantia gelatinosa an. Die römischen Zahlen kennzeichnen die Schichten der grauen Substanz nach Rexed (1952). **a** Nozizeptive Afferenz mit Endverzweigungen ausschließlich in der Marginalzone. Die Faser antwortete nur auf starkes Kneifen der tiefen Gewebe des Endgliedes der 3. Zehe *(Einsatzbild). c. v.* Leitungsgeschwindigkeit, *RF* rezeptives Feld. **b** Nozizeptive Afferenz mit Endverzweigungen vorwiegend im Hals des Hinterhorns (Lamina V) und in Lamina IV. Die Faser konnte nur durch starken Druck auf das Grundgelenk der 3. Zehe aktiviert werden. *c. v.; RF* vgl. **a**. (Aus Mense et al. 1985)

somit eine ähnlich schnelle und direkt aszendierende Verbindung zur Verfügung wie für den Hautschmerz. Auffallend war, daß Lamina III – die ein wichtiges Projektionsgebiet für mechanosensitive Hautafferenzen darstellt – völlig frei von Endigungen der Muskelafferenzen war. Offenbar besteht auf Rückenmarkebene eine räumliche Trennung zwischen den mechanosensitiven Afferenzen der Haut und der tiefen Gewebe.

Entladungsverhalten von Gruppe-III- und -IV-Muskelrezeptoren während einer Myositis

Die Myositis wurde artifiziell durch die Infiltration des GS-Muskels der Katze mit einer Carrageenanlösung induziert. Carrageenan ist ein aus Algen extrahiertes Polysaccharid, das im Gewebe alle Entzündungszeichen auslöst (Hyperämie, Ödem, Leukozyteninfiltration), wobei die Freisetzung von Kininen aus dem Plasma eine wichtige Rolle spielt (Damas u. Remacle-Volon 1982). Die Impulsaktivität einzelner Gruppe-III- und -IV-Muskelrezeptoren wurde von dünnen Filamenten des GS-Nerven registriert.

Wie zu erwarten, war die Hintergrundaktivität der Rezeptoren (d. h. die Entladungsfrequenz ohne Reizanwendung durch den Experimentator) im entzündeten Muskel erhöht. Viele Rezeptoren zeigten eine besondere Form von Hintergrundaktivität, die durch eine Aufeinanderfolge von Phasen hoher Entladungsfrequenz mit langen Pausen gekennzeichnet war. Solch eine intermittierende Hintergrundaktivität wurde im normalen Muskelgewebe nicht beobachtet.

Die mechanischen Reizschwellen der Rezeptoren waren im entzündeten Muskel erniedrigt. Besonders deutlich war die Abnahme der Zahl von Rezeptoren mit einer Schwelle im gewebsschädlichen Bereich; im entzündeten Muskel wurde die große Mehrzahl der Afferenzen bereits durch Berührung der Faszie mit einem Tuschepinsel oder durch schwache Druckreize aktiviert. Offenbar waren ursprünglich hochschwellige Rezeptoren durch die Entzündung niederschwellig geworden. Diese Annahme, die aus Quervergleichen zwischen Rezeptorpopulationen im normalen und entzündeten Muskel abgeleitet war, ließ sich durch Langzeitregistrierungen des Entladungsverhaltens einzelner Rezeptoren belegen. Ein solches Experiment, in dem die Aktionspotentiale einer Gruppe-IV-Afferenz über einen Zeitraum von mehr als 4 h registriert wurden, zeigt Abb. 4a–e. Vor Anwendung des Carrageenans besaß der Rezeptor nur eine geringe Hintergrundaktivität, er zeigte bei Testung mit schwachen Druckreizen eine klare Antwort, reagierte jedoch nicht auf Berührungsreize. Etwa 1,5 h nach der Carrageenaninjektion entwickelte sich eine höherfrequente Hintergrundaktivität; gleichzeitig war erstmals eine Senkung der mechanischen Reizschwelle erkennbar.

Insgesamt war während der artifiziellen Myositis der Impulsstrom aus dem Muskel über Gruppe-III- und -IV-Afferenzen sowohl in Ruhe als auch bei Einwirkung mechanischer Reize erhöht. Eine Frage von allgemein neurophysiologischem und klinischem Interesse ist die nach den Auswirkungen dieser Aktivitätserhöhung auf Neurone des Rückenmarks. Ein häufiges Begleitsymptom von schmerzhaften Affektionen des Bewegungsapparates sind Tonusveränderungen der Muskulatur, die nach weitverbreiteter Ansicht reflektorisch über eine Beeinflussung spinaler Motoneurone durch eine gesteigerte Aktivität in nozizeptiven Afferenzen ausgelöst werden. Von besonderer klinischer Bedeutung sind Tonuserhöhungen (Fenz 1955; Brochocki 1962), die zu ischämischen Bedingungen im Muskel führen und so ihrerseits zum Ursprung von Schmerzen werden können. Auf diese Weise läßt sich ein Circulus vitiosus konstruieren, der den schmerzhaften Zustand perpetuiert.

Da bekannt ist, daß muskuläre Gruppe-III-Afferenzen einen starken Einfluß auf spinale γ-Motoneurone ausüben (Ellaway et al. 1982; Appelberg et al. 1983), bestünde ein möglicher Mechanismus für die Tonuserhöhungen darin, daß der Impulsausstrom über die dünnen Muskelafferenzen die Aktivität der γ-Motoneurone steigert, die wiederum über die γ-Schleife (Muskelspindel $\rightarrow$ Ia-Afferenz $\rightarrow$ α-Motoneuron) einen muskulären Hypertonus auslösen.

Diese Hypothese läßt sich im Tierexperiment an chloralosenarkotisierten Katzen leicht testen, da viele γ-Motoneurone unter diesen Bedingungen eine Hintergrundaktivität aufweisen und so Veränderungen im Aktivitätszustand dieser Zellpopulation leicht zu erkennen sind. In der Arbeitsgruppe des Autors wurden Experimente durchgeführt, in denen der laterale Gastrocnemius-Soleus-Muskel durch Injektion von Carrageenan entzündet und die Impulsaktivität in einzelnen

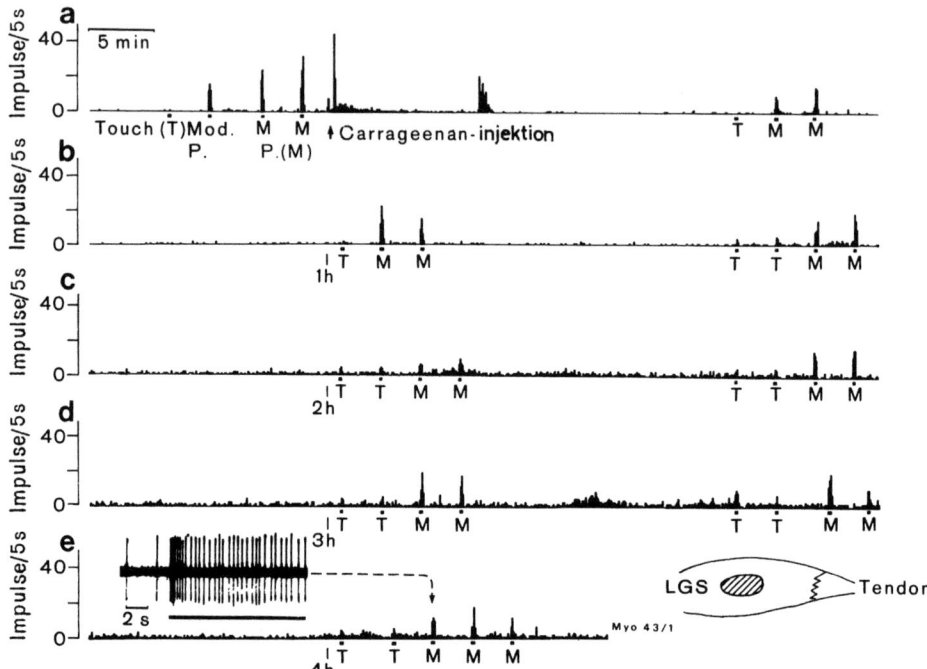

Abb. 4 a–e. Langzeitregistrierung der Impulsaktivität eines muskulären Gruppe-IV-Rezeptors während der Entwicklung einer Entzündung; c.v. = 0,84 m/s. **a** Der Rezeptor antwortete nicht auf Berührung des Muskels *(Touch, T)* aber deutlich auf mäßige (unschädliche) Verformung des Gewebes *(Mod. P., M)*. Die intramuskuläre Injektion von Carrageenan *(Pfeil)* zur Auslösung einer Entzündung führte zu einer vorübergehenden starken Aktivierung der Endigung, danach ist die mechanische Schwelle noch unverändert (T ohne Reizwirkung, klare Antwort auf M). **b** Etwa 1,5 h nach der Carrageenanapplikation entwickelte sich eine niederfrequente Hintergrundaktivität, die ständig zunimmt (**c, d, e**), gleichzeitig ist die Reizschwelle gesenkt (T ist nun effektiver Reiz). *LGS* = M. gastrocnemius-soleus (Caput laterale). Das Einsatzbild zeigt eine Seitenansicht des LGS-Muskels mit dem mechanosensitiven rezeptiven Feld *(schraffiert)*. Die Originalregistrierung gibt die 1. Antwort auf den M-Reiz in Teilbild **e** wieder; während der Dauer des Balkens unter der Registrierung wurde mäßiger Druck auf das rezeptive Feld ausgeübt, (Berberich u. Mense, unveröffentlicht)

γ-Motoaxonen zum medialen Gastrocnemius-Muskel registriert wurde. Entgegen den Annahmen der Arbeitshypothese war die Aktivität der γ-Motoneurone unter dem Einfluß der artifiziellen Myositis nicht erhöht, sondern gesenkt. Sowohl der Anteil der Motoneurone mit Hintergrundaktivität als auch die mittlere Entladungsfrequenz aller Neurone war während der Myositis vermindert (Abb. 5). Das verwendete experimentelle Modell (Katze mit intakter Neuraxis unter Chloralosenarkose) bietet somit keinen Anhalt für die oben zitierte positive Rückkopplung. Die beobachtete Abnahme der Aktivität der γ-Motoneuronen müßte bei intakter γ-Schleife eher zu einer Tonusabnahme des entzündeten Muskels führen.

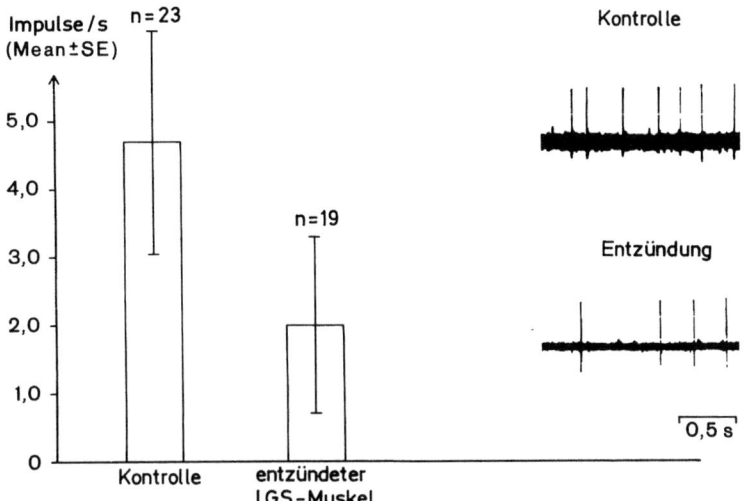

Abb. 5. Veränderung der Hintergrundaktivität in γ-Motoneuronen durch eine carrageenaninduzierte Myositis. Der LGS-Muskel war entzündet, die Impulsaktivität in γ-Motoaxonen zum Caput mediale des M. gastrocnemius (MG) wurde von dünnen Filamenten des MG-Nerven abgeleitet. Während der Entzündung war die mittlere Entladungsfrequenz gegenüber dem normalen Muskel (Kontrolle) deutlich vermindert. Die beiden Originalregistrierungen zeigen die Impulsaktivität von einzelnen γ-Motoneuronen während der Entzündung und unter Kontrollbedingungen. (Mense u. Skeppar, unveröffentlicht)

Diskussion

Die Ergebnisse aus den Untersuchungen einzelner Muskelrezeptoren im normalen Gewebe zeigen, daß viele – aber nicht alle – Gruppe-III- und -IV-Afferenzen des Skelettmuskels nozizeptive Endigungen besitzen. Sie haben typischerweise eine hohe mechanische Reizschwelle im gewebsschädigenden Bereich und antworten auch auf andere Schmerzreize (Injektion algogener Substanzen, Kontraktionen unter ischämischen Bedingungen). Eine charakteristische Eigenschaft der muskulären Nozizeptoren ist die Modulierbarkeit ihrer Empfindlichkeit durch das chemische Gewebsmilieu, d.h. die Rezeptoren können durch bestimmte Substanzen sensibilisiert werden. So erhöhte Prostaglandin E_2 die Reizantwort auf Bradykinin, und Bradykinin senkte die mechanische Reizschwelle ursprünglich hochschwelliger Nozizeptoren so weit, daß sie auf schwache, sicher nicht gewebsschädigende Reize antworteten. Wegen der unveränderten zentralnervösen Verbindungen werden diese mechanisch niederschwelligen Nozizeptoren bei Aktivierung durch schwachen Druck Schmerz auslösen. Solche chemisch induzierten Sensibilisierungsvorgänge sind wahrscheinlich die Ursache für die Änderung des Entladungsverhaltens von muskulären Gruppe-III- und -IV-Rezeptoren während einer Myositis. Man muß davon ausgehen, daß in einem entzündeten Gewebe ein wahrer „Cocktail" von sensibilisierenden und/oder algogenen Substanzen (Leukotriene, Prostaglandine, Kinine, Substanz P, Serotonin, Histamin, K^+-Ionen) freigesetzt wird.

Der durch eine artifizielle Myositis ausgelöste Anstieg der Hintergrundaktivität in den untersuchten Muskelrezeptoren ist wahrscheinlich das neurophysiologische Korrelat für die Spontanschmerzen, die in einem Teil der Myositisfälle vorkommen. Interessanterweise war der Aktivitätsanstieg nur in Gruppe-III-Rezeptoren statistisch signifikant. Dies könnte bedeuten, daß Ruheschmerzen bei Myositis vorwiegend durch eine erhöhte Aktivität in dünnen markhaltigen Muskelafferenzen verursacht wird. Diese Interpretation setzt allerdings die Übertragbarkeit der Ergebnisse auf den Menschen und bestimmte Prinzipien bei der Informationsverarbeitung im Rückenmark voraus, die noch als unbewiesen gelten müssen.

Bei mechanischer Reizung zeigten nur die Gruppe-IV-Rezeptoren eine signifikante Schwellensenkung im entzündeten Muskel. Daraus könnte geschlossen werden, daß der Berührungs- und Bewegungsschmerz bei Myositis, der ja höchstwahrscheinlich auf einer Schwellensenkung ursprünglich hochschwelliger Nozizeptoren beruht, durch marklose Muskelafferenzen vermittelt wird. Allerdings gelten auch für diese Interpretation die obenerwähnten Einschränkungen. Eine interessante Parallele zu den Nozizeptoren der Haut besteht insofern, als die durch eine milde Verbrennung verursachte kutane Hyperalgesie offenbar auf einem veränderten Entladungsverhalten der Gruppe-IV-Nozizeptoren beruht, während Gruppe-III-Nozizeptoren keine vergleichbaren Sensibilisierungszeichen aufweisen (La Motte et al. 1982).

Die während einer artifiziellen Myositis beobachtete Senkung der Impulsaktivität in γ-Motoneuronen läßt beim derzeitigen (vorläufigen) Stand der Untersuchungen mehrere Deutungen zu:

1) Der weiter oben skizzierte positive Rückkopplungsmechanismus hat keine Allgemeingültigkeit; unter bestimmten Umständen kann ein pathologisch alterierter Muskel trotz erhöhten Impulsausstroms über die dünnen Muskelafferenzen eine verminderte Aktivität im γ-Motoneuronsystem und somit einen verminderten Tonus aufweisen.
2) Die γ-Motoneurone zu einem entzündeten Muskel verhalten sich entsprechend dem Flexor-Reflex-Konzept, d.h. γ-Motoneurone zu einem Extensormuskel wie dem untersuchten M. gastrocnemius haben eine verminderte Aktivität, solche zu einem Flexormuskel eine erhöhte Entladungsfrequenz.
3) Unabhängig vom Typ eines Muskels (Extensor oder Flexor) weist der affizierte Muskel selbst eine Tonussenkung, benachbarte Muskeln als Schutzmechanismus jedoch einen erhöhten Tonus auf.

Diese Hypothesen müssen in zukünftigen Experimenten auf ihre Haltbarkeit geprüft werden.

Teleologisch erscheint eine Tonusabnahme in einem schmerzhaft veränderten Muskel sinnvoller als eine Tonuszunahme, die die Gefahr eines Circulus vitiosus in sich birgt. Ein Großteil der klinischen Fälle von muskulärem Hypertonus bei schmerzhaften Affektionen des Bewegungsapparates müßte demgemäß als Schutzmechanismus für einen anderen affizierten (hypotonen) Muskel oder als Mittel zur Ruhigstellung bzw. Schonung eines schmerzenden Gelenks (vgl. Baumann 1969) angesehen werden. In solchen ursprünglich gesunden, sekundär hypertonen Muskeln läuft dann offenbar tatsächlich eine positive Rückkopplung (im Sinne von Schmerz → Hypertonus → verstärkter Schmerz) ab. Ein deutlicher Hinweis auf die Existenz eines solchen reflektorischen Mechanismus muß in der therapeutischen Effektivität der Infiltration der schmerzhaften Region mit einem Lokalanästhetikum gesehen werden. Man könnte spekulieren, daß der Organismus sich in einer Art „Interessenkonflikt" befindet, der dazu führt, daß der schmerzhafte muskuläre Hypertonus in Kauf genommen wird, um die ursprüngliche Schmerzquelle auszuschalten.

Literatur

Abrahams VC (1977) The physiology of neck muscles; their role in head movement and maintenance of posture. Can J Physiol Pharmacol 55: 332-338

Abrahams VC, Lynn B, Richmond FJR (1984) Organization and sensory properties of small myelinated fibres in the dorsal cervical rami of the cat. J Physiol 347: 177-187

Andres KH, Düring M von, Schmidt RF (1985) Sensory innervation of the achilles tendon by group III and IV fibres. Anat Embryol 172: 145-156

Appelberg B, Hulliger M, Johansson H, Sojka P (1983) Actions on γ-motoneurones elicited by electrical stimulation of group III muscle fibres in the hind limb of the cat. J Physiol 335: 275-292

Baumann F (1969) Zur Frage der muskulären Verspannung bei der Koxarthrose auf Grund elektromyographischer Untersuchungen. Z Orthop und ihre Grenzgebiete 106: 500-508

Brochocki G (1962) Die schmerzhaften Muskelkontrakturen bei rheumatischen Erkrankungen und deren Behandlung. Praxis. Schweizerische Rundschau für Medizin 31: 790-793

Brown AG (1981) Organization in the spinal cord. The anatomy and physiology of identfied neurones. Springer, Berlin Heidelberg New York, 238 pp

Damas J, Remacle-Volon G (1982) Kinins and oedema induced by different carrageenans. J Pharmacol 13: 225-239

Ellaway PH, Murphy PR, Tripathi A (1982) Closely coupled exitation of γ-motoneurones by group III muscle afferents with low mechanical threshold in the cat. J Physiol 331: 481-498

Fenz E (1955) Behandlung rheumatologischer Erkrankungen durch Anästhesie. In: Schoen R (Hrsg) Der Rheumatismus, Bd 20. Steinkopf, Darmstadt, S 122

Kao FF (1963) An experimental study of the pathway involved in exercise hyperpnoea employing cross-circulation techniques. In: Cunningham DJC, Lloyd BB (eds) The regulation of human respiration. Blackwell Scientific Publications, Oxford, pp 461-502

Kieschke J, Mense S (1984) The use of a nerve-muscle preparation for studying nociceptors in vitro. Pain [Suppl] 2: 6

La Motte RH, Thalhammer JG, Torebjörk HE, Robinson CJ (1982) Peripheral neural mechanisms of cutaneous hyperalgesia following mild injury by heat. J Neurosci 2: 765-781

Lewis T (1942) Pain. Macmillan, London (Facsimile edition 1982) 192 pp

Mense S (1977) Nervous outflow from skeletal muscle following chemical noxious stimulation. J Physiol 267: 75-88

Mense S, Craig AD, Lehmann-Willenbrock E, Meyer H (1985) Neurobiology of small-diameter afferent fibres from deep tissues. In: Willis WD, Rowe MJ (eds) Development, organization and processing in somatosensory pathways. Liss, New York, pp 299-308

Mense S, Meyer H (1985) Different types of slowly conducting afferent units in cat skeletal muscle and tendon. J Physiol 363: 403-417

Mense S, Stahnke M (1983) Responses in muscle afferent fibres of slow conduction velocity to contractions and ischaemia in the cat. J Physiol 342: 383-397

Paintal AS (1960) Functional analysis of group III afferent fibres of mammalian muscles. J Physiol 152: 250-270

Paintal AS (1961) Participation by pressure-pain receptors of mammalian muscles in the flexion reflex. J Physiol 156: 498-514

Rexed B (1952) The cytoarchitectonic organization of the spinal cord in the cat. J Comp Neurol 96: 415–496

Schaible HG, Schmidt RF (1983a) Activation of group III and IV sensory units in medial articular nerve by local mechanical stimulation of knee joint. J Neurophysiol 49: 35–44

Schaible HG, Schmidt RF (1983b) Responses of fine medial articular nerve afferents to passive movements of knee joint. J Neurophysiol 49: 1118–1126

Stacey MJ (1969) Free nerve endings in skeletal muscle of the cat. J Anat 105: 231–254

Travell JG, Simons DG (1983) Myofascial pain and dysfunction. The trigger point manual. Wiliams & Wilkins, Baltimore London, 713 pp

Zervikal ausgelöste Augenbewegungen

M. DOERR, U. THODEN

Einleitung

Die Frage, ob zervikal ausgelöste Augenbewegungen reflektorisch auftreten, ist in den vergangenen Jahren durch die manuelle Medizin akzentuiert worden, die den Störungen der oberen Kopfgelenke (CO - C1 - C2) eine Sonderstellung zuordnet. Das Syndrom der oberen Kopfgelenke deckt sich weitgehend mit dem neuroorthopädischen Begriff „oberes HWS-Syndrom". Dieses Syndrom, das häufig auch nach leichten Auffahrunfällen auftritt, kann neben Nacken-Hinterkopf-Schmerzen auch eine Störung der Stabilisation im Raum mit Gangunsicherheit und ungerichtetem Schwindel beinhalten. Da Schwindel ein schlecht zu quantifizierendes, subjektives Phänomen ist, wurde in der Vergangenheit wiederholt nach einem durch Bewegung in den Kopfgelenken ausgelösten Nystagmus, analog zu vestibulären Phänomenen, gesucht. Zervikal ausgelöste Augenbewegungen werden aber von allen Autoren als inkonstant beschrieben. Deshalb sollen hier die Ergebnisse von Untersuchungen zur Frage der zervikal ausgelösten Augenbewegungen zusammengestellt werden.

Als erster beschrieb Bárány 1906 [3] beim Kaninchen zervikal ausgelöste Augenbewegungen. Später konnte er bei Neugeborenen durch Drehung des Rumpfes gegen den festgehaltenen Kopf ruckförmige Augenbewegungen auslösen [4]. Beim Erwachsenen treten solche zerviko-okulären Reaktionen (COR) nur bei geschlossenen Augen auf [15]. Biemond und de Jong beschrieben Nystagmus mit Schwindel und Ataxie auch nach einseitiger Durchtrennung der 2. und 3. Zervikalwurzel beim Menschen [6].

Die Frage nach dem Sitz der Propriozeptoren dieser Halsreflexe auf Augen-, Hals- und Extremitätenmuskeln wurde im Tierversuch durch Abtragungsexperimente und gezielte Injektion von Lokalanästhetika untersucht [6]. Während McCouch 1951 aufgrund solcher Abtragungsexperimente noch Gelenkrezeptoren der ersten 3 zervikalen Segmente als Halspropriozeptoren ansah [24], sprechen neuere Untersuchungen dafür, daß die tiefen Halsmuskeln mit ihrer ungewöhnlich hohen Dichte an Muskelspindeln diese Aufgabe erfüllen [1]. Zu dieser Annahme könnte auch passen, daß diese in der Tiefe liegenden kleinen Muskeln ihrer Lage nach kaum einen Bewegungseffekt auf die HWS haben können. Man mag in ihnen also Muskeln sehen, die einen überwiegenden Rezeptoreffekt durch die in ihnen dichtgepackten Muskelspindeln haben.

Nach den Ergebnissen von Tierexperimenten findet eine Verrechnung der zervikalen mit der vestibulären Information bereits in Höhe der Vestibulariskerne statt.

Viele Zellen dieses Kerngebiets im Hirnstamm reagieren auf eine horizontale Bewegung des Rumpfes bei im Raum festgehaltenem Kopf, also auf einen zervikalen Reiz, ähnlich wie auf eine gleichartige Bewegung des gesamten Körpers mit Kopf, also einen vestibulären Reiz [2, 7, 14, 20, 27]. Die Änderung der Aktivität dieser Neurone hängt einerseits von der Stellung des Kopfes zum Rumpf, andererseits aber auch von der Geschwindigkeit des Reizes ab. Zervikale Afferenzen melden also Position und Geschwindigkeit, während vestibuläre Afferenzen Geschwindigkeit und Beschleunigung sowie die Position des Kopfes im Gravitationsfeld kodieren. Interaktionen von vestibulären mit halspropriozeptiven Afferenzen finden sich aber nicht nur im Bereich der Vestibulariskerne, sondern auch in der Formatio reticularis [22], den Augenmuskelkernen [17], in Teilen des Kleinhirns [7, 8, 13] und auch in kortikalen vestibulären Projektionsfeldern [5, 26]. Interessant ist, daß diese Felder gleichzeitig Projektionsbereich somatosensibler Extremitätenafferenzen sind, was dafür spricht, daß somatosensible Afferenzen auch in höheren Hirnzentren mit vestibulären verrechnet werden.

Wie vestibuläre Reize wirken auch zervikale über die obengenannten Verschaltungsstellen auf die Augenmuskeln ein und können so zu Augenbewegungen führen [17].

Zervikale Propriozeptoren wirken aber nicht nur aufsteigend, sondern auch absteigend auf spinale Extensor- und Flexormotoneurone. Drehung des Rumpfes gegen den fixierten Kopf verursacht eine Aktivierung der Eigenreflexe von Extensormuskeln bei Hemmung der Flexoren auf der Seite, der sich der Kopf nähert. Diese Effekte sind bei der Katze an den vorderen Extremitäten stärker ausgeprägt als an den hinteren [29]. Zervikale Propriozeptoren können also auch Haltung und Bewegung des Tieres beeinflussen. Beim gesunden erwachsenen Menschen sind solche Effekte bisher aber nicht sicher nachgewiesen.

Untersuchungen am Menschen

Beim Menschen lassen sich Augenbewegungen, die durch Reizung der Vestibularorgane oder der zervikalen Rezeptoren hervorgerufen werden, experimentell in folgender Anordnung untersuchen: Der Proband sitzt mit verdeckten Augen auf einem Drehstuhl, der um die vertikale Achse sinusförmig hin- und herbewegt wird. Wird dabei der Kopf mit einem Kopfhalter im Raum fixiert, können zervikal ausgelöste Augenbewegungen abgeleitet werden (zerviko-okulärer Reflex, COR). Wird die Kopfhalterung gelöst und der Kopf mit dem Rumpf mitbewegt, tritt ein vestibulo-okulärer Reflex auf (VOR). Mit dem so ausgelösten VOR und COR können die Augenbewegungen während einer Willkürbewegung sowie während weiterer Bewegungsformen mit unterschiedlichen Anteilen zervikaler und vestibulärer Erregung verglichen werden.

Bei eigenen Untersuchungen mit sinusförmigen Bewegungen lagen die Amplituden zwischen ±20 und ±60° bei Reizfrequenzen zwischen 0,05 und 0,2 Hz. Daneben wurden aber auch Augenbewegungen während trapezförmiger Reize untersucht (±40° in 1 bzw. 4 s, Plateaudauer 10 s). Alle Augenbewegungen wurden binokulär elektronystagmographisch in DC-Verstärkung registriert.

Effekte tonischer zervikaler Reizung

Während bei sinusförmiger Bewegung die phasische Komponente überwiegt, werden die Halsrezeptoren bei Trapezreizen während des Plateaus rein tonisch erregt. Während dieses tonischen zervikalen Reizes lassen sich beim Menschen keinerlei schnelle reizabhängige Augenbewegungen beobachten und eine nach Ende der Bewegung erreichte Bulbuswendung in der Orbita (entgegen der Rumpfbewegung) wird in etwa 50% über 10 s beibehalten, während es bei den anderen zu einer langsamen Rückstellung unterschiedlichen Ausmaßes kommt [12].

Tonische zervikale Reize haben auch keinen Einfluß auf die Geschwindigkeit optisch ausgelöster Sakkaden [16] oder auf irgendeine Komponente des horizontalen optokinetischen Nystagmus [21]: bei einem Winkel von 0, 20 oder 40° zwischen Kopf und Rumpf wurde ein optokinetischer Nystagmus durch ein Streifenmuster mit Geschwindigkeiten von 30, 60 und 90°/s ausgelöst. Dabei hat die Kopfposition keinen signifikanten Einfluß auf die kumulierte Nystagmusamplitude, die -frequenz oder die Geschwindigkeit der langsamen Nystagmusphase.

Effekte bei sinusförmiger Rumpfbewegung

Während der VOR bei gleichbleibender Vigilanz ein recht konstanter Reflex ist, ist der COR im hohen Grade variabel. Beim VOR kommt es während einer Sinusbewegung des Stuhles zu langsamen Augendeviationen entgegen der Richtung der Stuhldrehung (kompensatorisch) und Rückstellsakkaden in Richtung der Kopf- und Rumpfbewegung. Der COR zeigt zwar ebenfalls Sakkaden in Richtung der relativen Bewegung des Kopfes gegen den Rumpf, allerdings ist die langsame Komponente sehr variabel und zeigt meist in Richtung der relativen Kopfbewe-

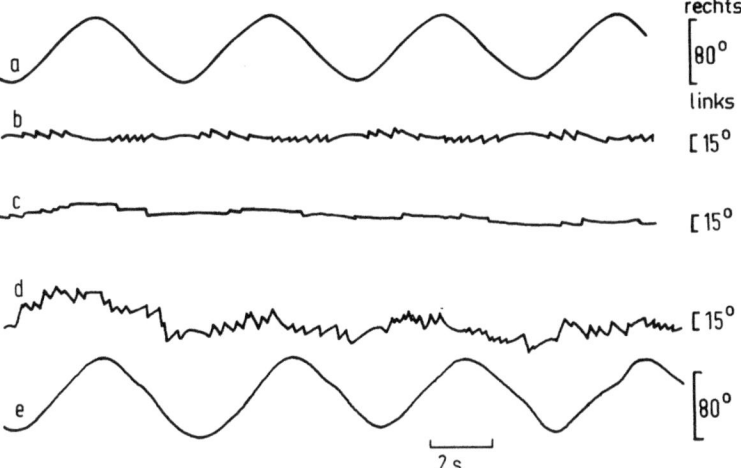

Abb. 1. Augenbewegungen bei VOR *(b)*, COR *(c)* und Kopfwillkürbewegung *(d)*. Das Positionssignal *(a)* entspricht beim VOR *(b)* der Stuhlposition, beim COR *(c)* der Kopfposition relativ zum Rumpf. *(e)* zeigt die Kopfposition im Raum bei willkürlicher Kopfbewegung *(d)*

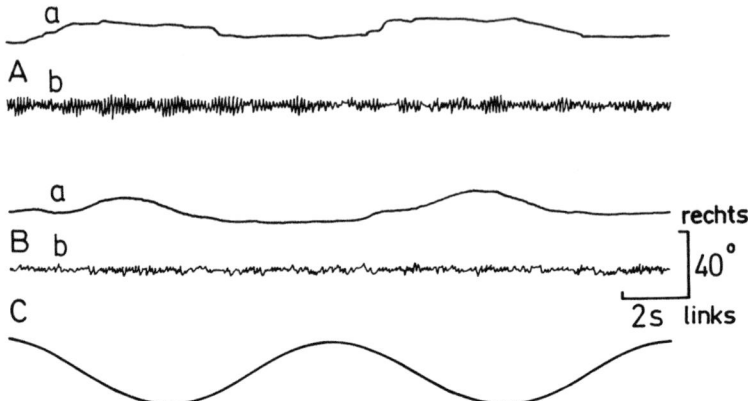

Abb. 2. Augenbewegungen beim COR in wachem Zustand *(A)* und während des Einschlafens *(B)*. *(a)* zeigt die horizontalen Augenbewegungen, *(b)* das EEG (P_z gegen O_z). *(C)* gibt die Rumpfposition an

gung (antikompensatorisch, s. Abb. 1). Subtrahiert man die Sakkaden, so verbleibt allein die langsame Augenbewegung in Richtung der Kopfbewegung ([18]; s. auch Abb. 2). Zwar tritt der COR bei langsamer Drehung des Rumpfes gegen den im Raum fixierten Kopf häufiger auf als bei schneller, ist aber auch bei diesen langsamen Drehungen höchstens in der Hälfte aller Versuche auszulösen. In den übrigen Fällen treten keinerlei Augenbewegungen auf. Dieses für einen Reflex höchst ungewöhnliche Verhalten wirft die Frage auf, welche Einflüsse Ursache dieser Variabilität sind.

Vigilanz

Ähnlich dem vestibulo-okulären Reflex sollte auch der zerviko-okuläre Reflex vigilanzabhängig sein. Für den VOR ist bekannt, daß bei Abnahme der Vigilanz die Sakkadenaktivität abnimmt und dafür die langsamen Augenbewegungen deutlicher werden, die die pendelförmige Kopfbewegung mehr oder weniger kompensieren [19]. Eine ähnliche Minderung der Sakkadenaktivität bei Zunahme langsamer pendelnder Augenbewegungen zeigte sich auch für den COR bei bisher nur wenigen Versuchspersonen, wobei allerdings die Augenbewegung, wie für den COR typisch, in Richtung der relativen Kopfbewegung weist, also antikompensatorisch ist (Abb. 2).

Bewegungsperzeption

Das Auftreten des COR hängt stark vom Bewegungseindruck ab. Die Probanden können bei sinusförmiger Bewegung des Drehstuhls gegen den im Raum fixierten Kopf bei langsamer Reizgeschwindigkeit 3 verschiedene Bewegungsempfindungen haben:

Untersuchungen am Menschen

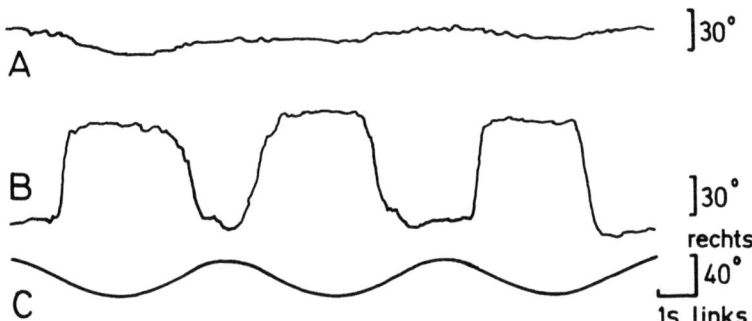

Abb. 3. COR bei Wahrnehmung der realen Rumpfbewegung *(A)* und der illusionären Kopfbewegung *(B)* während Sinusbewegung des Drehstuhls *(C)*

a) Der Rumpf dreht sich gegen den fixierten Kopf (real).
b) Rumpf und Kopf bewegen sich gegeneinander (real und illusionär).
c) Nur der Kopf bewegt sich (entgegen der tatsächlichen Rumpfbewegung), wobei der Rumpf als im Raum stillstehend empfunden wird (illusionär).

Bei höheren Reizgeschwindigkeiten wird fast nur noch die reale Rumpfbewegung wahrgenommen. Bei der illusionären Kopfbewegung im Raum (c) treten große sakkadische Augenbewegungen in Richtung der relativen Kopfbewegung auf (Abb. 3), statistisch gesichert häufiger als bei den anderen Bewegungsempfindungen. Viele Versuchspersonen können willentlich zwischen dem Eindruck einer Kopfbewegung im Raum und einer Rumpfbewegung im Raum wechseln. Da dieses Empfindungsverhalten nicht ständig konstant zu halten ist, könnte hierdurch die Varianz des COR miterklärt werden [18, 25, 28].

Zentrale Aktivierung

Zusätzlich unterliegt die Ausprägung des COR einer Modulation durch zentralnervöse Einflüsse. Diese werden sichtbar, wenn Probanden angewiesen werden, auf dem bewegten Drehstuhl den Kopf durch Willkürbewegung möglichst im Raum stabil zu halten. Diese Willkürbewegung des Kopfes ist also nicht vestibulär geführt, sondern wird von einem zentralen Bewegungsmuster gesteuert und zervikal kontrolliert. In dieser Situation kommt es zu einer deutlichen Aktivierung der Sakkaden, z. T. in Form großer Blicksprünge, durch die das Auge in der Orbita jeweils in Richtung der Bewegung des Kopfes relativ zum Rumpf verlagert wird ([10]; s. auch Abb. 4).

Augenbewegungen bei *Kopfwendung ohne vestibulären Reiz* sind am einfachsten bei beidseitig Labyrinthlosen zu untersuchen. Der COR mit fixiertem Kopf unterscheidet sich bei diesen Patienten in keinem Parameter von dem beim Gesunden, weder für die kumulierte Sakkadenamplitude, noch für die Geschwindigkeit der langsamen Phase, noch für die Amplitude der gesamten Augenbewegung. Bei Willkürbewegung des Kopfes im Raum wird hingegen nicht das hohe Maß an Sakkadenaktivität erreicht, welches beim Gesunden mit intaktem Vestibularappa-

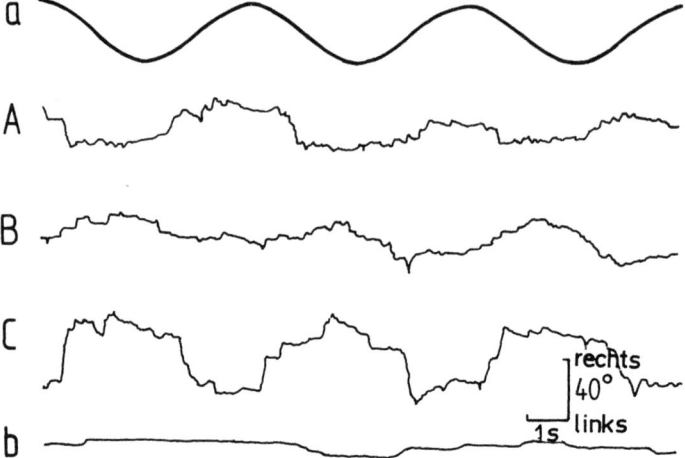

Abb. 4. Augenbewegungen bei VOR *(A)*, COR *(B)* und aktivem COR *(C)*. Bei *(C)* wird während einer sinusförmigen Stuhlbewegung *(a)* der Kopf im Raum *(b)* willkürlich still gehalten

rat auftritt. Die Augenbewegung entspricht vielmehr der, die beim Gesunden während Bewegung des Drehstuhls und willkürlicher Stabilisation des Kopfes im Raum auftritt. Dies ist verständlich, da in beiden Situationen eine willkürlich durchgeführte, zervikal kontrollierte Bewegung ohne vestibulären Reiz vorliegt. Der Verlust der Labyrinthfunktion führt also dazu, daß der beim Gesunden vestibulär bedingte Anteil der Sakkadenaktivierung während der Kopfbewegung im Raum entfällt [23].

Kopfwillkürbewegung mit gemindertem zervikalem Reiz

Hierzu macht der gesunde Proband eine möglichst sinusförmige Willkürbewegung des Kopfes im Raum. Über den Kopfhalter wird die Position des Kopfes im Raum gemessen und dient als Ansteuersignal für den Drehstuhl mit dem Erfolg, daß der Rumpf auf dem Drehstuhl ziemlich exakt mit dem Kopf mitbewegt wird. Da eine totale Koppelung wegen der dann auftretenden raschen Korrekturbewegungen des Stuhles eine Verletzungsgefahr beinhaltet, wird die Koppelung so gewählt, daß der Rumpf geringfügig hinter dem Kopf zurückbleibt. Bei Verlangsamung der Kopfbewegung vor dem Umkehrpunkt bewegt sich der Kopf im Raum zwar noch in die alte Richtung (VOR), relativ zum Rumpf kehrt er aber seine Bewegungsrichtung bereits um (COR), da der Winkel zwischen Kopf und Rumpf kleiner wird (Stuhl folgt der Bewegung verzögert). Während des größten Teils der Bewegung besteht also ein tonischer COR (Kopf eilt dem Rumpf um einen festen Winkel voraus, VOR und COR in gleiche Richtung), nur in der Phase des Richtungswechsels tritt kurzzeitig ein dynamischer COR auf, der dem beim Abbremsen geringer werdenden VOR entgegengerichtet ist. Während bei normaler Willkürbewegung des Kopfes im Raum die großen Sakkaden in Bewegungsrichtung erst nach dem Richtungswechsel auftreten, treten sie in dem oben beschriebenen

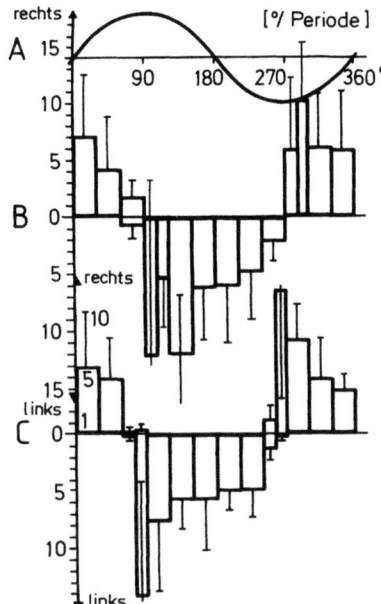

Abb. 5. Sakkadenverteilung während einer sinusförmigen Kopfwillkürbewegung im Raum. *(A)* zeigt die Kopfposition im Raum, *(B)* die Sakkadenverteilung bei willkürlicher Kopfbewegung, *(C)* bei willkürlicher Kopfbewegung mit gemindertem zervikalem Reiz. Angegeben ist jeweils der Mittelwert für 5 Personen mit Standardabweichung (s. auch Text)

Experiment bereits dann auf, wenn sich der Kopf im Raum zwar noch in die alte Richtung bewegt (VOR), sich relativ zum Rumpf aber schon in die Gegenrichtung dreht (COR). Die Sakkaden weisen dabei schon in die neue Richtung, also die der Kopfbewegung relativ zum Rumpf (COR). Der Zeitpunkt des Auftretens der großen initialen Sakkaden wird also nicht vom VOR, sondern vom COR und/oder dem zentralen Bewegungskommando bestimmt ([9]; s. auch Abb. 5).

Bedeutung des COR

Nach dem bisher Gesagten ist der COR kein klassischer Reflex, bei dem Reiz und Reizerfolg in einem vorhersagbaren Verhältnis zueinander stehen. Gegen einen Reflex spricht die hohe Variabilität des COR in unterschiedlichen Untersuchungssituationen. Deshalb wäre es sinnvoller, statt von einem Reflex von einer Reaktion zu sprechen, die bei bestimmten Bewegungen auftreten kann. Der COR ist durch zentrale Einflüsse stärker modifizierbar als der VOR. Er ist beim Menschen nicht in der Lage, eine ausgefallene Labyrinthfunktion zu kompensieren. Seine Hauptaufgabe ist wohl die Bahnung von Sakkaden in Richtung einer Bewegung des Kopfes relativ zum Rumpf. Damit unterstützt er das Auftreten von Sakkaden in Richtung einer Willkürbewegung. Der COR dient somit mehr dem Erfassen eines neuen Sehziels bei einer willkürlichen Kopf-zu-Rumpf-Bewegung, während der VOR, u.a. bei unwillkürlichen Bewegungen des Kopfes, der retinalen Stabilisation, also der visuellen Fixation dient.

Die klinisch-diagnostische Aussagekraft des COR ist nach dem oben Dargestellten eher gering einzuschätzen. Auch muß damit die Existenz eines Zervikalnystagmus als pathognomonischem Zeichen einer Störung im Bereich der oberen HWS in Zweifel gezogen werden. Unter Umständen ist das gelegentliche Auftreten eines „Zervikalnystagmus" bei schmerzhaften Affektionen der HWS Folge einer dann mehr aktiv durchgeführten Kopfbewegung, die Blicksakkaden aktiviert.

Möglich ist ferner, daß ein vorbestehender vestibulärer Spontannystagmus bei Kopfbewegung eine tonische Aktivierung oder Hemmung durch zervikale Propriozeptoren erfährt und dann als „Halsnystagmus" angesehen wird.

Bei bisherigen Untersuchungen von 9 Patienten mit leichtem HWS-Schleudertrauma ohne Schädelprellung oder Schädel-Hirn-Trauma klagten nur 3 Patienten über einen unsystematischen Schwindel, zeigten aber keinen Zervikalnystagmus. Zwei weitere Patienten, bei denen ein COR auslösbar war, klagten nicht über Schwindel. Aufgrund dieser Beobachtung kann eine strenge Korrelation zwischen Schwindel und COR bei Patienten mit HWS-Schleudertrauma bezweifelt werden.

Literatur

1 Abrahams VC (1981) Sensory and motor specialization in some muscles of the neck. TINS 4: 24–27
2 Anastasopoulos D, Mergner T (1982) Canal-neck interaction in vestibular nuclear neurons of the cat. Exp Brain Res 46: 269–280
3 Bárány R (1906) Augenbewegungen, durch Thoraxbewegungen ausgelöst. Zentralbl Physiol 20: 298–302
4 Bárány R (1918/19) Über einige Augen- und Halsmuskelreflexe bei Neugeborenen. Acta Otolaryngol 1: 97–102
5 Becker W, Deecke L, Mergner T (1979) Neuronal responses to natural vestibular and neck stimulation in the anterior suprasylvian gyrus of the cat. Brain Res 165: 139–143
6 Biemond A, de Jong JMBV (1969) On cervical nystagmus and related disorders. Brain 92: 437–458
7 Boyle R, Pompeiano O (1980) Response characteristics of cerebellar interpositus and intermediate cortex neurons to sinusoidal stimualtion of neck and labyrinth receptors. Neuroscience 5: 357–372
8 Denoth F, Magherini PC, Pompeiano O, Stanojević M (1979) Responses of Purkinje cells of the cerebellar vermis to neck and macular vestibular inputs. Pflügers Arch 381: 87–89
9 Doerr M, Thoden U (1985) The active vestibulo-ocular reflex. J Neurol Suppl 232: R 32
10 Doerr M, Hong SH, Thoden U (1984) Eye movements during active head turning with different vestibular and cervical input. Acta Otolaryngol 98: 14–20
11 Doerr M, Leopold HC, Thoden U (1981) Vestibulo-ocular reflex (VOR), cervico-ocular reflex (COR) and its interaciton in active head movements. Arch Psychiatr Nervenkr 230: 117–127
12 Doerr M, Schmitt HJ, Thoden U (1987) Die cervico-oculäre Reaktion bei Trapezreizen. Z EEG + EMG R, (in Druck)
13 Erway LC, Chelarducci B, Pompeiano O, Stanojević M (1978) Responses of cerebellar fastigial neurons to afferent inputs from neck muscles and macular labyrinthine receptors. Arch Ital Biol 116: 173–204
14 Fredrickson JM, Schwarz D, Kornhuber HH (1966) Convergence and interaction of vestibular and deep somatic afferents upon neurons in the vestibular nuclei of the cat. Acta Otolaryngol 61: 168–188
15 Frenzel H (1928) Rucknystagmus als Halsreflex und Schlagfeldverlagerung des labyrinthären Drehnystagmus durch Halsreflexe. Z Hals-Nasen-Ohrenheilkd 21: 177–187

Literatur

16 Gresty M (1977) Eccentric head positions reveal disorders of conjugate eye movement. J Neurol Neurosurg Psychiatr 40: 992–1002
17 Hikosaka O, Maeda M (1973) Cervical effects on abducens motoneurons and their interaction with vestibulo-ocular reflex. Exp Brain Res 18: 512–530
18 Jürgens R, Mergner T, Schmid-Burgk W (1982) Modification of VOR slow and quick components by neck stimulation and turning sensation. In: Roucoux A, Crommelinck M (eds) Physiological and pathological aspects of eye movements. Dr. W. Junk, The Hague Boston London pp 365–370
19 Kasper J, Diefenhardt A, Mackert A, Thoden U (1987) The vestibulo-ocular reflex during transient shifts of vigilance in man. Acta Otolaryngol, (in Druck)
20 Kasper J, Thoden U (1981) Effects of natural neck afferent stimulation on vestibulo-spinal neurons in the decerebrate cat. Exp Brain Res 44: 401–408
21 Köster W (1984) Untersuchung über den Einfluß tonischer Halsreflexe auf den horizontalen optokinetischen Nystagmus. Dissertation, Univ. Freiburg
22 Kubin L, Manzoni D, Pompeiano O (1981) Responses of lateral reticular neurons to convergent neck and macular vestibular inputs. J Neurophysiol 46: 48–64
23 Leopold HC, Doerr M, Thoden U (1983) Cervico-ocular response (COR) during slow sinusoidal head movements in subjects with bilateral labyrinthine lesions. Arch Psychiatr Nervenkr 233: 439–447
24 McCouch GP, Deering ID, Ling TH (1951) Location of receptors for tonic neck reflexes. J Neurophysiol 14: 191–195
25 Mergner T, Nardi GL, Becker W, Deecke L (1983) The role of canal-neck interaction for the perception of horizontal trunk and head rotation. Exp Brain Res 49: 198–208
26 Mergner T, Becker W, Deecke L (1985) Canal-neck interaction in vestibular neurons of the cat's cerebral cortex. Exp Brain Res 61: 94–108
27 Rubin AM, Liedgren SRC, Milne AC, Young JA, Fredrickson JM (1977) Vestibular and somatosensory interaction in the cat vestibular nuclei. Pflügers Arch 371: 155–160
28 Thoden U, Doerr M, Leopold HC (1983) Motion perception of head or trunk modulates cervico-ocular reflex (COR). Acta Otolaryngol 96: 9–14
29 Thoden U, Wenzel D (1979) Tonic cervical influences on forelimb and hindlimb monosynaptic reflexes. Prog Brain Res 50: 281–288

Zervikale Gleichgewichtsstörungen

M. HÜLSE

Unter zervikalen Gleichgewichtsstörungen werden solche Gleichgewichtsstörungen verstanden, deren auslösende Ursache im Kopfgelenkbereich gesucht werden muß. Zahlreiche Publikationen lassen erkennen, daß den Propriorezeptoren bei der Entstehung der zervikozephalen Gleichgewichtsstörungen eine große Bedeutung zukommt. Arbeiten von Brodal (1974), ten Bruggencate (1972), Fredrickson (1965), Hikosaka (1973), Ito (1964), Kasper (1981), Thoden (z.B. 1975, 1979), Wilson (1974) und anderen haben durch elektrophysiologische Untersuchungen nicht nur direkte neurale Verbindungen vom Kopfgelenkbereich zu den Vestibulariskerngebieten und weiter zu den Augenmuskelkernen und auch zur Formatio reticularis aufzeigen können, sondern untersuchten auch die Bedeutung der Propriorezeptoren für die Stellreflexe und die Augenbewegungen.

Der Einfluß der Propriorezeptoren ist in einem solchen Ausmaß in das Gleichgewichtssystem integriert, daß er beim gesunden älteren Kind und beim erwachsenen Menschen nur unter labormäßigen Untersuchungsbedingungen erkennbar ist. Dies ändert sich jedoch, sobald eine Störung in höheren Zentren oder aber im Propriorezeptorensystem auftritt. Hier sei auf die Stellreflexe beim Kleinkind, aber auch auf die bei einer schweren Hirnschädigung, wie z.B. nach ausgeprägtem Hydrozephalus, hingewiesen.

Ein von der peripher-vestibulären Gleichgewichtsstörung her bekannter Rucknystagmus findet sich regelmäßig als Zervikalnystagmus bei einem beidseitigen Labyrinthausfall (Hülse 1983). Dieser sicher durch die Propriorezeptoren im Kopfgelenkbereich ausgelöste Zervikalnystagmus wird so untersucht, daß bei fixiertem Kopf der übrige Körper im Halswirbelsäulenbereich um 60° gedreht wird. Der propriozeptive Zervikalnystagmus setzt sofort mit der Drehung ein und endet mit der Rotation: er weist einen „Decrescendocharakter" auf.

Die Propriorezeptoren sind im wesentlichen kinästhetische Rezeptoren. So konnten Rubin et al. (1975, 1977) bei den von ihnen abgeleiteten Vestibularisneuronen zu 94% eine Beeinflussung durch eine Nackenbewegung und nur zu 6% eine Beeinflussung durch Kopfstellung registrieren. Darüber hinaus weisen Boyle u. Pompeiano (1980) nach, daß hierbei die Rotation um die Longitudinalachse eine größere Rolle spielt als die Rotation des Körpers in horizontaler Ebene (einer Seitneigung entsprechend).

Die Bewegungsabhängigkeit (im Gegensatz zur Lageabhängigkeit) bedeutet, daß ein propriozeptiver Zervikalnystagmus immer umkehrbar, d.h. nach rechts und links und/oder nach oben und unten nachweisbar ist. Diese Umkehrbarkeit ist eine unbedingte Voraussetzung, um von einem zervikalen Nystagmus sprechen zu dürfen, da jede Manipulation an der Halswirbelsäule oder am Kopf zu einer

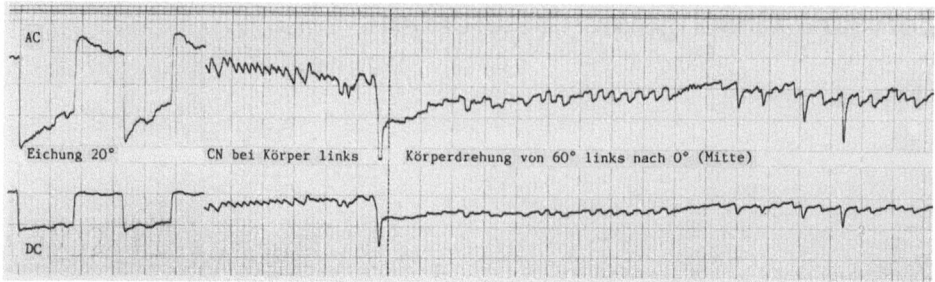

Abb. 1. Umkehr eines Zervikalnystagmus nach rechts schon bei Rückführung des Körpers aus der Linksrotation in die Mittelstellung (ENG-Ableitung horizontal, *oben* AC-, *unten* DC-Ableitung; *CN* Zervikalnystagmus).

unspezifischen Aktivierung eines latenten Spontannystagmus führen kann und ein solcher latenter Spontannystagmus fälschlicherweise als Zervikalnystagmus bezeichnet würde.

Der propriozeptive Zervikalnystagmus ist bereits während der Bewegung des Körpers aus der Neutralstellung in die Rechts- oder Linksrotation zu beobachten. Sehr häufig ist die Umkehr des Zervikalnystagmus bei der Rückbewegung von der Rotationsstellung in die Neutralstellung zu registrieren. Dies ist ein wichtiger Hinweis für die differentialdiagnostische Unterscheidung vom sog. vaskulären Zervikalnystagmus, der sicherlich nicht sofort bei Wiedereinnahme der Neutralhaltung umschlägt.

Thoden et al. (1979, 1975) haben in zahlreichen Arbeiten den zervikal-okulären Reflex untersucht. Bei ihren gesunden Probanden konnte eine erhebliche, signifikante Abhängigkeit der ruckartigen Augenbewegungen von der subjektiven Erwartungshaltung des Untersuchten aufgezeigt werden. Wurde subjektiv eine Rotation im Bereich der Halswirbelsäule empfunden, zeigten sich deutlich nystagmusähnliche Augenbewegungen; wurde die Bewegung im Kopfgelenkbereich nicht empfunden, war ein Rucknystagmus praktisch nicht zu registrieren. Beim gesunden Probanden ist also ein regelrechter propriozeptiver Zervikalnystagmus nicht aufzuzeigen. Um die erst kürzlich von Thoden aufgeworfene Frage beantworten zu können, ob es sich im pathologischen Fall um einen echten propriozeptiven Zervikalnystagmus handelt oder nur um ein durch das Elektronystagmogramm aufgezeigtes Artefakt, wurde bei einigen Patienten synchron das Nystagmussignal über Gleichspannungsverstärker (DC-Verstärker) und über Wechselspannungsverstärker (AC-Verstärker) aufgezeichnet (Abb. 1). DC-Verstärker zeichnen das Nystagmussignal analog dem Original auf, vermitteln also ein echtes Bild der tatsächlichen Augenbewegung; AC-Verstärker lassen die Kurve auch bei gleichbleibender Augendeviation zur Mittellinie zurückkehren. Bei einer AC-Ableitung könnte also ein Rucknystagmus vorgetäuscht werden.

Wie aus Abb. 2 ersichtlich wird, handelt es sich auch nach der DC-Ableitung um einen echten Rucknystagmus. Der Zervikalnystagmus bei diesem Patienten war jeweils mit einer massiven Drehschwindelattacke verbunden. Das subjektive Beschwerdebild war nach 3 Tagen vollständig abgeklungen, bei der elektronystag-

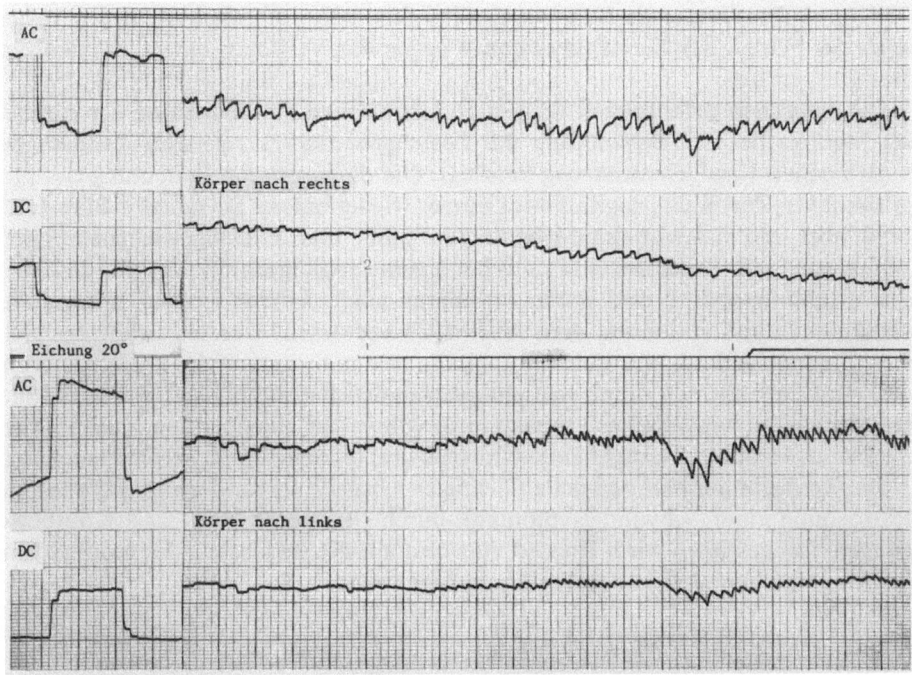

Abb. 2a, b. Propriozeptiver Zervikalnystagmus a nach links bei Körperrotation nach rechts, b nach rechts bei Körperrotation nach links. Die 1. Kurve ist jeweils AC-Ableitung, die 2. Kurve jeweils DC-Ableitung

mographischen Kontrolluntersuchung war ein Zervikalnystagmus nicht mehr nachweisbar.

Ein solcher Zervikalnystagmus ist bei einer funktionellen Kopfgelenkstörung zu beobachten. Er ist beim gesunden Probanden nicht nachweisbar. Der Nachweis des Zervikalnystagmus stellt das Kernstück aller diagnostischen Maßnahmen bei der zervikalen Gleichgewichtsstörung dar. Wenn auch auf die pathognomische Bedeutung des Zervikalnystagmus hingewiesen wird, darf nicht daraus geschlossen werden, daß ein propriozeptiver Zervikalnystagmus einen „Schwindel" beweist. Ein Schwindelgefühl ist schlechthin nicht beweisbar, da Schwindel nur der Ausdruck für eine subjektive Mißempfindung ist. Die exakte Schwindelanamnese wird aber die Untersuchungen in eine bestimmte Richtung lenken.

Die typische Gleichgewichtsstörung im Rahmen einer funktionellen Kopfgelenkstörung ist verbunden mit einer einige Sekunden bis Minuten anhaltenden, durch eine bestimmte Kopfbewegung ausgelösten Drehschwindelsensation. Manchmal wird von den Patienten auch lediglich eine „Gleichgewichtsstörung" im Sinne eines Schwankschwindels berichtet. Wird hingegen von den Patienten der unpräzise Begriff „Schwindel" für orthostatische Beschwerden gebraucht oder synonym für eine reine Kopfschmerzsymptomatik eingesetzt, liegt keine eigentliche zervikale Gleichgewichtsstörung vor. In diesen Fällen würde weder das Vorhandensein eines propriozeptiven Zervikalnystagmus pathognomonisch für eine

Gleichgewichtsstörung im Rahmen einer funktionellen Kopfgelenkstörung stehen noch das Fehlen des Zervikalnystagmus gegen das Vorliegen eines „Zervikalsyndroms" sprechen.

Die klinischen Erfahrungen der letzten Jahre haben die Bedeutung der manuellen Medizin bei der Behandlung der Gleichgewichtsstörungen im Rahmen der funktionellen Kopfgelenkstörung bestätigt. Die diagnostische Bedeutung des propriozeptiven Zervikalnystagmus wird immer wieder betont. So schreibt Elies Ende 1984 über die halswirbelsäulenbedingten Hör- und Gleichgewichtsstörungen: „Nach heutigem Kenntnisstand muß bei einem zervikogenen Schwindel zwischen einem propriozeptiven und einem vaskulären unterschieden werden. Hier sei auf die Arbeiten von Hülse aus dem Jahre 1983 verwiesen. Unseres Erachtens stellt diese Unterscheidung eine gute ätiologische und pathogenetische Differenzierung dar, muß aber klinisch durch den entsprechenden Befund ergänzt werden". Elies hat hier auf ein wesentliches Problem hingewiesen, auf die über den Nachweis des Zervikalnystagmus hinausgehende klinische und otoneurologische Untersuchung.

Der Verdacht auf eine zervikale Gleichgewichtsstörung wird geäußert, wenn die Provokation einer Schwindelsyptomatik durch bestimmte Hals- und Kopfbewegungen nachgewiesen wird. Hier sei zunächst auf die Bedeutung der Kopfstellung für eine periphere, labyrinthäre Störung hingewiesen.

Kopfstellung

Der Einfluß der Kopfstellung auf den vestibulären Tonus der peripheren Labyrinthe wird von vielen Patienten mit einer peripheren Gleichgewichtsstörung spontan empfunden. In der Kopfseitenlage wird der Tonus des obenliegenden Labyrinths verstärkt und der des unten liegenden verringert (Abb. 3). Ein Patient mit einem einseitigen Labyrinthausfall wird also möglichst ruhig den Kopf so legen, daß das kranke Labyrinth nach oben und das gesunde nach unten weist, damit der Tonus des besser arbeitenden Labyrinths verringert wird. Wird diese subjektiv am angenehmsten empfundene Stellung verlassen, wird also eine Kopfdrehung zur anderen Seite durchgeführt, kommt es zu einer deutlichen Verstärkung der subjektiven Schwindelsymptomatik.

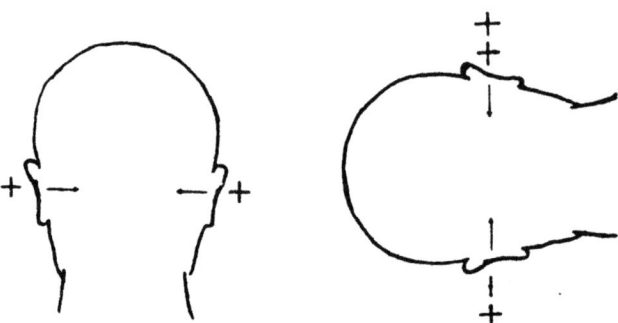

Abb. 3. Peripher-vestibulärer Tonus in Abhängigkeit von der Kopfstellung

Kopfstellung

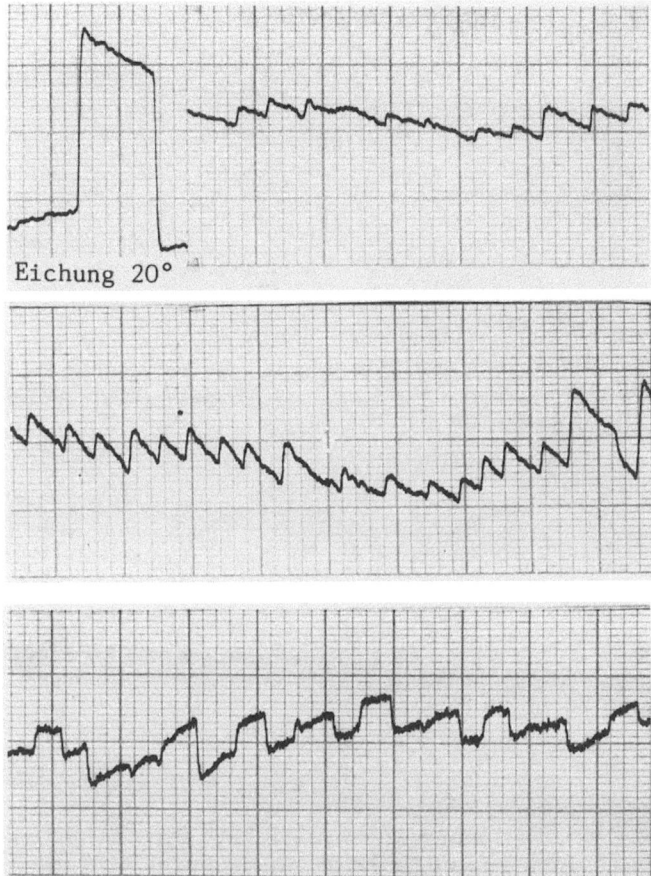

Abb. 4 a–c. Spontannystagmus nach rechts bei Neuronopathia vestibularis **a** in Rückenlage, **b** in Linkslage (hier mit Verstärkung des subjektiven Drehschwindels), **c** in Rechtslage (mit Abklingen des subjektiven Schwindels)

Wie aus Abb. 4 a–c erkennbar ist, kann dieses Phänomen auch bei der Beobachtung des Spontannystagmus bestätigt werden. Der Einfluß der Kopfstellung auf einen Spontannystagmus darf jedoch trotz der eindeutigen anamnestischen Angabe nicht mit einem propriozeptiven Zervikalnystagmus verwechselt werden.

Daß nicht nur die Kopfseitlage sondern auch die Kopfrückneigung einen Einfluß auf einen Nystagmus hat, ist aus Abb. 5 a, b zu erkennen. Dieser Patient hatte im Elektronystagmogramm nach Lidschluß keinen Spontannystagmus. Auch war ein propriozeptiver Zervikalnystagmus nicht registrierbar. Bei Kopfretroflexion wurde ein Nystagmus nach links deutlich, der bei der Kopfanteflexion sogar angedeutet nach rechts umschlug. Bei der kalorischen Prüfung zeigte sich zwar eine seitengleiche Erregbarkeit der peripheren Labyrinthe, aber ein Überwiegen der Nystagmusrichtung nach links. Möglicherweise führen intrakraniale Druckschwankungen bei der Kopfretro- und -anteflexion zu einer Aktivierung eines

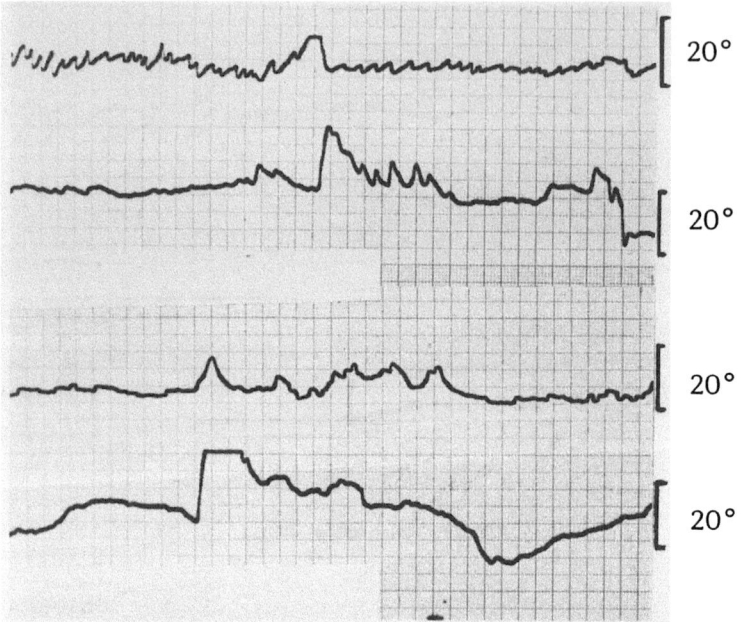

Abb. 5. a Provokation eines Horizontalnystagmus nach Kopfretroflexion, **b** Abklingen des Nystagmus bei Kopfanteflexion; 1. Kurve jeweils Horizontalableitung, 2. Kurve jeweils Vertikalableitung

latenten Spontannystagmus. Wenn auch der Mechanismus dieses Nystagmus bei Kopfretroflexion ungeklärt ist, so entspricht doch der Nystagmus der häufig zu erhebenden anamnestischen Angabe, daß eine subjektive Schwindelattacke reproduzierbar erst durch Kopfrückneigung (z. B. Wäscheaufhängen, Arbeiten an der Zimmerdecke oder Schauen nach einem Flugzeug) ausgelöst wird.

Da eine Einengung der A. vertebralis im Bereich der Halswirbeläule zu einem erheblichen Risiko bei der Manipulation in diesem Bereich führt, wird als einfacher und recht sicherer Nachweis einer möglichen Einengung der A. vertebralis vor der Manipulation die de Kleijn-Probe (Causse et al. 1979a, b) empfohlen. Diese einfache Prüfung erfolgt im Liegen oder auch im Sitzen am Patienten mit Kopfreklination und gleichzeitiger Rotation. Hierbei stellen sich nach einer gewissen Latenzzeit subjektive Beschwerden ein, wie Schwindel, Kopfschmerz, verschwommenes Sehen, Doppelbilder, periorale Hypästhesien und ähnliche Symptome. Diese genannten Symptome haben einen deutlichen „Crescendocharakter". Abgegrenzt werden muß von dieser A. vertebralis-Symptomatik der benigne paroxysmale Lagerungsschwindel, der ebenfalls nach einer kurzen Latenz zunächst einen Crescendocharakter aufweist, jedoch kein A. vertebralis-Symptom ist.

Der Lagerungsschwindel ist abhängig von einer Lageänderung, die erst die Voraussetzung für das Auftreten der Schwindelerscheinungen schafft. Vor allem der Lagewechsel in der Sagittalebene, d. h. der Wechsel aus dem Sitzen in die horizon-

Kopfstellung

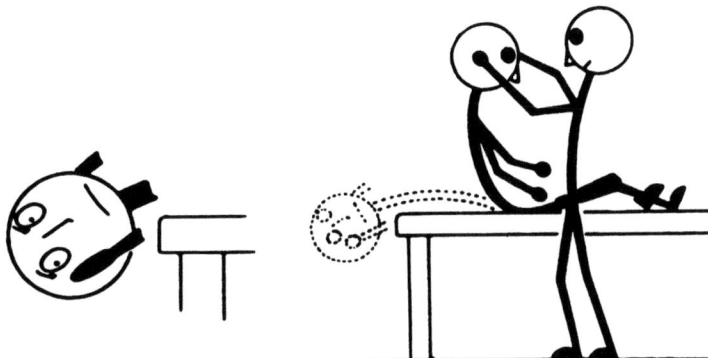

Abb. 6. Untersuchung des benignen paroxysmalen Lagerungsnystagmus als Teil der gesamten Lagerungsprüfung. (Nach Citron und Hallpike 1956)

tale Lage und umgekehrt, aber auch Seitwärtsdrehungen des Liegenden oder das Einnehmen bestimmter Kopfstellungen lösen den anfallsartigen, meist mit einer Latenz auftretenden sekundenlangen Lagerungsschwindel aus.

Nach Einnahme der Schwindelposition treten mit einer Latenz von 3–12 s ein starker subjektiver Drehschwindel und ein Nystagmus auf (Abb. 6). Der Nystagmus ist vorwiegend rotatorisch, zeigt aber auch häufig eine zusätzliche horizontale und vertikale Komponente. Hierbei verläuft die rotatorische Komponente im Uhrzeigersinn, wenn die gerade Komponente nach links weist, und vice versa (Rubin et al. 1975).

Beeinflußt wird der Lagerungsnystagmus erheblich durch die Blickrichtung: Durch Blick zum unten liegenden Ohr wird die rotatorische, durch Blick zur Gegenseite die gerade Komponente des Nystagmus verstärkt. Der Nystagmus schwillt bis zu sekundenlang an und klingt dann wieder ab. Beläßt man den Patienten in dieser Schwindellage, so kann es gelegentlich schon in dieser Position zu einem gegenläufigen Nystagmus gleicher Charakteristik, meist aber geringerer Intensität kommen. Im allgemeinen zeigt sich die Gegenläufigkeit aber erst dann deutlich, wenn der Patient in die Ausgangsposition, also die Sitzhaltung zurückgebracht wird.

Die eigenartige Charakteristik, insbesondere auch das Phänomen der Latenz und die Gegenläufigkeit sowie das Fehlen jeglicher sonstiger Krankheitserscheinungen beim paroxysmalen Lagerungsnystagmus lassen eine deutliche Parallele zum Lagefistelsymptom erkennen und legen die Vermutung nahe, daß es sich hier um peripher-lymphokinetisch ausgelöste Vorgänge handelt (Tabelle 1). Ein echter propriozeptiver Zervikalnystagmus ist bei Patienten mit einem benignen paroxysmalen Lagerungsschwindel in der Regel nicht nachweisbar. So konnten nach eigenen Erfahrungen auch manualtherapeutische Bemühungen dieses Krankheitsbild nicht zum Abklingen bringen.

Zum Abschluß soll eine 26jährige Patientin vorgestellt werden, die wegen eines Ohrgeräusches auf dem linken Ohr und subjektiven Schwindelbeschwerden bei uns eingeliefert wurde. Die Schwindelbeschwerden dieser noch recht jungen Patientin wurden eher als leichtes Instabilitätsgefühl geschildert. Die weitere Ana-

Tabelle 1. Differentialdiagnose zwischen propriozeptivem Zervikalnystagmus, paroxysmalem Lagerungsnystagmus und vaskulärem Zervikalnystagmus

	Propriozeptiver Zervikalnystagmus	Paroxysmaler Lagerungsnystagmus	Vaskulärer Zervikalnystagmus
Latenz	Keine	3-12 s	Bis zu 3 min
Nystagmuscharakter	Horizontal	In der Regel deutliche rotatorische Komponente	Meist horizontal
Amplitude	Decrescendo	Crescendo und Decrescendo innerhalb von 30 s	Deutliches Crescendo
Refraktärzeit	Gut reproduzierbar	Nach 2- bis 3maliger Untersuchung über ca. ½-1 h nicht reproduzierbar	Gut reproduzierbar
Subjektive Wahrnehmung	Schwindel nicht obligat	Immer starker Drehschwindel	Schwindel nicht obligat

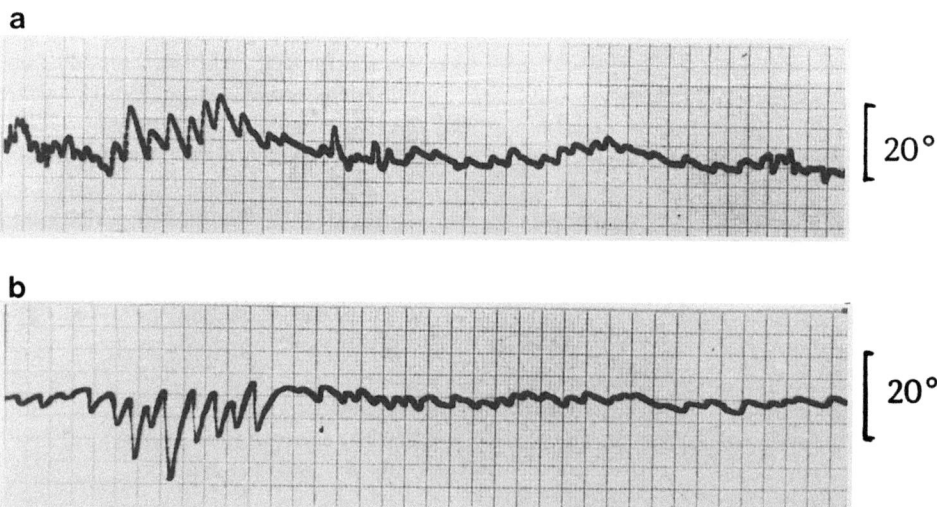

Abb. 7a, b. Horizontaler Zervikalnystagmus **a** 3. Grades nach rechts bei Körperrotation nach links, **b** 1. Grades nach links bei Akustikneurinom links und Körperrotation nach rechts

mnese ergab keine verwertbaren Informationen. Bei der elektronystagmographischen Untersuchung zeigte sich der klassische Zervikalnystagmus 3. Grades nach rechts und 1. Grades nach links (Abb. 7).

Bei der Retroflexion des Kopfes wurde ein Nystagmus nach rechts und bei der Anteflexion ein Nystagmus nach links von über 1 min Dauer ausgelöst. Die Röntgenaufnahme der HWS in 2 Ebenen mit atlantookzipitalem Übergang ließ keinen pathologischen Befund erkennen. Vor allem die hirnstammaudiometrische Untersuchung veranlaßte uns bei dem zunächst unklaren Krankheitsbild, eine Computertomographie des Schädels durchzuführen. Es fand sich infratentoriell links im Kleinhirnbrückenwinkelbereich eine teils solide, teils zystische neoplastische Raumforderung von ca. 4 cm Durchmesser. Neurochirurgischerseits wurde ein Medulloblastom entfernt. Diese Patientin ist parallel zu der Fallbeschreibung von Dix (1983) zu sehen. Der Autor beschrieb einen Patienten mit beiderseitigem Akustikusneurinom und praktisch vollständigem Innenohrausfall. Einen wechselnden Lagenystagmus diskutiert Dix abschließend als „abnorme Nackenreflexe". Diese wurden durch den fast völligen Labyrinthausfall und eine durch Obduktion gesicherte Kompression auf die mittleren Vestibularkerne erklärt.

Die Beobachtungen eines „typischen propriozeptiven Zervikalnystagmus" bei einem Akustikusneurinom mahnen eindringlichst zur diagnostischen Sorgfalt. Beobachtungen eines typischen Zervikalnystagmus bei einem Akustikusneurinom werfen noch nicht geklärte Fragen über die Entstehungsmöglichkeiten des Zervikalnystagmus auf. Es darf jedoch nicht vergessen werden, daß es im Rahmen weiterer, v.a. neurologischer Erkrankungnen zu sekundären funktionellen Kopfgelenkstörungen kommen kann, die dann ihrerseits einen typischen propriozeptiven Zervikalnystagmus auslösen. In diesen Fällen kann der propriozeptive Zervikalnystagmus nur als Begleitsymptomatik gewertet werden und bietet keinen pathognomonischen Hinweis auf die Grunderkrankung.

Mit diesen Ausführungen soll nicht die diagnostische und therapeutische Bedeutung der Untersuchung des Zervikalnystagmus geschmälert werden. Die Kenntnis der differentialdiagnostischen Erwägungen eines kopfhaltungs- und -lagerungsabhängigen Nystagmus erlaubt aber erst den Zervikalnystagmus und auch die spondylogenen Gleichgewichtsstörungen richtig einzuordnen und zu therapieren.

Literatur

Boyle R, Pompeiano O (1980) Responses of vestibulospinal neurons to sinusoidal rotation of neck. J Neurophysiol 44: 633

Brodal A (1974) Anatomy of the vestibular nuclei and their connections. In: Kornhuber HH (ed) Vestibular system. Springer, Berlin Heidelberg New York

Bruggencate G ten, Teichmann R, Weller E (1972) Neuronal activity in the lateral vestibular nucleus of the cat. I. Patterns of postsynaptic potentials and discharges in Deiters neurones evoked by stimulation of the spinal cord. Pflügers Arch 337: 119

Causse JB, Bel J, Conraux C, Collard M (1979a) Vertebrobasilärer Ausschlußnystagmus. Rev Otoneuroophtalmol 51: 35

Causse JB, Conraux C, Causse J (1979b) Nystagmus bei Vertebralis-Basilaris-Insuffizienz. J Fr Otorhinolaryngol 28: 25

Citron L, Hallpike CS (1956) Observations upon the mechanism of positional nystagmus of the so-called benign paroxysmal type. J Laryngol 70: 253–259

Dix MR (1983) Positional nystagmus of central type and its neural mechanism. Acta Otolaryng 95: 585

Elies W (1984) HWS-bedingte Hör- und Gleichgewichtsstörungen. HNO 32: 485

Fredrickson JM, Schwarz D, Kornhuber HH (1965) Convergence and interaction of vestibular and deep somatic afferents upon neurons in the vestibular nuclei of the cat. Acta Otolaryngol (Stockh) 61: 168

Hikosaka O, Maeda M (1973) Cervical effects on abducens motoneurons and their interaction with vestibular-ocular reflex. Exp Brain Res 18: 512

Hülse M (1983) Die zervikalen Gleichgewichtsstörungen. Springer, Berlin Heidelberg New York Tokyo

Ito M, Hong T, Yoshida M, Okada Y, Obata K (1964) Antidromic and trans-synaptic activation of Deiter's neurones induced from the spinal cord. Japan J Physiol 14: 638-658

Kasper J, Thoden U (1981) Effects of natural neck afferent stimulation on vestibulo-spinal neurons in the decerebrate cat. Exp Brain Res 44: 401-408

Katsarkas A, Outerbridge JS (1983) Nystagmus of paroxysmal positional vertigo. Ann Otol Rhinol Laryngol (St. Louis) 92: 146

Rubin AM, Youne JH, Milne A, Schwarz D, Fredrickson J (1975) Vestibular neck integration in the vestibular nuclei. Brain Res 96: 99

Rubin AM, Liedgren SRC, Milne AC, Young JA, Fredrickson JM (1977) Vestibular and somatosensory interaction in the cat vestibular nuclei. Pflügers Arch 371: 155

Thoden U, Schmidt P (1979) Vestibular neck interaction in abducens neurons. Proc Brain Res 50: 561

Thoden U, Golsong R, Wirbitzky J (1975) Cervical influence on single units of vestibular and reticular nuclei in cats. Pflügers Arch 355: 101

Wilson VJ, Maeda M (1974) Connections between semicircular canals and neck motoneurones in the cat. J Neurophysiol 37: 346

Obere HWS und Globusgefühl

K. SEIFERT

Im vorhergehenden Beitrag wurde die Bedeutung der Rezeptoren der oberen HWS für die Gleichgewichtsregulation erörtert und damit *ein* wissenschaftliches und praktisches Gebiet der HNO-Heilkunde dargestellt. Nennen wir diesen Problemkreis kurz „zentral wirksame Störungen", d. h. Folgen einer Fehleingabe proprio- und nozizeptiver Meldungen aus der gestörten HWS und ihrer Muskulatur in den Hirnstamm, v. a. das Gleichgewichtszentrum. Diese Störungen (a) äußern sich z. B. als Vertigo, Tinnitus oder Hypakusis und werden von Gutmann (1968), Decher (1969), Falkenau (1977a), Hülse (1980) und anderen beschrieben.

Außer diesen zentralen Störungen gibt es bei den Funktionsstörungen der oberen HWS 2 weitere Beschwerdegruppen, die den HNO-Arzt direkt betreffen. Dies sind:

b) Schmerzsyndrome im Kopf-Hals-Bereich (Decher 1969; Gutmann 1971; Lewit 1977; Falkenau 1977a; Seifert 1981a; Kellerhals 1984), wie z. B. die Otalgie oder die Zungenbeintendopathie (Seifert 1981b, 1982a, b), überwiegend Insertionstendopathien, also Schmerzen aus überlasteten Muskelansätzen, wobei die Überlastung Folge eines reflektorischen Muskelhypertonus bei einer Funktionsstörung der HWS ist;
c) Funktionsstörungen der vorderen Halsmuskulatur mit Globusgefühl, auch Dysphagie und Dysphonie, also Schluck- bzw. Stimmstörungen (Decher 1969; Falkenau 1977b; Kondziella 1983; Seifert 1984, 1985).

Ich berichte hier über diese 3. Symptomengruppe, vorwiegend das Globusgefühl mit und ohne Dysphagie, ein ärztlich schwer zu definierendes Beschwerdebild.

Der Patient klagt über ein Fremdkörper- oder Kloßgefühl im Halse, eine Schluckhemmung, seltener auch ein Enge- und Atemnotgefühl, evtl. Heiserkeit.

Nach Ausschluß organischer Prozesse wie Tumor, Struma, Entzündung, Parese usw. als Ursache der Beschwerden sind wenige Fälle rein mechanisch durch HWS-Veränderungen verursacht.

Für den großen Rest bleibt die funktionell-zervikal-vertebragene Ursache oder aber die psychogene Störung. Nach meiner Überzeugung ist der rein psychogene Globus allerdings sehr selten, sicher nicht häufiger als die rein mechanisch-vertebragene Schluckstörung. Dagegen ist die Patientenklage über Globusbeschwerden in der HNO-Praxis recht häufig.

Decher (1969) berichtete 1969 über 446 HNO-Fälle mit zervikalen Syndromen; von diesen hatten nur 10% auch über pharyngale Beschwerden geklagt. Das mag wenig erscheinen und evtl. für die Klinik zutreffen: Globus und Dysphagie sind nicht die Problemfälle der großen HNO-Klinik, um so mehr aber sind sie unsere täglichen Problemfälle in der HNO-Praxis. In meiner Praxis waren in einem Quartal 1984 knapp über 50% der Fälle von Globus und Dysphagie auf funktionelle Störungen der HWS zu beziehen und durch geeignete HWS-Behandlung erfolgreich zu therapieren.

Ich schildere jetzt 2 typische Fälle, die deswegen ausgesucht wurden, weil die Angaben bei diesen beiden Patienten aufgrund von Beruf, Intellekt, Kritikfähigkeit und persönlicher Bekanntschaft besonders präzise waren.

1. Fall

Frau Ingrid T., geb. 1934, medizinisch-technische Assistentin, ist seit vielen Jahren voll berufstätig und der Dreh- und Angelpunkt der gutgehenden Arztpraxis ihres Mannes. Sie ist ein eher trockener, handfester Typ, weit entfernt von depressiven Störungen. Jetzt klagt sie über ein Kloßgefühl, das sie seit 4 Wochen wahrnimmt, zuerst bagatellisiert hat, jetzt jedoch zunehmend unangenehmer und beunruhigend empfindet. Häufig hat sie Rücken- und neuerdings auch Nackenschmerzen. Die Röntgenuntersuchung des Ösophagus ist ohne Befund, es besteht keine Struma, alle Laborwerte sind in Ordnung. Das alles hat der Ehemann schon untersucht. Bei der HNO-Spiegeluntersuchung fand sich kein pathologischer Befund, bei manueller Untersuchung der HWS aber eine Blockierung C2/C3 rechts. Die Röntgenuntersuchung der HWS zeigt nur altersgerecht diskrete degenerative Veränderungen C5-C7. Nach Lösung der Blockierung durch einen gezielten Handgriff tritt sofort vollständige Beschwerdefreiheit ein, und seither sind seit 2½ Jahren keine Beschwerden dieser Art wieder aufgetreten.

2. Fall

Dr. Harry K. ist Zahnarzt, Jahrgang 1929. Er hat seit Jahren gelegentlich Nackenschmerzen und seit langem ein Reizgefühl im Halse mit Hüsteln und einer oft belegten Stimme, jetzt seit 2 Wochen ein Engegefühl, ein Beklemmungs- und Kloßgefühl beim Schlucken ohne Schluckschmerzen. HNO-Spiegelbefund, Tracheobronchoskopie sowie Ösophagoskopie sind ohne Befund. Die manuelle Untersuchung der HWS ergibt eine diffuse Verspannung der tiefen und oberflächlichen Nackenmuskulatur und eine Blockierung nur C2/C3 links. Die Röntgenuntersuchung der HWS zeigt eine geringgradige Spondylose und Spondylarthrose C3-D1. Nach ausgiebiger Mobilisation wird die Blockierung durch einen gezielten Handgriff gelöst, der Patient gibt unmittelbar danach weitgehende, bei der Nachuntersuchung nach 2 Tagen vollständige Beschwerdefreiheit an, er fühlt sich „wie neu geboren". Es besteht weiterhin eine geringgradige konzentrische Einschränkung der Beweglichkeit der HWS aktiv und passiv. Nach Übungsbehandlung zur Dehnung der verkürzten Muskeln, insbesondere des M. trapezius und M. levator scapulae, besteht vollständige Beschwerdefreiheit seit nunmehr 11 Monaten.

Dies sind 2 typische Fälle von vielen. Meist sind Symptomatik, Diagnose und Therapie ähnlich typisch. Natürlich kann die Differentialdiagnose größere Probleme aufgeben. Und betont sei auch: Nicht immer ist eine einmalige Therapie so bleibend erfolgreich.

Die subjektiven Beschwerden sind also:

1) *Dysphagie* – eine Schluckhemmung, das Gefühl des Steckenbleibens von Speisen oder das Gefühl, über ein Hindernis schlucken zu müssen.
2) *Globus* – ein Kloß- und Fremdkörpergefühl im Halse, mal verbunden mit der Dysphagie, mal unabhängig von ihr und anderen Symptomen.
3) Seltener wird zugleich oder allein über ein *Beklemmungs-, Druck- und Engegefühl* geklagt, auch ein *Atemnotgefühl*, bei Nachfrage immer ohne Stridor.
4) Allein oder in Verbindung mit diesen Symptomen klagen manche Patienten über eine *belegte Stimme, Räusperzwang, Heiserkeit bei Stimmbelastung* und ein

Spannungsgefühl vor dem Kehlkopf, typische Symptome einer hyperfunktionellen Dysphonie.

Alle diese rein subjektiven Beschwerden treten allein auf oder aber in Verbindung mit Schmerzsyndromen wie Zungenbeintendopathie, Otalgie, Kopf- und Nackenschmerzen usw. oder auch mit otoneurologischen Symptomen wie Schwindel, Ohrensausen und Schwerhörigkeit.

Aus der Schilderung der beiden beispielhaften Fälle erhebt sich die Frage nach ihrer Pathogenese. Die Fragestellung nach einem Kausalzusammenhang zwischen Schluckstörungen bzw. Globusgefühl und HWS-Störungen ist nicht neu. Die Literatur ist bis 1969 gesammelt bei Decher (1969). Hierbei lassen sich 2 Konzepte unterscheiden:

- Das 1. (pathogenetische) Konzept, die „migraine pharyngée" von Thost (1925) und Terracol (1927), später wieder aufgegriffen von Falk (1941, 1944), Moritz (1953), Biesalski (1963), Domnick (1965) und anderen, bezog sich auf direkt mechanische Schluckbeeinträchtigung durch Osteophyten der HWS-Vorderseite. Es kann nur auf wenige seltene Fälle zutreffen.
- Das 2. Konzept ging zurück auf Vorstellungen von Falk (1941, 1944), Gutzeit (1953), Zuckschwerdt et al. (1960), Kuhnert (1963) und einer Reihe weiterer Autoren und schließlich Decher (1969) selbst. Es postuliert zwar die vertebral-*neurale* Störung, dabei bleibt aber unklar, welche zervikalen Nerven direkt mechanisch alteriert die Schluckstörung oder das Globusgefühl bewirken sollen. Auch die Irritation des Halssympathikus erscheint zwar möglich, ist bislang aber weder experimentell noch klinisch bewiesen oder auch nur wahrscheinlich gemacht worden. In jedem Falle verlangt auch dieses 2. Konzept als Ursache der Störung pathomorphologische, in der Regel also röntgenologisch sichtbare Veränderungen der HWS.

Übersicht

C0/C1-C4: Innervationsgebiet Kopf und Hals
Pathomorphologische Störungen selten, klinische Symptomatik häufig (Vertigo, Tinnitus, Hypakusis, Schmerzsyndrome, Dysphagie, Globus, Dysphonie).

C5-C8: Innervationsgebiet obere Extremität
Pathomorphologische Störungen häufig (Osteochondrose, Spondylarthrose, Uncarthrose), klinische Symptomatik selten (Schulter-Arm-Syndrom).

Dieser Deutungsansatz konnte aus 2 Gründen nicht befriedigen:

1) Degenerative, pathomorphologisch und röntgenologisch faßbare Veränderungen der HWS treten häufig auf, sie sind als fast „normal" zu bezeichnen und sind oft symtomlos. Betroffen werden vorwiegend die Segmente C4/C5-C7/D1; die unteren Halsmarksegmente C5-C8 jedoch sind an der motorischen und sensiblen Innervation von Kopf und Hals überhaupt nicht beteiligt, sie versorgen die oberen Extremitäten.
2) Zervikal-vertebragene Störungen im Kopf-Hals-Gebiet sind also auf die obere HWS, d.h. auf die Segmente C0/C1-C3/C4 zu beziehen; deren Nerven versorgen zusammen mit einigen Hirnnerven den ganzen Hals. Pathomorphologi-

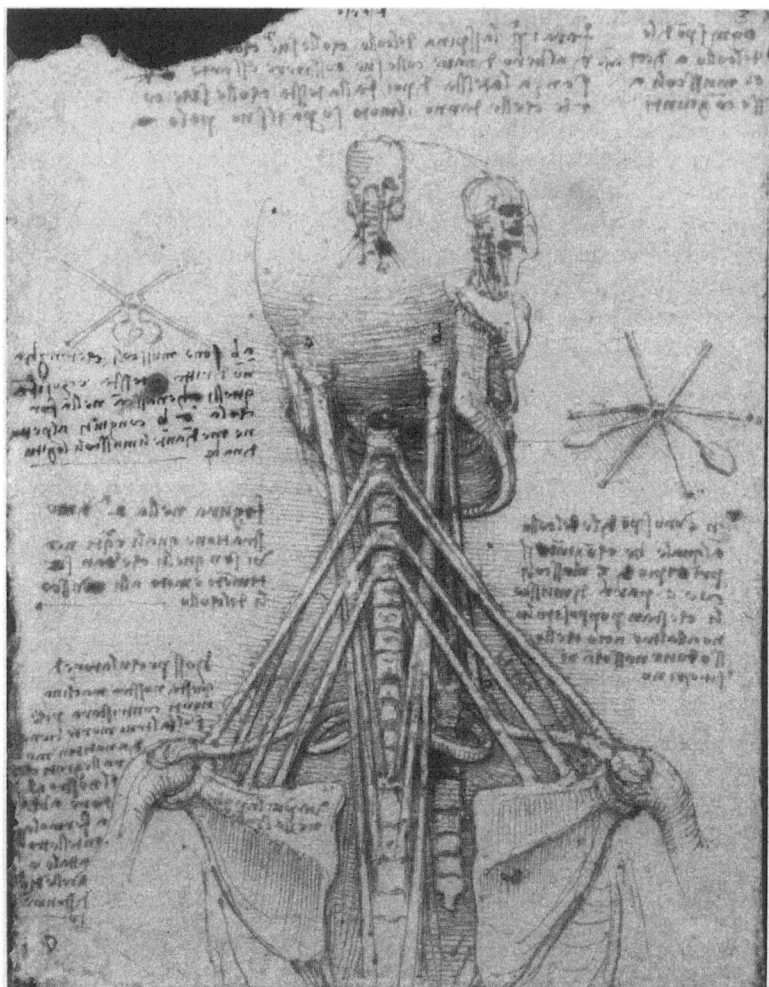

Abb. 1. Leonardo da Vinci als Anatom. (Aus Putscher 1981, mit freundlicher Genehmigung der Royal Library, Windsor Castle)

sche Veränderungen im Abschnitt C1-C4 sind jedoch selten im Vergleich zur Häufigkeit der verschiedenen Beschwerdebilder. Dies bedeutet aber: Fehlen hier pathomorphologische Veränderungen, so müssen die Störungen eine funktionelle Ursache haben.

Auf dieser Schlußfolgerung beruht das 3., unser neues Konzept der Pathogenese zervikal-vertebragener Schluckstörungen. Es lautet:

Hauptursache zervikal-vertebragener Schluckstörungen mit oder ohne Globusgefühl sind funktionelle Störungen der oberen HWS mit reflektorischer Tonussteigerung der vorderen Halsmuskulatur.

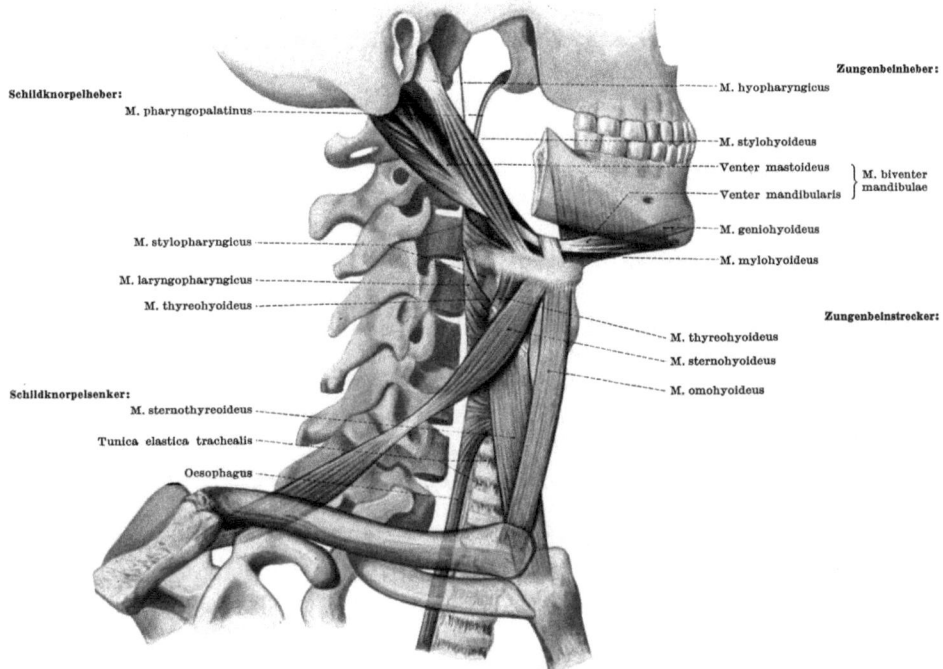

Abb. 2. Seitenansicht des Halsskeletts und Lage der Muskelstränge. (Aus: v. Lanz u. Wachsmuth 1955)

Die Entstehung des muskulären Hypertonus bei einer Funktionsstörung im Regelkreis Arthron brauche ich hier nach den vorangegangenen Vorträgen nicht zu erläutern. Halten wir aber fest:

Die ursächliche Noxe einer solchen Störung im Regelkreis, also der Auslöser der Nozireaktion (Wolff 1983), kann eine pathomorphologische Veränderung am Gelenk, an Knochen, Muskeln, Nerven sein; in der Praxis viel häufiger und klinisch bedeutsamer sind – insbesondere an der oberen HWS – reversible, rein funktionelle Störungen, d.h. die Dekompensation biologischer Regelsysteme. Die funktionelle Störung des Bewegungsapparates ist klinisch nur mit einer segmentalen Funktionsuntersuchung und Palpation zu erfassen, in der Regel nicht mit dem Röntgenbild. Die Nozireaktion löst v. a. muskuläre Verspannungen und Bewegungshemmung und erst mit Überschreiten einer Summationsschwelle subjektiven Schmerz aus.

Funktionell-anatomisch ist die HWS auf dem tragenden Schultergürtel aufgerichtet und durch Muskelzüge verspannt. Leonardo da Vinci schrieb 1513 zu seiner Skizze (Abb. 1) wörtlich: „wie ein Schiffsmast mit seiner Takelage". Die Seitenansicht (Abb. 2) zeigt, wie auch die vordere Halsmuskulatur, insbesondere die Zungenbeinmuskulatur, in diesen muskulären Haltungs- und Bewegungsapparat für Kopf und Hals mit einbezogen ist. Mit ihr verbunden ist über die Unterkieferbewegung der Kauapparat. Seine Bedeutung für Schmerzsyndrome im Kopf-Hals-Bereich hat Kellerhals 1984 erneut betont.

Motorisch innerviert wird die obere Muskelgruppe aus dem V., VII. und XII. Hirnnerven, der M. geniohyoideus direkt aus C1 und C2, die untere Muskelgruppe vorwiegend aus C2 und C3, weniger auch C1 und C4, insgesamt also vorwiegend aus den oberen Zervikalsegmenten, in denen pathomorphologische Störungen selten, funktionelle Störungen dagegen häufig sind. Die sensible Innervation ist hier noch teilweise ungeklärt (Lang 1981, persönliche Mitteilung).

Überschneidungen der Globus- und Dysphagiesymptomatik mit Schmerzsyndromen, auch mit otoneurologischen Störungen, kommen – wie bereits erwähnt – vor. Falkenau (1976, 1977a, b) hat als erster auf funktionell-vertebragene HNO-Schmerzbilder und die Dysphagie hingewiesen. Über die funktionell-vertebragenen Schmerzsyndrome im HNO-Bereich habe ich 1981 erstmals auf dem HNO-Weltkongreß in Budapest berichtet (Seifert 1981a), und 1983 hat Kondziella das Globusgefühl bei funktionellen Störungen der HWS beschrieben. Arbeiten zum Zusammenhang zwischen HWS-Störung und funktioneller Dysphonie fehlen bislang. Warum die funktionelle HWS-Störung sich einmal mehr in otoneurologischen, ein anderes Mal mehr in muskulären Störungen äußert, ist bisher nicht bekannt.

Betont sei nochmals: Globusgefühl und Dysphagie bei reflektorischem Muskelhypertonus können ebenso wie die otoneurologischen Symptome *mit* Spontanschmerz verbunden sein. Dieser kann aber auch fehlen, und wenn das der Fall ist,

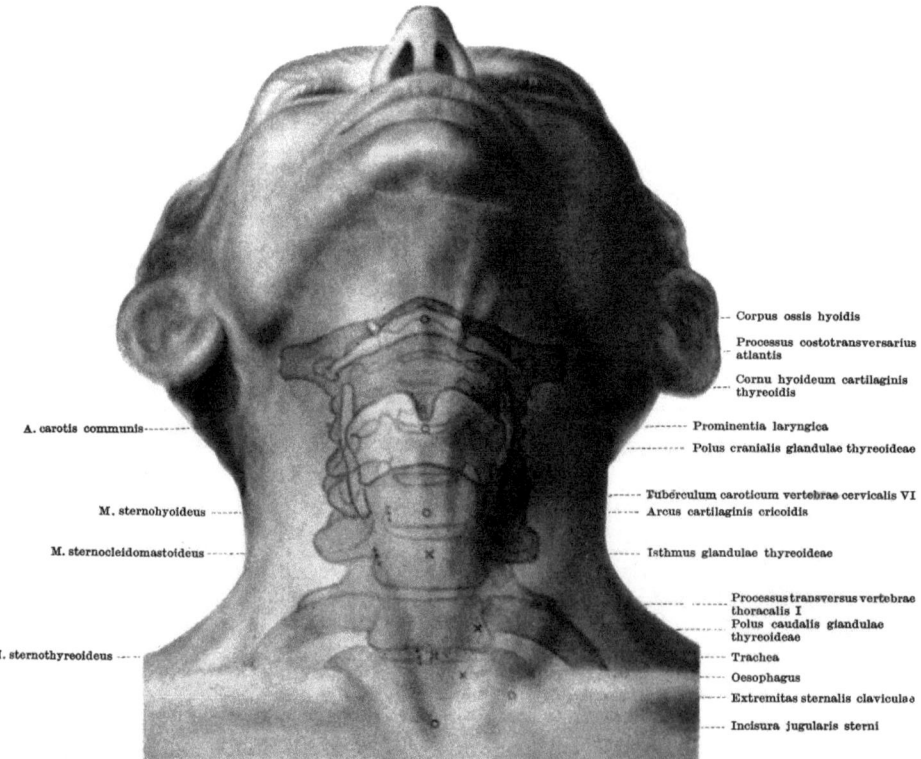

Abb. 3. Retroflexion des Halses. (Aus: v. Lanz u. Wachsmuth 1955)

sollte der Untersucher an hier aufgezeigten Zusammenhänge denken und sie durch sorgfältige Untersuchung verifizieren.

So bleibt letztlich die Frage, wie eigentlich der reflektorische Muskelhypertonus die subjektive Mißempfindung des Globusgefühls und/oder der Dysphagie verursacht.

Die Erklärung – bislang Hypothese, aber vorerst plausibel – ist vielleicht ganz einfach:

Die normale Schluckhaltung des Menschen ist eine Neutralhaltung von Kopf und Hals. Bei Retroflexion (Abb. 3) wird die vordere Halsmuskulatur vermehrt gedehnt und gespannt und drückt den Kehlkopf gegen die HWS – immer dann ist auch beim Gesunden das Schlucken deutlich erschwert und in vielen Fällen mit einem Kloß- und Engegefühl verbunden. Bei reflektorisch vermehrter Spannung der vorderen Halsmuskulatur ist derselbe Effekt wahrscheinlich.

Unserem Konzept der vertebragen-reflektorischen Muskelfehlsteuerung als Ursache von Dysphagie und Globusgefühl fehlt heute noch der Beweis durch Maß und Zahl z. B. elektromyographischer Untersuchungen, wie sie nur mit den technischen Mitteln der Klinik möglich sind, das sei hier deutlich gesagt. Ich scheue mich aber nicht, das unmittelbare Verschwinden der subjektiven Schluckbehinderung mit der Beseitigung der funktionellen Störung der oberen HWS auch als einen Beweis für einen unmittelbaren Kausalzusammenhang anzusehen.

Zusammenfassung

Globusgefühl und Dysphagie lassen sich in vielen Fällen nicht durch eine erkennbare organische Störung im Bereich des Schluckweges erklären. Psychogene Ursachen erscheinen häufig als Verlegenheitsdiagnose. Ältere Konzepte zum Zusammenhang zwischen HWS-Erkrankungen und Schluckbeschwerden konnten wegen ihrer pathogenetischen Bindung an pathomorphologische, röntgenologisch erfaßbare HWS-Veränderungen nicht befriedigen. Ein neues Konzept geht von der funktionellen Pathologie der HWS aus und erklärt die Dysphagie und das Globusgefühl als Folgen einer rein funktionellen, zervikal-vertebragen reflektorischen Fehlsteuerung der vorderen Halsmuskulatur, beweisbar bislang lediglich durch den unmittelbaren Therapieerfolg bei Beseitigung der funktionellen HWS-Störung.

Literatur

Biesalski P (1963) Das Zervikalsyndrom aus der Sicht des HNO-Arztes. Verh Dtsch Orthop Ges 50: 163

Decher H (1969) Die zervikalen Syndrome in der Hals-Nasen-Ohren-Heilkunde. Thieme, Stuttgart

Domnick L (1965) Über die Beziehungen der Halswirbelsäule zu Hals-Nasen-Ohren-Erkrankungen. Erfahrungsheilkd 14: 585

Falk P (1941) Das Krankheitsbild der Spondylitis deformans der Halswirbelsäule. Arch Ohr Nas Kehlk Heilkd 150: 1

Falk P (1944) Spondylitis deformans der Halswirbelsäule mit Speiseröhrenbeteiligung. MMW 91: 336

Falkenau HA (1976) Kasuistischer Beitrag zur Pathogenese und Chirotherapie des cervicalen Syndromes in der Hals-Nasen-Ohren-Heilkunde. HNO 24: 339
Falkenau HA (1977a) Chirotherapie der cervicalen Syndrome in der Hals-Nasen-Ohren-Heilkunde. HNO 25: 269
Falkenau HA (1977b) Pathogenese und Chirotherapie des pharyngo-ösophagealen zervikalen Syndroms. Laryng Rhinol 56: 466
Gutmann G (1968) HWS und HNO-Krankheiten. HNO 16: 289
Gutmann G (1971) Der zervikale Kopfschmerz. Z Allgemeinmed 47: 996
Gutzeit K (1953) Wirbelsäule und innere Krankheiten. MMW 95: 47
Hülse M (1980) Die cervikale Gleichgewichtsstörung. Habilitationsschrift, Mannheim
Kellerhals B (1984) Schmerzsyndrome des Kopf-Hals-Bewegungsapparates – eine Standortbestimmung. HNO 32: 181
Kondziella W (1983) Zervikales Globusgefühl – Ursache und Behandlung. Man Med 21: 51
Kunert W (1963) Wirbelsäule – vegetatives Nervensystem und innere Medizin. Enke, Stuttgart
Lanz T von, Wachsmuth W (1955) Praktische Anatomie, Bd 1, Teil 2: Hals. Springer, Berlin Göttingen Heidelberg
Leonardo da Vinci (1513) zit. bei Putscher M (1981) Leonardo als Anatom. Die Waage 20: 142
Lewit K (1977) Pathomechanismen des zervikalen Kopfschmerzes. Psychiatr Neur Psych (Leipzig) 29: 661
Moritz W (1953) Das cervicale Sympathicussyndrom und seine praktische Bedeutung. Z Laryng Rhinol 32: 270
Seifert K (1981a) Schmerzsyndrome im Hals-Nasen-Ohren-Bereich bei Funktionsstörungen der Halswirbelsäule. (Vortrag 12th World Congress of Oto-Rhino-Laryngology, Budapest 21.-26.06. 1981)
Seifert K (1981b) Cervical-vertebragene Schluckschmerzen in der Hals-Nasen-Ohren-Heilkunde – Die Zungenbeintendopathie. Man Med 19: 85
Seifert K (1982a) Reflektorischer Muskelhypertonus in der vorderen Halsmuskulatur bei Funktionsstörungen der oberen Halswirbelsäule. (Vortrag beim Internationalen Symposion – Wirbelsäule und Muskulatur, Prag 05.-07.05. 1982)
Seifert K (1982b) Zur Bedeutung der Manuellen Medizin für die Hals-Nasen-Ohren-Heilkunde – ein Beispiel: die Zungenbeintendopathie. HNO 30: 431
Seifert K (1984) Dysphagie, Dysphonie und Globus bei funktionellen Störungen der Halswirbelsäule. (Vortrag bei der 68. Versammlung der Vereinigung südwestdeutscher Hals-Nasen-Ohren-Ärzte, Bad Homburg vor der Höhe 28.-30.09. 1984)
Seifert K (1985) Globusgefühl und unklare Schluckbeschwerden als Symptome einer funktionellen Störung der Halswirbelsäule. (Vortrag bei der Tagung der Vereinigung westdeutscher Hals-Nasen-Ohren-Ärzte von 1897 im 89. Jahre des Bestehens, Dortmund 26./27. April 1985)
Terracol J (1927) Les troubles segmentaires sensitifs et trophiques du pharynx et l'ostéo-arthrite déformante de la colonne cervicale. Arch Int Laryngol 35: 1025
Thost A (1925) Die Erkrankungen der Halswirbelsäule. Z Hals Nas Ohrenheilkd 12: 293
Wolff HD (1983) Neurophysiologische Aspekte der manuellen Medizin, 2. Aufl. Springer, Berlin Heidelberg New York Tokyo
Zuckschwerdt L, Biedermann F, Emminger E, Zettel H (1960) Wirbelgelenk und Bandscheibe, 2. Aufl. Hippokrates, Stuttgart

Obere HWS und Ophthalmologie

J.J. SCHIMEK

Einführung

Seit einigen Jahrzehnten ist bekannt, daß die Bewegungen des Nackens Einfluß auf die Augenmotilität ausüben. Bereits Baràny und Voss stellten sie an Neugeborenen und de Kleijn an Kaninchen fest [3, 37, 18]. Eine längere Drehung des Nakkens führt zu anhaltender kompensatorischer Augendeviation, die nur durch Nystagmusschläge unterbrochen wird. Auch bei Erwachsenen verursacht die Kopfdrehung Augenbewegungen, jedoch nur bei Patienten, deren Augen geschlossen sind oder bei denjenigen, die in Dunkelheit untersucht werden [5, 6, 9, 10, 16, 17].
 Nicht nur die Kopfdrehung, sondern auch die Rotation des Thorax, sogar die des Beckens reichen aus, um einen Nystagmus hervorrufen zu können. Die Winkel, die bei der Drehung des Nackens, des Thorax oder des Beckens notwendig sind, betragen 90°, manchmal auch weniger. Eine wichtige Feststellung ist, daß für die Auslösung des Nystagmus die Funktion der Labyrinthe nicht notwendig sein muß. Es wurde beobachtet, daß eine zervikale Rotation zum Nystagmus führte, obwohl die Labyrinthe völlig ausgefallen waren [5, 6, 9, 13, 17, 26].
 Wenn man über die HWS und deren Einfluß auf die Augen spricht, ist es notwendig festzuhalten, daß diese Einwirkungen klinischerseits nicht allein anzutreffen sind, sondern auch von anderen Symptomen begleitet werden. Es werden entweder Nystagmus, Vertigo, Tinnitus, Nausea, Vomitus oder verschwommenes Sehen, Licht-, Geräusch- und Geruchsüberempfindlichkeit, sowie Nacken-, Hinterkopf-, Schulterschmerzen oder andere Kopfschmerzen beobachtet. Diese Beschwerdebilder können verschieden stark ausgeprägt sein, das eine oder das andere Symptom im Vordergrund stehen. Dies ist verständlich, wenn man weiß, daß die obere HWS nicht nur einen Rezeptor darstellt, sondern daß sie von hier aus weitgehende Einflüsse nicht nur auf die Statik und Dynamik der Wirbelsäule, sondern auch auf mehrere Gehirnnerven und auf die von ihnen innervierten Organe ausübt.
 Bei der Untersuchung von Patienten mit chronischen Kopfschmerzen (verschiedene Arten von Migräne, Spannungskopfschmerz, Kopfschmerz bei Dysfunktion des Kauapparates usw.) fiel auf, daß sie immer wieder über verschwommenes und unscharfes Sehen, das Gefühl eines größeren oder kleineren Auges und über Lichtüberempfindlichkeit klagten. Bei meiner Untersuchung an 183 Patienten mit chronischen Kopf- und Gesichtsschmerzen extrakranieller Art, konnte das verschwommene Sehen insgesamt 11mal, das Gefühl des kleineren Auges 106mal und das Gefühl des größeren Auges 7mal beobachtet bzw. angegeben werden. Das

Symptom des verschwommenen Sehens wurde mit 6%, das Gefühl des kleineren Auges mit 57,9% und das Gefühl des größeren Auges mit 3,8% angegeben. Bei den restlichen 32,3% konnten keine Einwirkungen auf das Sehvermögen eruiert werden. Die Patienten berichteten, daß diese Beschwerden nach Manipulation der oberen HWS zurückgegangen seien, wobei sich insbesondere die Sehschärfe verbesserte. In der im folgenden beschriebenen Studie sollte daher untersucht werden, ob ein Zusammenhang zwischen den vertebragenen Blockierungen im oberen zervikalen Bereich und den Sehstörungen festzustellen ist [24]. Die Studie wurde fortgesetzt und erweitert.

Material und Methodik

Es wurden solche Patienten ausgewählt, die seit Jahren über Kopfschmerzen extrakranieller Genese klagten (d.h. ohne Gehirnpathologie). Außerdem gaben sie, wie schon erwähnt, auch andere Symptome an. Unser besonderes Interesse galt v.a. dem unscharfen bzw. verschwommenen Sehen, das sich während der Kopfschmerzattacke noch verstärkte, worüber die Patienten aber auch klagten, wenn sie nicht unter einem Kopfschmerzanfall litten.

Es wurden die Fusion in Konvergenz und Divergenz im schmerzfreien Intervall, vor und nach der Behandlung gemessen (Tabelle 1).

Tabelle 1. Patienten mit vertebragenen Blockierungen im oberen Zervikalbereich und eingeschränkter Fusionsbereitschaft

Patient	Alter [Jahre]	HWS-Befund vor chirotherapeutischer Behandlung	Augenbefund	HWS-Befund nach chirotherapeutischer Behandlung	Augenbefund
1. R.B., w.	41	C1/C2 links	−4 bis +7	o.B.	−4 bis +14
2. M.B., w.	57	C1/C2 links	−4 bis +6	o.B.	−3 bis +12
3. S.K., w.	60	C2/C3	−3 bis +5	C2/C3	−3 bis + 8
4. P.K., w.	26	C1/C2 links	−2 bis +5	o.B.	−3 bis +12
5. N.F., m.	42	C0/C1	−2 bis +4	o.B.	−2 bis + 8
6. P.K., m.	22	C1/C2 rechts	−3 bis +4	o.B.	−3 bis +15
7. N.N., w.	35	C1/C2 links	−3 bis +5	o.B.	−3 bis +12
8. R.S., w.	36	C0/C1	−3 bis +6	o.B.	−3 bis +15
9. G.B., w.	49	C1/C2 links	−4 bis +6	o.B.	−4 bis + 9
10. M.O., w.	30	C1/C2 rechts	−3 bis +5	o.B.	−4 bis +10
11. T.F., m.	27	C0/C1	−4 bis +6	o.B.	−4 bis +10
12. S.B., w.	24	C1/C2 links	−3 bis +5	o.B.	−3 bis +12
13. S.H., w.	33	C1/C2 rechts C2/C3 links	−2 bis +3	o.B.	−2 bis + 9
14. S.V., w.	56	C1/C2 links C2/C3 rechts	−3 bis +2	o.B.	−3 bis + 7
15. W.E., w.	48	C1/C2 rechts C2/C3 links	−3 bis +6	o.B.	−3 bis + 8
16. Q.H., w.	34	C1/C2 rechts	−2 bis +3	o.B.	−2 bis + 9
17. W.K., m	45	C1/C3 rechts	−1 bis +8	o.B.	−5 bis + 8
18. E.W., w.	39	C1/C2 links	−3 bis +3	o.B.	−3 bis +15

Die ophthalmologischen Untersuchungen wurden jeweils zur gleichen Tageszeit durchgeführt, um zirkadiane Tagesschwankungen zu vermeiden. Eine kleinere Fusionsbreite als 10° ist als pathologisch zu werten. Bei der Beurteilung der Ergebnisse muß allerdings berücksichtigt werden, daß eine Schwankungsbreite der Fusionsbereitschaft von 5° möglich ist. Ein ophthalmologisches Augenmuskeltraining kann sie verbessern. Zuletzt sollte eine Abhängigkeit vom Alter und eine Refraktion des jeweiligen Patienten berücksichtigt werden. Bei den vorgelegten Fällen war die Fusionsfähigkeit in jedem Fall schwach, träge oder eingeschränkt.

Diskussion

Bekanntlicherweise entsteht das scharfe Sehen durch die präzise Verschmelzung der in beiden Augen wahrgenommenen Bildeindrücke. Die korrekte Einstellung der Bulbi (Fusion) wird durch die extraokuläre Muskulatur gesteuert. An dieser Innervation sind der III., IV. und VI. Kopfnerv beteiligt. Aus den Arbeiten von Baker [1], Baker et al. [2], Precht u. Baker [27] und Highstein et al. [11] geht hervor, daß diese Nerven aus den zervikalen und vestibulären Rezeptoren beeinflußt werden. Die Augenbewegungen werden direkt durch den visuellen [7, 29], den vestibulären [33] und den propriozeptiven Nackeninput gesteuert [4]. Nach der Arbeit von McCouch et al. befinden sich die Nackenrezeptoren in den Gelenkkapseln der 3 oberen Zervikalsegmente [22]. Es ist auch belegt, daß der zervikale Input direkt mit der okulo-okulo-motorischen Bahn verbunden ist [14]. Deshalb muß eine Integration dieser Information stattfinden, um eine entsprechende Augeneinstellung zu bewirken [4, 12, 34, 39].

Fredrickson et al. gelang der Nachweis, daß direkte afferente Fasern von den Gelenkkapseln zu den vestibulären Kernen verlaufen [8]. Es ist auch bekannt, daß Afferenzen aus der Nackenmuskulatur mit makulären Afferenzen auf die vestibulären Kerne konvergieren [19, 20, 23]. Vestibuläre und visuelle Impulse konvergieren wiederum auf die Purkinje-Zellen im Flocculus und Nodulus des Zerebellums hin [21, 38]. Eine Stimulation des visuellen Systems aktiviert flocculäre Bahnen, welche den vestibulookulären Reflex inhibieren [15, 34]. Die vestibulozerebelläre Beteiligung an vestibulospinalen Reflexen, insbesondere derjenigen am Nacken und Rumpf, wurde bei Affen festgestellt [38, 39]. Wie Wilson et al. zeigten, führte die Stimulation der Rami dorsales im C2/C4-Bereich zur Entstehung von evozierten Potentialen im Flocculus der Katze. Diese Potentiale erreichten zwar nur die Hälfte der visuell induzierten Amplituden, sie wurden jedoch noch höher und klarer, als man das dorsale Wurzelganglion stimulierte [39]. Diese Befunde lassen die Annahme zu, daß die Stimulation der vertebralen Gelenke einen wichtigen Beitrag zu diesen Antworten bildet.

Wie aus der Literatur zu entnehmen ist und auch vom Autor bestätigt wird, läßt sich aus den sog. aktiven Triggerpunkten im M. sternocleidomastoideus und sogar im M. trapezius (persönliche Beobachtung) ein verschwommenes oder ein intermittierendes Doppelsehen ohne pupilläre Veränderungen hervorrufen [35, 36]. Abgesehen davon, können aus dem klavikulären Anteil des M. sternocleidomastoideus auch Störungen des Gleichgewichts, räumliche Desorientierung sowie posturaler Schwindel verursacht werden [32, 35, 36]. Für einige dieser Patienten ist dies sehr belastend, da sie unfähig sind, Entfernungen einzuschätzen und des öfteren gegen Türrahmen stoßen [32, 35]. Dies überrascht nicht, wenn man bedenkt, daß die beiden Muskeln aus den Segmenten C1 bis C5 und dem N. accesorius innerviert werden und bei vertebragenen Blockierungen im oberen zervikalen Bereich regelmäßig Triggerpunkte entwickeln. Meiner Überzeugung nach ist die Entstehung der Triggerpunkte rein reflektorischer Art. Sie wird verursacht durch den pathologischen Input aus den Mechanorezeptoren der Gelenkkapseln, wie es bei den vertebragenen Blockierungen der Fall ist und im Rahmen des arthromyofasziellen Schmerzsyndroms regelmäßig anzutreffen ist [30, 31]. Diese geschilderten Erkenntnisse erlangen besondere Bedeutung, speziell bei der Klärung der Pathogenese verschiedener extrakranieller Kopfschmerzarten, wo Sehstörungen fakultativ, jedoch vertebragene Blockierungen im oberen zervikalen Bereich obligatorisch vorkommen. Klinischerseits ist anzunehmen, daß der veränderte Input aus den muskulären Druckrezeptoren (Typ III nach Paintal) zusammen mit dem pathologischen Input aus den Gelenkrezeptoren nicht nur zur Entstehung des fortgeleiteten myofasziellen Schmerzes, sondern auch zur sympathischen Dysregulation führt und Dysfunktionen im Bereich anderer kranieller Nerven hervorruft [25].

Zuletzt soll erwähnt werden, daß die vorgelegten Ergebnisse noch zu gering und weitere Untersuchungen notwendig sind, um eine exakte statistisch belegte Aussage treffen zu können. Da diese Störungen bei nur etwa 6% der untersuchten Kopfschmerzpatienten vorkommen, ist das Zusammenstellen der Fälle mühsam. Weitere Forschung ist notwendig.

Literatur

1. Baker R (1972) Synaptic organization of the vestibulo-trochlear pathway. Exp Brain Res 14: 158–184
2. Baker RG, Mano N, Shimazu H (1969) Postsynaptic potentials in abducens motoneurons induced by vestibular stimulation. Brain Res 15: 577–580
3. Barány R (1918–1919) Über einige Augen- und Halsmuskelreflexe bei Neugeborenen. Acta Otolaryngol (Stockholm) 1: 97–102
4. Bizzi E, Kalil E, Tagliasco V (1971) Eye-head coordination in monkeys: Evidence for patterned organizations. Science 173: 452–454
5. Bos JH (1962) On vestibular nystagmus without causative endolymph-displacement. Academic Thesis, Amsterdam
6. Bos JH, Philipszoon AJ (1963) Neck torsion nystagmus. Pract Oto-Thino-Laryngol 25: 339–344
7. Ewald R (1892) Physiologische Untersuchungen über das Endorgan des Nervus octavus. Bergmann, Wiesbaden
8. Fredrickson JM, Schwarz D, Kornhuber HH (1966) Convergence an intraction of vestibular and deep somatic afferents upon neurons in the vestibular nuclei of the cat. Acta Otolaryng 61: 168
9. Frenzel H (1928) Rucknystagmus als Halsreflex- und Schlagfelderverlagerung des labyrinthären Drehnystagmus durch Halsreflexe. Z Hals Nas Ohrenheilkd 21: 177–187
10. Grahe K (1926) Beckenreflexe auf die Augen beim Menschen und ihre Bedeutung für die Drehschwachreizprüfung des Vestibularapparates. Z Hals Nas Ohrenheilkd 13: 613–616

Literatur

11. Highstein SM, Ito M, Tsuchiya T (1971) Synaptic linkage in the vestibulo-ocular reflex pathway of rabbit. Exp Brain Res 13: 306-326
12. Hikosaka O, Maeda M (1973) Cervical effects on abducens motoneurons and their interaction with vestibulo-ocular reflex. Exp Brain Res 18: 512-530
13. Hülse M, Partsch CJ (1976) Cervical-Nystagmus ausgelöst durch Halsreceptoren. HNO 24: 168-171
14. Igarashi M, Miyata H, Alford BA, Wright WK (1972) Nystagmus after experimental cervical lesions. Laryngoscope 82: 1609
15. Ito M, Nisimaru N and Yamamoto M (1973) Specific neural connections for the cerebellar control of vestibulo-ocular reflex. Brain Res 60: 238-243
16. Jongkees LBW (1969) Cervical vertigo. Laryngoscope 79: 1473-1484
17. Jongkees LBW, Philipszoon AJ (1964) Electronystagmography. Acta Otolaryngol (Stockholm) Suppl. 189
18. Kleijn de A (1917-1918) Action reflexes du labyrinth et du cou sur les muscles de l'oeil. Arch Néerl Physiol 2: 644-649
19. Kubin L, Magherini PC, Manzoni D, Pompeiano O (1979) Convergence and interaction of neck and macular labyrinth inputs within the lateral reticular formation. Exp Brain Res 36: R 16
20. Kubin L, Manzoni D, Pompeiano O (1981) Responses of lateral reticular neurons to convergent neck and macular vestibular inputs. J Neurophysiol 46: 48-64
21. Maekawa K, Simpson JI (1973) Climbing fiber responses evoked in vestibullocerebellum of rabbit in visual system. J Neurophysiol 36: 649-666
22. McCouch GP, Deering ID, Ling TH (1951) Location of receptors for tonic neck reflexes. J Neurophysiol 14: 191-195
23. McMasters RE, Weiss AH, Carpenter MB (1966) Vestibular projections of the nuclei of the extraocular muscles. Am J Anat 118: 163-194
24. Mohr U, Schimek JJ (1984) Fusionstörungen des Auges als Folge vertebragener Funktionsstörungen. Man Med 22: 2-4
25. Paintal AS (1960) Functional analysis of group III afferent fibers of mammalian muscles. J Physiol 152: 250-270
26. Partsch CJ, Hülse M (1976) Die Schleuderverletzung aus der Sicht des HNO-Arztes. Man Med 14: 6-9
27. Precht W, Baker R (1972) Synaptic organization of the vestibulo-trochlear pathway. Exp Brain Res 14: 158-184
28. Richter A, Precht W (1968) Inhibition of abducens motoneurons by vestibular nerve stimulation. Brain Res 11: 701-705
29. Rubin AM, Young JH, Milne AC, Schwarz DFW, Frederickson JM (1975) Vestibular-neck integration in the vestibular nuclei. Brain Res 96: 99-102
30. Schimek JJ (1984a) Gesichtsschmerz myofascieller Genese. Therapiewoche 34: 6836-6845
31. Schimek JJ (1984b) Myofaszielle Triggerpunktsyndrome im Bereich des Schultergürtels - Eine klinisch-experimentelle Studie. Schmerz 3: 101-105
32. Sola AE, Kuitert JH (1955) Myofascial trigger point pain in the neck and shoulder girdle. Northwest Med 54: 980-984
33. Szentágothai J (1950) The elementary vestibulo-ocular reflex arc. J Neurophysiol 13: 395-407
34. Takemori S, Suzuki J (1969) Influence of neck torsion on otolithogenic eye deviations in the rabbit. Ann Otol Rhin Laryngol 78: 640-647
35. Travell J (1952) Pain mechanism in connective tissue. In: Ragan C (ed) Connective tissues. Transactions of second conference. Josiah Macy Jr. Foundation, New York pp 96-102, 105-109, 111
36. Travell J (1957) Symposion on mechanism and management of pain syndromes. Proc Rudolf Wirchow Med Soc 16: 128-136
37. Voss O (1925) Geburtstrauma und Gehörorgan. Int Zbl Ohrenheilkd 24: 16-19
38. Wilson VJ, Maeda M, Franck JI (1975) Input from neck afferents to the cat flocculus. Brain Res 89: 133-138
39. Wilson VJ, Yoshida M (1969) Bilateral connections between labyrinth and neck motoneurons. Brain Res 13: 603-607

Verletzungen der oberen HWS*

K. S. SATERNUS, J. KOEBKE

Einleitung

Mit der Diagnostik der Halswirbelsäulenverletzung sind viele klinische Disziplinen befaßt, weitere mit der Therapie in der Akutphase oder der Behandlung der Bleibefolgen sowie ihrer Begutachtung.

Aber auch für forensische Zwecke ist eine Analyse des Verletzungsbildes erforderlich, wenn es gilt, auf die Art der mechanischen Beanspruchung – also auf die Verletzungsursache – zurückzuschließen. Diese Unfallanalyse ist jedoch kein Spezifikum der postmortalen forensischen Medizin. In jede Diagnose von Traumafolgen geht eine Unfallrekonstruktion ein, und jeder klinisch tätige Arzt wird bei seiner Anamneseerhebung ausführlich Einzelheiten eines Unfallgeschehens protokollieren. Aber auch der Kliniker wird in manchen Fällen ausschließlich von den erhobenen Befunden ausgehen müssen und darauf aufbauend zur Art der mechanischen Beanspruchung Stellung nehmen. Diese Vorgehensweise ist dann gefragt, wenn in foro die Art der Beteiligung des von ihm behandelten Patienten beim Unfallhergang strittig ist.

Im Rahmen dieses Beitrags soll nicht auf die Dignität der verschiedensten klinischen Untersuchungsmethoden eingegangen werden. Besonders zu verweisen wäre auf die umfangreichen Untersuchungen von Gutmann (1981).

Der Morphologe nutzt den Vorteil der direkten Betrachtung. Das beinhaltet aber eine Auswahl des Untersuchungsguts. Verständlicherweise bringt eine Auswertung tödlicher Traumata eine Verschiebung zum gravierenden Befund auch an der oberen HWS mit sich. Während in klinischen Untersuchungen durch Junghanns (1970), Danner (1973) und Nickl (1974) ein Verletzungsrisiko für die HWS von 0,5–1% errechnet wurde, ergab die Analyse tödlicher Traumata eine ungleich höhere Beteiligung, nämlich von 76% (Saternus 1979, 1981, 1983).

Herausgehoben ist dabei die Occipito-atlanto-axis-Region. Hier fanden sich bei den eigenen Untersuchungen 41% der knöchernen und 42% der Weichteilverletzungen. Wie in der gesamten HWS, so überwogen auch hier Weichteilverletzungen gegenüber knöchernen mit 5:1. Verletzungen der oberen HWS waren jedoch in ¾ der Fälle mit weiteren HWS-Verletzungen kombiniert, in fast 50% sogar mit solchen der mittleren und der unteren.

Es gelingt aber nur selten, allein aus der Weichteilverletzung auf die Richtung der Krafteinleitung zurückzuschließen, was nicht nur für die C0/C2-Region, son-

---

* Herrn Prof. Dr. S. Berg zum 65. Geburtstag gewidmet.

dern für die gesamte HWS gilt. Dem stehen die Ergebnisse postmortaler Beschleunigungsversuche mit einem durchaus einheitlichen Verletzungsmuster entgegen (Hinz 1970; Clemens u. Burow 1972; Erdmann 1973; Schmidt 1979).

Bei einer vital erlebten Verletzung ist jedoch das Schädigungsmuster ungleich variabler (Saternus 1979; Saternus u. Oehmichen 1984; Aufdermaur 1984).

Der Unterschied zwischen dem postmortalen monophasischen Beschleunigungsversuch und der vital erlebten Verletzung liegt bei einem Schleudertrauma des Halses im Verlauf der 2. Phase der Bewegung (Unterharnscheidt 1983). Beim vital erlebten Schleudertrauma verläuft sie energiereich, der Primärbewegung bekanntlich entgegengerichtet, wird aus der reflektorischen Antwort der primär überdehnten Muskelgruppen gespeist. Interessant sind in diesem Zusammenhang Berechnungen von Williams u. Belytschko (1983) zum M. semispinalis mit und ohne reflektorische Antwort, d.h. daß die Muskulatur ganz wesentlich das Verletzungsbild mitbestimmt. Dieser Einfluß läßt sich aber bei der konkreten Unfallrekonstruktion nicht ausreichend beurteilen.

Wenn somit die Weichteilverletzung zur Unfallrekonstruktion wenig ergiebig ist, so stellt sich die Frage nach der Aussagekraft der knöchernen Verletzung. Beispiel soll die Densfraktur sein, weil für sie klare Zuordnungen zwischen der Lokalisation der Fraktur und der Richtung der Beanspruchung vorliegen. So werden Densfrakturen von Wackenheim (1974) in einen Superior- oder Spitzentyp und in einen Inferior- oder Basaltyp unterteilt. Dabei soll der Superiortyp Folge der Hyperextension, der Inferiortyp Folge der Hyperflexion sein.

Anhand eines experimentellen Ansatzes sollen diese klinischen Erfahrungen überprüft werden.

Methodische Schritte

Voraussetzung für eine Frakturanalyse war es, extrahierbare Einflußfaktoren isoliert zu betrachten. Diese Isolierung von Variablen erwies sich als erforderlich, weil in zahlreichen Ansätzen gezeigt wurde, daß Densfrakturen in ihrer Variabilität untereinander nur schwer vergleichbar sind. Diese Feststellung gilt nicht nur für die röntgenologisch erhobenen realen Frakturen, sondern selbst für experimentell erzeugte Densfrakturen (Fielding et al. 1974; Stofft u. Pohl 1978; Althoff 1979).

Deshalb soll die Frakturanalyse am Modell und unter Berücksichtigung der Materialverteilung realer Objekte erfolgen. Im einzelnen sollen betrachtet werden:

1) die Lage der Densachse und im Zusammenhang damit das Densprofil,
2) der Einfluß der Richtung der Krafteinleitung im Hinblick auf die Bruchform,
3) die Spannungsverteilung in der Sagittalebene und
4) die Materialverteilung der realen Objekte.

Methodische Schritte

Lage der Densachse

In seinen umfangreichen Untersuchungen zum Profil des Dens und Corpus axis hat Werne (1957) 15 verschiedene Typen demonstriert. Ein Weg, zu einer Aussage über Densfrakturen zu gelangen, bestünde darin, die mittlere Achsstellung zu wählen. Sie beträgt bei Erwachsenen nach Messungen der Autoren 2° Dorsalneigung. Für die folgenden Betrachtungen der Densfraktur soll jedoch nicht dieser Mittelwert angesetzt werden. Statt dessen soll von 2 extremen Winkelstellungen in der Sagittalebene ausgegangen werden.

Entsprechend wurden 2 unterschiedliche Axistypen gemeinsam mit dem jeweiligen Atlas aus der Sammlung des Instituts für Rechtsmedizin der Universität zu Köln ausgewählt. Sie stammten von Erwachsenen, die keine knöchernen Erkrankungen hatten. Das Auswahlkriterium war also die Neigung der Densachse. Sie wurde in der Bestimmung nach Krmpotić-Nemanić u. Keros (1973) und Koebke (1979) mit 1° nach ventral und im 2. Fall 7° nach dorsal vermessen. Mit diesen Autoren soll der ventral geneigte Typus als *kyphotisch* und der dorsal geneigte als *lordotisch* bezeichnet werden.

Die Bestimmung der Densachse erfolgte im seitlichen Röntgenbild. Dazu wurde eine Gerade durch die vorderen und hinteren Eckpunkte der Grundplatte gelegt und eine weitere durch die Facies articularis superior in Höhe der Schnittpunkte mit der vorderen und hinteren Denskontur. Die Hälfte dieser gefundenen Abstände wurde mit einer nach oben aufsteigenden Geraden verbunden. Die 2. Hilfslinie war die Tangente an der Gelenkfläche des Dens axis. Der Kreuzungswinkel dieser beiden Geraden ergab das Maß der Densachsenneigung.

Unsere bisherigen Ergebnisse haben gezeigt, daß die Densachsenneigung nicht isoliert betrachtet werden kann, sondern nur im Zusammenhang mit der Konfiguration von Axis und Atlas, ja der gesamten $C0/C2$-Region. So war für den kyphotischen Dens ein kräftiger vorderer Atlasbogen mit breiter Fovea dentis typisch, eine entsprechend zarte Ausformung für den lordotischen Dens (Koebke 1979; Saternus 1985; Saternus u. Paul 1985a).

Einfluß der Richtung der Krafteinleitung auf den Typ der Densfraktur

In den durchgeführten Bruchversuchen (Saternus u. Paul 1985 b) wurden 2 Variablen isoliert betrachtet. Die eine war die Richtung der Krafteinleitung und die andere die Lage der Densachse. Es wurde bereits betont, daß mit der Bestimmung der Densachsenneigung bestimmte Gesamtformen der oberen HWS eingesetzt wurden.

Die Bruchversuche an diesen beiden Denstypen konnten nicht an realen Objekten durchgeführt werden; die individuelle Variabilität des Densprofils erlaubte diese Vorgehensweise nicht. Denn bei schrittweiser Änderung der Richtung der Krafteinleitung an stets neuen anatomischen Objekten wäre nicht mehr zu unterscheiden gewesen, ob eine Veränderung der Lage der Bruchebene auf die Richtungsänderung oder auf die Gestaltvariation oder auf beide Variablen zurückzuführen ist.

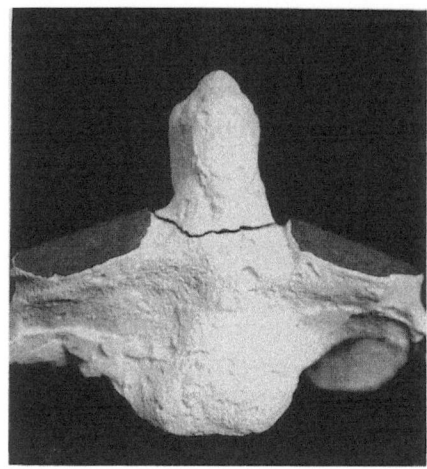

Abb. 1. Basale Densfraktur beim lordotischen Denstyp. Konstanter Befund im Modellversuch (Hartgips) bei ventralflektierender spitzwinklig eingeleiteter Kraft (10–30°)

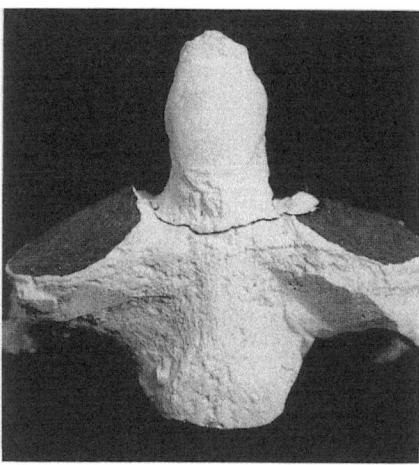

Abb. 2. Basale Densfraktur beim kyphotischen Denstyp. Regelbefund zwischen 10 und 30° Ventralflexion

Deshalb wurde – wie in der Biomechanik üblich (Pauwels 1965; Kummer 1985) – ein Modellversuch durchgeführt. Eingesetzt wurden gestaltgetreue und untereinander praktisch identische Hartgipsabgüsse von Atlas und Axis. Damit waren Einflüsse aus der Materialverteilung des Knochens beseitigt, und die äußere Form, die Gestalt, konnte als separierte Variable in den Versuch eingesetzt werden. Erst durch diese Reproduzierbarkeit von Atlas und Axis konnte verläßlich beurteilt werden, wie sich eine Änderung des Winkels der angreifenden Kraft auswirkt.

In den Versuch wurden 220 Modelle von Atlas und Axis eingesetzt, je 110 vom lordotischen und vom kyphotischen Ausgangsobjekt. Die Bruchversuche betrafen nur die Ventralflexion. Einzelheiten der Versuchsanordnung finden sich bei Paul (1985). Für die Versuche waren das Ligamentum longitudinale posterius, die M. tectoria und die Pars verticalis des Ligamentum cruciforme topographisch aus Glasfaser-Kautschuk-Lagen angepaßt worden. Die Schädelbasis war in diese flexible Platte integriert. An ihr setzte bis zum Bruch die ventral flektierende Kraft

Methodische Schritte

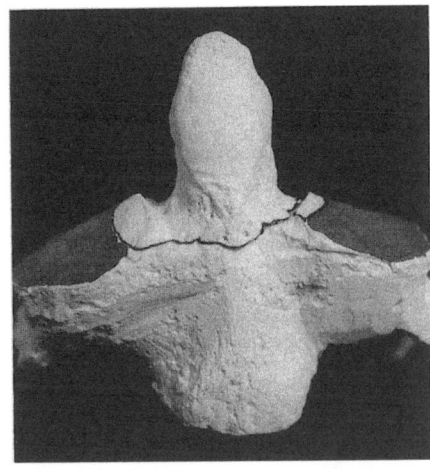

Abb. 3. Sonderform der basalen Densfraktur mit kragenförmigem Frakturverlauf durch das Corpus axis sowie durch beide Facies articulares superiores

quasi statisch an. Das Ligamentum transversum atlantis bildete einen eigenen Zug und war durch Bohrlöcher in den Massae laterales befestigt worden.

Die durchgeführten Bruchversuche ergaben unter den gewählten Bedingungen eine eindeutige Abhängigkeit des Densfrakurtyps von der Richtung der Krafteinleitung (Abb. 1 und 2).

Für beide Denstypen gilt, daß in dem Intervall zwischen 10 und 30° nur basale Frakturen aufgetreten waren, wobei der Flexionswinkel in 5°-Schritten vergrößert wurde, unter Einsatz von jeweils 10 Modellen pro Denstyp. Somit liegen dieser Aussage 100 Bruchversuche zugrunde. Allerdings war es nicht in jedem Fall zur Densfraktur, sondern vereinzelt auch zur „Hangman's fracture" gekommen.

Beim lordotischen Dens war der Wechsel von der basalen zur apikalen Densfraktur auf ein enges Intervall beschränkt. So kamen bis 30° ausschließlich basale Densfrakturen vor, bei 35° Flexion sowohl basale als auch apikale und oberhalb von 40° ausschließlich apikale. Breiter war das Intervall beim kyphotischen Dens. Hier traten beide Bruchtypen zwischen 35 und 45° Ventralflexion auf. Zwischen 55 und 65° war es dagegen nur zu apikalen Densfrakturen gekommen. Dabei muß ergänzt werden, daß der Winkel der Ventralflexion zwischen 45 und 75° in 10°-Schritten vergrößert wurde.

Betrachtet man den größten untersuchten Winkel von 75°, so ließen sich beim lordotischen Typ unter 10 Bruchversuchen nur noch 2 und beim kyphotischen keine Densfrakturen mehr erzeugen. Statt dessen traten beidseitige Wirbelbogenbrüche in Höhe der Pedikeln auf, also Hangman's fractures, die typischerweise nicht der hier simulierten Ventralflexion, sondern der Hyperextension zugerechnet werden. Der Mechanismus wird aber verständlich, denn mit steiler werdendem Winkel nimmt die Horizontalschubkomponente ab und die axiale Traktion zu. Damit werden die Wirbelbögen auf Biegung beansprucht (Saternus u. Paul 1984).

Es läßt sich somit als Ergebnis der Bruchversuche feststellen, daß eine eindeutige Abhängigkeit des Frakturtyps von der Richtung, und zwar von der Winkelstellung der angreifenden Kraft besteht, modifiziert durch die Neigung der Densachse.

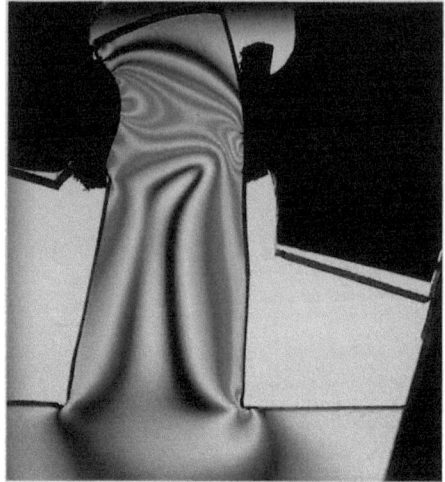

Abb. 4. Sagittalschnittmodell von Dens und Corpus axis (lordotischer Denstyp) ohne Einsatz der Ligamenta alaria. Spannungsverteilung im Isochromatenbild bei ventral flektierender Kraft. Ventral *(rechts)* die Druckseite mit der höheren Isochromatenzahl als dorsal *(links)* auf der Zugseite. In der Mitte – dunkel – die Isochromate nullter Ordnung

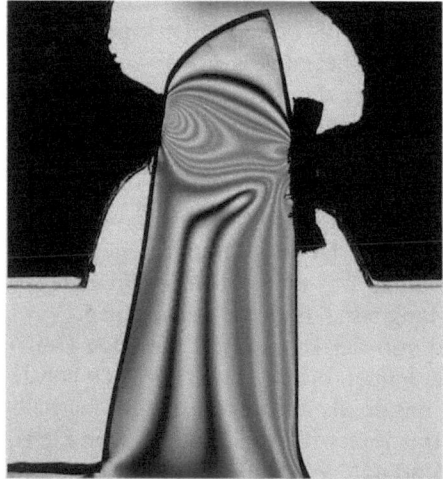

Abb. 5. Isochromatenbild eines Sagittalschnittmodells vom kyphotischen Denstyp ohne Einsatz der Ligamenta alaria

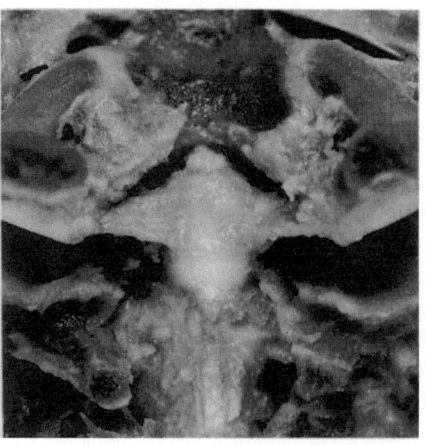

Abb. 6. Ligamenta alaria bei einem 6 Monate alten Kind mit fast horizontalem und frontalem Verlauf

Methodische Schritte

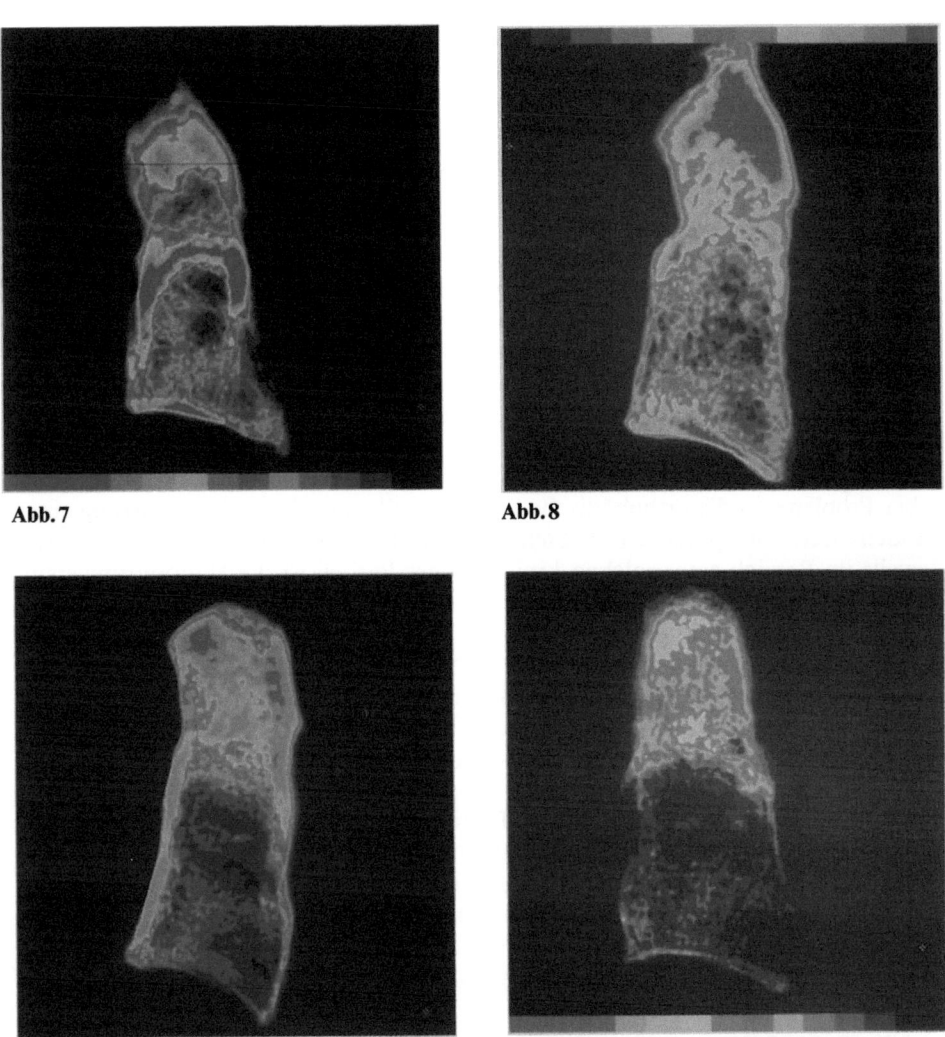

Abb. 7   Abb. 8

Abb. 9   Abb. 10

Abb. 7-10. Unterschiedliche Spongiosaverteilung in Dens und Corpus axis, nähere Einzelheiten s. Text. Äquidensitenbild von Röntgenaufnahmen 2-mm-dicker planparalleler Sagittalschnitte mit Vergleichsstufenkeil

Kennt man somit indirekt die Spannungsverteilung im räumlichen homogenen Objekt, so interessieren die Verhältnisse in der Sagittalebene.

Spannungsverteilung in der Sagittalebene

Der Untersuchung der Spannungsverteilung im Dens und Corpus axis in der Sagittalebene unter ventral flektierender Krafteinleitung liegen mechanische Vorstellungen von Fielding et al. (1974) sowie White u. Panjabi (1978) zugrunde.

Danach wird der Dens bei Zug am langen Hebelarm, dem hinteren Atlasbogen, zwischen vorderem Atlasbogen und Ligamentum transversum atlantis extrem auf Biegung beansprucht. Dieser Mechanismus kann nur wirksam werden, wenn der hintere Atlasbogen im Kraftschluß über die M. atlanto-occipitalis posterior bei forcierter Ventralflexion mitgenommen wird. Voraussetzung dazu ist eine Entlastung in der nächst tieferen Etage, also zwischen hinterem Atlasbogen und Axisdornfortsatz (Saternus 1979, 1981). Daß dieses ein typischer Befund bei der Densfraktur ist, ließ sich früher zeigen.

Nach diesen Vorstellungen ist es gerechtfertigt, bei der Beurteilung der Spannungsverteilung in der Sagittalebene dorsal Zug und ventral Druck aufzubringen.

Zur Durchführung eines spannungsoptischen Versuchs wurden Modelle der bisher verwandten Axistypen, und zwar Sagittalschnitte durch Dens und Corpus axis, verwandt. Dazu wurden in Originalgröße Kunststoffmodelle (VP 701, Dicke 10 mm) eingesetzt.

Die spannungsoptische Methode wurde von Pauwels (1940) zur Lösung statischer Probleme in die orthopädische Biomechanik eingeführt. Bei Belastung eines Modells treten im polarisierten Licht die sog. Farbgleichen (Isochromaten) auf. Jeweils im Bereich einer solchen Linie gleicher Farben ist die Hauptnormalspannungsdifferenz ($\sigma_1 - \sigma_2$) gleich groß. Für linear oder flächenhaft eingeleitete Kräfte kann damit gerechnet werden, daß die Hauptnormalspannungsdifferenzen an verschiedenen Stellen eines beanspruchten Körpers zueinander in der gleichen Proportionalität stehen wie die Primärspannungen, so daß man die Ordnungszahlen der Isochromaten als *relatives* Maß für die örtlichen Spannungen ansehen kann. Je höher die Ordnungszahl der Isochromaten ist, desto größer ist die Hauptnormalspannungsdifferenz und damit die Primärspannung an der betreffenden Stelle. Eine ausführliche methodische Darstellung der Spannungsoptik findet sich bei Mesmer (1939), Föppl u. Mönch (1950) sowie bei Kummer (1959).

In Abb. 4 und 5 ist die Verteilung der Isochromaten in den beiden Densmodellen dargestellt. In der Mitte – dunkel – liegt die Isochromate nullter Ordnung, ventral auf der Druckseite eine höhere Isochromatenordnung als dorsal auf der Zugseite. Ausgenommen die betonte Verbindung zwischen den Orten der Krafteinleitung verlaufen die Isochromaten gleichmäßig vom Dens in das Corpus.

Die spannungsoptischen Versuche lassen zudem den Einfluß der Ligamenta alaria auf die mechanische Beanspruchung des Dens bei Traktion erkennen. In der präparativen Darstellung (Abb. 6) ist der Typ mit horizontalem und frontalem Verlauf der Ligamenta alaria zu sehen.

Bei Einsatz im Modell kehrt sich in beiden Denstypen die Isochromatenordnung um, d.h. sie wird auf der Zugseite größer als auf der Druckseite. Bei einem Körper gleicher Festigkeit müßte demnach für die gewählte Ventralflexion der Frakturbeginn als knöcherne Zerreißung dorsal liegen. Damit wäre bei Betrachtung der Materialverteilung speziell auf die dorsalen Strukturen zu achten.

Materialverteilung im knöchernen Objekt

Die durchgeführten Bruchversuche sowie die spannungsoptischen Modellversuche geben allein noch keine verbindliche Auskunft über das Frakturverhalten des

Dens axis. Eine Zuordnung kann erst dann möglich sein, wenn die Materialverteilung differenziert nach den beiden Denstypen berücksichtigt wird. Ausgewertet wurden 2 mm dicke, planparallele Sagittalschnitte von Dens und Corpus axis. Dazu wurden Röntgenaufnahmen im seitlichen Strahlengang gefertigt und diese densitometrisch über einen Rechner in ein Äquidensitenbild* umgesetzt. Dargestellt sind die Orte gleicher Dichte, wobei mit Rot die höchsten und mit Blau die niedrigsten Dichtestufen aus dem Röntgenbild wiedergegeben werden.

Beide Denstypen unterscheiden sich in ihrer Dichteverteilung. So ist nach Koebke (1979) für den lordotischen Dens ein kräftiges Spongiosabündel zwischen den Articulationes dentis charakteristisch. Wird der Dens im steilen Winkel ventral flektiert, so würde man nach den Bruchversuchen eine apikale Densfraktur erwarten. Aufgrund der Materialverteilung ergäbe sich im vorliegenden Fall eine Prädilektionsstelle, die unterhalb des kräftigen Spongiosabündels im Apex dentis und oberhalb des gleichfalls kräftig bewehrten Corpus axis liegt. Hier finden sich nur ganz zarte Spongiosabündel. Betrachtet man umgekehrt eine unter einem spitzen Winkel ventral flektierende Krafteinleitung, so wäre dieser Axis dagegen gut angepaßt.

Bei ähnlicher äußerer Konfiguration des Sagittalschnitts wie in Abb. 7 finden sich bei dem in Abb. 8 wiedergegebenen Äquidensitenbild völlig andere morphologische Verhältnisse. Hier zieht ein breites Spongiosabündel vom vorderen Anteil des Apex bis in die dorsalen Teile des Korpus. Es läuft in einem breiten Zug herunter bis in die Grundplatte. Ein solcher Typ wäre somit gegen jede auch unphysiologische ventral flektierende Beanspruchung angepaßt, nicht jedoch in gleicher Weise gegen dorsal flektierende Traktion, die hier jedoch nicht näher betrachtet werden soll.

Sehr ähnlich sind die Verhältnisse beim kyphotischen Dens (Abb. 9). Hier ist im Dens reichlich Material vorhanden. Und in den rückwärtigen Partien des Korpus erstreckt sich bis zur Grundplatte reichlich Material. Dennoch wäre eine Prädilektionsstelle gegeben, und zwar an dem versetzten Übergang der dorsalen Bewehrung des Korpus zum Dens selber. Dabei wäre zu erwarten, daß der Frakturspalt von dorsal nach ventral abfällt und somit der Dens breit kragenförmig herausgebrochen wird. Derartig kragenförmige tiefe Ausrisse aus dem Corpus axis wurden bei den Bruchversuchen nur beim kyphotischen Dens unter flachem Winkel, d.h. zwischen 10 und 30° Ventralflexion, gefunden.

Abweichend von den bisherigen Dichtedarstellungen ist das Äquidensitenbild des Axis in Abb. 10. Hier finden sich ungleich zartere knöcherne Strukturen als in den bisher dargestellten Objekten. Es läßt sich nicht ausschließen, daß stets der Dens basal ausgerissen wird, und zwar unabhängig vom Winkel der ventral flektierenden Kräfte. Eine besondere Gefährdung bestünde jedoch bei flacher Krafteinleitung.

---

* Wir danken Herrn Dr. Möllers für die Fertigung der Äquidensitenbilder.

Zusammenfassung

Für die Klinik und für die forensische Medizin ist die genaue Kenntnis von Frakturtypen des Dens axis erforderlich. Zahlreiche Klassifikationen liegen bisher vor. Zu verweisen wäre auf Wackenheim u. Lopez (1969), Wackenheim (1974), Schatzker et al. (1971), Husby u. Soerenson (1974), Anderson u. D'Alonzo (1974), Marar u. Tay (1976), Stofft u. Pohl (1978) sowie Althoff (1979).

Dabei unterscheiden Schatzker et al. (1971) sowie Husby u. Soerenson (1974) zwischen hoch- und tiefliegenden Bruchtypen und lassen somit Spielraum für weitere Einteilungen. Dagegen unterteilen Anderson u. D'Alonzo (1974) sowie Marar u. Tay (1976) die Densfrakturen in 2 basale Typen, erwähnen jedoch den Spitzentyp nicht. Althoff (1977) dagegen definiert den Spitzentyp als Bruch des sog. Isthmus. Damit legt er die Fraturebene an einen Ort, von dem Wüsthoff bereits 1923 zeigen konnte, daß für die Densfraktur dort keine Prädilektionsstelle besteht, eine Auffassung, die Stofft u. Pohl (1978) mit den Ergebnissen ihrer Bruchversuche stützen konnten. Auch Wackenheim (1974) berücksichtigt einen geläufigen Typ nicht, nämlich den einfachen Abbruch des Dens vom Korpus.

Diesen verschiedenen Klassifikationen soll keine neue gegenübergestellt werden. Die eigenen Untersuchungen zeigen aber, daß in eine Klassifikation von Denstypen die Grundform des Dens axis eingehen sollte, ausgedrückt in der Variation von lordotisch bis kyphotisch. Bei beiden Densgrundtypen lassen sich zwar basale und apikale Densfrakturen unterscheiden, doch sind die Frakturebenen nicht am selben topographischen Ort, liegen beim lordotischen Typ korpusnäher als beim kyphotischen.

Durch unsere Bruchversuche am dreidimensionalen Modell konnte experimentell der Einfluß der Richtung der Krafteinleitung auf den Frakturtyp systematisch betrachtet werden. Damit werden die Vorstellungen von Wackenheim u. Lopez (1969) und Wackenheim (1974) über die Abhängigkeit des Frakturtyps von der Richtung der Krafteinleitung grundsätzlich bestätigt. Hinsichtlich der Zuordnung kommen wir jedoch zu anderen Schlüssen. Wenn diese Autoren den Superiortyp dem Hyperextensionstrauma und den Inferiortyp dem Hyperflexionstrauma zuordnen, so muß nach unseren Bruchversuchen davon ausgegangen werden, daß allein eine Variation des Winkels einer ventral flektierenden Kraft Spannungsmaxima in Dens und Corpus axis erzeugt, die zu beiden Bruchtypen führen würden.

So ergab sich an den formgleichen Objekten für beide Denstypen, daß bei Flexionswinkeln zwischen 10 und 30° nur basale und oberhalb von 55° nur apikale Densfrakturen vorkamen. Weiterer Aufschluß über die Entstehung von Densfrakturen wurde aus dem spannungsoptischen Versuch an Sagittalschnittmodellen gewonnen. Dabei erwies sich der Einsatz von Zügen für die Ligamenta alaria als wichtig, weil durch sie die Zugspannung auf der Dorsalseite der Modelle erhöht wurde, die Isochromatenordnung sich von der Druck- zur Zugseite umkehrte. War ohne Einsatz der Ligamenta alaria die Zahl der Isochromatenordnungen auf der Druckseite höher, so wurde sie es unter Berücksichtigung dieser Bänder auf der Zugseite, bei Ventralflexion also auf der Dorsalfläche.

Unter Berücksichtigung dieser aus den Modellversuchen gewonnenen Spannungsverteilung im Modell galt somit das Interesse der Materialverteilung der realen anatomischen Objekte. Exemplarisch wurde die Materialverteilung halbquantitativ im Äquidensitenbild als röntgenologisch faßbare Knochendichte bestimmt. Erst diese Zuordnung bekannter Spannungsverteilung zur individuellen Materialverteilung erlaubt nach den vorliegenden Untersuchungen eine Benennung von Prädilektionsstellen für die Densfraktur.

Literatur

Althoff B (1979) Fracture of the odontoid process. Acta Orthop Scand [Suppl] 177
Anderson LD, D'Alonzo RT (1974) Fractures of the odontoid process of the axis. J Bone Joint Surg 56A: 1663-1674
Aufdermaur M (1984) Wirbelsäulenverletzungen. In: Doerr W, Seifert G (Hrsg) Spezielle pathologische Anatomie, Bd 18. Pathologie der Gelenke und Weichteiltumoren. Springer, Berlin Heidelberg New York Tokyo, S 1175-1236
Clemens H-J, Burow K (1972) Experimentelle Untersuchungen zur Verletzungsmechanik der Halswirbelsäule beim Frontal- und Heckaufprall. Arch Orthop Unfallchir 74: 116-145
Danner M (1973) Innere Sicherheit im Kraftfahrzeug - eine Auswertung sämtlicher Pkw-Unfälle mit Insassenverletzung durch die deutschen Kraftverkehrsversicherer. Z Ges Versicherungswiss 94: 25-51
Erdmann H (1973) Schleuderverletzung der Halswirbelsäule. Die Wirbelsäule in Forschung und Praxis, Bd 56. Hippokrates, Stuttgart
Fielding JW, Cochran GVB, Lawsing JF, Hohl M (1974) Tears of the transverse ligament of the atlas, a clinical biomechanical study. J Bone Joint Surg 56A: 1683-1692
Föppl L, Mönch E (1950) Praktische Spannungsoptik. Springer, Berlin Göttingen Heidelberg
Gutmann G (1981) Die Halswirbelsäule. Die funktionsanalytische Röntgendiagnostik. Fischer, Stuttgart
Hinz P (1970) Die Verletzung der Halswirbelsäule durch Schleuderung und Abknickung. Hippokrates, Stuttgart. Die Wirbelsäule in Forschung und Praxis, Bd 47
Husby J, Soerensen KH (1974) Fracture of the odontoid process of the axis. Acta Orthop Scand 45: 182-192
Junghanns K (1970) Die kombinierte Verletzung des Schädels und der Halswirbelsäule. Monatsschr Unfallheilkd 73: 97-101
Koebke J (1979) Morphological and functional studies on the odontoid process of the human axis. Anat Embryol 155: 197-208
Krmpotić-Nemanić J, Keros P (1973) Funktionale Bedeutung der Adaptation des Dens axis beim Menschen. Verh Anat Ges 67: 393-397
Kummer B (1959) Bauprinzipien des Säugerskeletts. Thieme, Stuttgart
Kummer B (1985) Einführung in die Biomechanik des Hüftgelenks. Springer, Berlin Heidelberg New York Tokyo
Marar BC, Tay CK (1976) Fracture of the odontoid process. Aust NZJ Surg 36: 231-236
Mesmer G (1939) Spannungsoptik. Springer, Berlin
Nickl W (1974) Die dritte Dimension der Unfallforschung. Schriftenreihe des Hauptverbandes der gewerblichen Berufsgenossenschaften e.V. Bonn
Paul E (1985) Über das Bruchverhalten des Dens axis bei ventralflektierter Krafteinleitung. Modellversuche an zwei Formen mit unterschiedlicher Winkelstellung des Dens axis. Inauguraldissertation, Universität Köln
Pauwels F (1940) Grundriß einer Biomechanik der Frakturheilung. In: Gesammelte Abhandlungen zur funktionellen Anatomie des Bewegungsapparates (Verh Dtsch Orthop Ges; 34. Kongreß, 1965). Springer, Berlin Heidelberg New York
Saternus K-S (1979) Die Verletzungen von Halswirbelsäule und Halsweichteilen. Hippokrates, Stuttgart (Die Wirbelsäule in Forschung und Praxis Bd 84)
Saternus K-S (1981) Verletzungen der Occipito-Atlanto-Axis-Region. Z Orthop 119: 662-664
Saternus K-S (1983) Dynamik versus Morphologie der HWS. In: Hohmann D, Kügelgen B, Liebig K, Schirmer M (Hrsg) Neuroorthopädie 1. Springer, Berlin Heidelberg New York Tokyo

Saternus K-S (1985) Bruchformen des Atlas. I. Frakturen der Massa lateralis. Beitr. Gerichtl Med 43: 63–68

Saternus K-S, Oehmichen M (1984) Grundlagen der Bewertung eines Schleudertraumas. Unfall- u. Sicherheitsforschg Straßenverk H 47: 76–82

Saternus K-S, Paul E (1984) Hangman's fracture bei ventralflektierter Traktion. Z Rechtsmed 93: 301–310

Saternus K-S, Paul E (1985) Bruchformen des Atlas. II. Frakturen des Arcus anterior et posterior. Beitr Gerichtl Med 43: 69–81

Schatzker J, Rorabeck CH, Waddell JP (1971) Fractures of the dens (an analysis of 37 cases). J Bone Joint Surg 53 B: 392–405

Schmidt G (1979) Medizinische Erkenntnisse aus Aufpralltests zur Unfallrekonstruktion und zur Datengewinnung. Unfall- und Sicherheitsforschg Straßenverk 21: 285–300

Stofft E, Pohl A (1978) Dens-Fraktur im Experiment (Beitrag zur Bruchfestigkeitsbestimmung des Knochens). Verh Anat Ges 72: 123–132

Unterharnscheidt F (1983) Neuropathology of rhesus monkeys undergoing. In: Ewing CL, Thomas DJ, Sances A, Larson SJ (Hrsg) Impact injury oft the head and spine. Thomas, Springfield

Wackenheim A (1974) Roentgendiagnosis of the craniovertebral region. Springer, Berlin Heidelberg New York

Wackenheim A, Lopez F (1969) Etude radiographique des mouvement de C1 et de C2 lors de la flexion et de l'extension de la tête. J Belge Radiol 52: 117–120

Werne S (1957) Studies in spontaneous atlas dislocation. Acta Orthop Scand [Suppl] 23

White AA, Panjabi MM (1978) Clinical biomechanics of the spine. Lippincott, Philadelphia Toronto

Williams J, Belytschko T (1983) A three-dimensional model of the human cervical spine for impact simulation. J Biomech Eng 105: 321–331

Wüsthoff R (1923) Über die Luxationsfraktur im unteren Kopfgelenk. Dtsch Z Chir 183: 73–98

Klinik von posttraumatischen Funktionsstörungen der oberen HWS: Symptomkombination und Symptomdauer, Frage der Latenz

G. GUTMANN

Die mit diesem Thema gestellte Aufgabe verlangt nicht mehr und nicht weniger als eine Bewertung und Standortbestimmung der manuellen Medizin im Rampenlicht der medizinischen Traumatologie und der juristischen Öffentlichkeit nach dem Motto: Hic Rhodos, hic salta!

Seit über 30 Jahren beobachten wir die klinischen Begleitsymptome bei funktionellen Störungen im Kopfgelenkbereich. Zwangsläufig sind wir dabei in die forensische Bearbeitung traumatischer funktioneller Schäden geraten.

Definition der funktionellen Schäden der oberen HWS

1) Störungen der intrasegmentalen physiologischen Koordination im Ablauf einer Bewegung,
    - im Sinne einer Bewegungshemmung (Blockierung),
    - im Sinne einer Bewegungssteigerung (Hypermobilität),
    - als Kombination beider Störungen im Sinne eines Bewegungsungleichgewichts (z. B. Blockierung C2 bei Hypermobilität C1 und umgekehrt).
2) Störung der intrasegmentalen räumlichen Beziehungen (Relationsstörung, Misalignment) mit oder ohne Blockierung, eine Störung, die in dieser Form nur in den bandscheibenfreien Segmenten C0/C1, C1/C2 möglich ist.
3) In der allgemeinsten Form: Störungen des muskulären und muskuloligamentären Synergismus (Distorsion, Dysfunktion, Lewit 1964).

Besondere Schwierigkeiten der nosologischen (ätiologisch-pathogenetischen) Einordnung

- Gleichartige funktionelle Störungen können recht variable, unregelmäßig oder permanent auftretende oder gar keine Symptome auslösen;
- unter üblicher traumatologischer Bewertung können völlig unscheinbare Befunde, die der Nichtmanualmediziner gar nicht zu registrieren pflegt, ein ungewöhnlich vielfältiges Syndrom bis zu schwerster Verlaufsform auslösen;
- die Objektivierung der funktionellen Störung und der objektive Nachweis des kausalen klinischen Zusammenhangs ist sehr schwierig, ja häufig unmöglich;
- die klinische Symptomatik ist stark subjektiv-vegetativ gefärbt und nur in einigen Bereichen mit klinischen Parametern zu erfassen;

- last but not least ist eine gewisse Latenz zwischen Trauma und klinischer Symptomatik, zwischen Früh- und Spätsymptomen sehr häufig, ja geradezu pathognomonisch.

Ziehen wir all dies in Betracht, so bemerken wir ein entscheidendes Faktum: Die jeweilige individuelle Reaktionsweise und aktuelle Reaktionsbereitschaft sowie die jeweils andersartige Kombination zusätzlicher konstanter oder aktuell wechselnder interner oder externer pathogener Einflüsse bestimmen weitgehend den Aktionsradius, die klinische Begleitsymptomatik und zeitliche Manifestierung der funktionellen Störung im Bereich der oberen HWS wie an keinem anderen Abschnitt der Wirbelsäule. Somit wird das rein kausale, v. a. monokausale Denken hier ad absurdum geführt.

Wir vermeiden es daher geflissentlich, von *dem* klinischen Bild der oberen HWS zu sprechen. Hier können funktionelle Störungen je nach multifaktorieller Konditionierung des gesamten pathogenetischen Milieus eine Unzahl von Symptomen auslösen, von der Sehstörung, dem Schwindel jeder Qualität, der Otalgie, dem Hörsturz, Kopfschmerzen unterschiedlichster Form, Nackenschmerzen, Herzbeschwerden, intestinalen Funktionsstörungen, Störungen des Schlaf-wach-Rhythmus, „Wachstums"schmerzen der Kinder und Jugendlichen, zerebralen Krampfanfällen, synkopalen Ohnmachten, ganz zu schweigen von Störungen der hormonalen Balance, der Konzentration, des Gedächtnisses, der gesamten Persönlichkeitsstruktur bis hin zu Depressionen. Die hier bestehenden Zusammenhänge können wir nicht experimentell, kaum statistisch beweisen, wir können sie nur durch den manualtherapeutischen klinischen Effekt erhärten.

Diese Erkenntnis der relativen klinischen Bedeutung spontaner oder traumatisch verursachter funktioneller Störungen gibt uns nicht das Recht, ihre klinische Wirksamkeit überhaupt anzuzweifeln oder zu verneinen.

In jedem Einzelfall kommt es also nicht nur darauf an, die Existenz einer funktionellen Störung zu analysieren, sondern ebensosehr darauf, ihren aktuellen Einfluß auf das aus vielen Quellen gespeiste klinische Geschehen zu erkennen und wahrscheinlich zu machen, gestützt auf unser Wissen um die besondere Biomechanik und Neurophysiologie dieses menschlichen Schlüsselbereichs. Nur wer die hier wirksamen spezifischen biomechanischen und neurophysiologischen Abläufe kennt und anerkennt, versteht die unglaubliche Polyvalenz des hier gespeicherten klinischen Störungspotentials.

Nach heutigem Kenntnisstand können sich funktionelle Störungen im Bereich zwischen Okziput und C3 auf 2 unterschiedlichen Ebenen auswirken und zwar

biomechanisch in Verbindung
- zu Dura und Subforaminalraum,
- zur Gelenkmechanik,
- zu den spinalen Nerven,
- zur A. vertebralis;

nervalreflektorisch auf
- die unmittelbar „segmental" zugehörigen Anteile der Medulla oblongata, des Stammhirns, der Formatio reticularis des Zwischenhirns, insbesondere auf das Gleichgewichtssystem,

– die postural-tonische und kinesiologische Ontogenese des Kindes und die gesamte posturale Muskulatur des erwachsenen Menschen.

Man wird uns fragen: Ist dies nicht ein wahrhaft erschreckendes und daher eher unwahrscheinliches Störungspotential? Die Antwort lautet: *nein*. Denn fast nie wird es eo ipso, automatisch und zwangsläufig klinisch wirksam. Meistens bedarf es eines geeigneten multifaktoriellen, pathogenetischen Nährbodens.

Fast nie kommt es mit all seinen Störungsmöglichkeiten gleichzeitig zur Wirkung. Wir beobachten, daß die Symptomatik sich auf ein gewisses Muster individuell einspielt und festlegt und dieses bei Rückfällen, natürlich mit Ausnahmen, stereotyp wiederholt. Es handelt sich weit überwiegend um ein reversibles funktionelles Störungspotential. Wir können es gezielt, erfolgreich und ökonomisch beeinflussen, wenn wir zu seiner exakten Analyse fähig sind.

Hier liegt die Schwäche und Stärke der manuellen Medizin, wenn sie in der Begutachtung gefordert ist. *Schwäche* insofern, als wir a priori den Beweis zwischen funktioneller Störung und Klinik – von Ausnahmen abgesehen – nicht erbringen können und insofern, als nach unseren langjährigen Erfahrungen kein einziger „schulmedizinischer" Gutachter das komplexe Störungspotential der Kopfgelenke kennt, geschweige denn anerkennt. Für den Richter spiegelt hier der entsprechende ärztlich-gutachterliche Lesestoff einen Informationsrückstand von z.Z. etwa 30 Jahren wider.

Die *Stärke der manuellen Medizin* ist insofern unbezweifelbar, als sie den Störfaktor aufzudecken, zu beseitigen vermag, soweit er reversibel ist, und als sie seine klinische Manifestation beheben kann. Denn das Wesen der reversiblen funktionellen Störung besteht ja darin, daß sie keinen Dauerschaden setzt, wenn sie rechtzeitig behoben wird. Gerade die traumatisch bedingten funktionellen Störungen im Kopfgelenkbereich sind therapeutisch besonders dankbar.

Hier möchte ich auf einen interessanten Bericht aus der neurochirurgischen Praxis hinweisen. Einige amerikanische Autoren berichteten über die chirurgische Behandlung der Hemikranie, die von einer mechanischen Störung des 2. Zervikalnerven ausgeht. Erfolg hatten sie ausschließlich bei posttraumatischen Zuständen, niemals bei spontan entstandener Symptomatik.

Klinische Symptomatik

Nach diesen allgemeinen, aber für das Verständnis wesentlichen Vorbemerkungen können wir uns zur Frage der posttraumatischen klinischen Symptomatik relativ kurz fassen. Unterscheidet sie sich überhaupt von der nichttraumatisch ausgelösten Symptomkombination? Grundsätzlich nicht, wenn man von der primären lokalen, gelegentlich recht hartnäckigen ligamentären Distorsionssymptomatik absieht. Aus Zeitgründen muß ich darauf verzichten, auf die Definition des Traumas in unserem Zusammenhang einzugehen. Allerdings möchte ich nicht versäumen, auf den traumatisierenden Einfluß des menschlichen Geburtsvorgangs hinzuweisen, der wesentlich größer ist als allgemein angenommen wird. Wir haben hierüber mehrfach berichtet. Frymann (1966) hat 1250 unselektierte Säuglinge innerhalb der ersten 5 Tage post partum untersucht. Bei einer Gruppe „nervöser" Kinder (Erbrechen, muskulärer Hypertonus bis Opisthotonus, Tremor, Schlaflosigkeit; n=211) wurde in 95% der Fälle bei der manuellen Untersuchung des Schädels eine Spannung („strain") gefunden. Bei der Vergleichsgruppe in 61%. Dabei muß berücksichtigt werden, daß nicht alle Symptome nervaler Irritation schon in den ersten 5 Tagen sichtbar werden. Wurde bei diesen Kindern die Spannung manuell beseitigt, kam es häufig zu einer unmittelbaren Beruhigung: das Schreien hörte auf, die Muskulatur entspannte sich, die Kinder schliefen ein.

Wie sehr der menschliche Geburtsvorgang an die Grenzen der Belastbarkeit des Kindes geht, wird auch von Yates (1962) betont, die auf die häufigen Verletzungen der A. vertebralis und der spinalen Nervenwurzeln hinweist. Bei der Untersuchung von 250 totgeborenen Kindern fand sich in 72 Fällen ein zervikales Distorsionstrauma. Wir ermittelten bei einem Drittel von 29 Säuglingen mit typischer Kopfgelenksymptomatik abnorme Geburten. Meijer u. Rodenburg (1984) untersuchten fortlaufend 400 Kinder an Grundschulen, fanden hier „außerordentlich häufig" Störungen im Kopfgelenkbereich, so bei 92 kontrollierten Kindern in fast 50%, sowie 7 nach Zangengeburten; sie beobachteten dabei, entsprechend unseren eigenen Erfahrungen, Latenzperioden bis zu mehreren Jahren Dauer (persönliche Mitteilung). Interessant war hierbei für die Autoren, daß selbst schwere Unfälle von Eltern und Kindern kaum registriert wurden. Wir machen die gleichen Erfahrungen, wobei bei den Eltern ein unterschwelliges Schuldgefühl, bei den Kindern die Tatsache, daß keine unmittelbaren Beschwerden aufgetreten sind, das traumatische Ereignis verdrängten. In der Erörterung des posttraumatischen Syndroms spielt das Alter, in dem das Trauma eingetreten ist, eine große Rolle.

Funktionsstörungen zwischen C0-C3:
Symptome bei Säuglingen und Kindern (fast 100% C0/C1)

1) *Tortikollis* mit progredienter Asymmetrie des Kopfes.
   Störungen:
   - der Koordination (z. B. Neigung zum Stolpern, Fallen),
   - der posturalen Entwicklung,
   - Hüftdysplasie,
   - Skoliosen.
2) *Zentral-vegetative Störungen:*
   - motorische Unruhe oder Bewegungsarmut,
   - Beeinträchtigung des Schlaf-wach-Rhythmus,
   - Appetitstörungen,
   - Fieberparoxysmen, zerebrale Krampfanfälle,
   - Übelkeit, Schwindel, Hörstörungen,
   - psychomotorische Enthemmungen,
   - Kreislaufbeschwerden mit schneller Ermüdbarkeit, unklare Bauch- bzw. Gliederschmerzen.

Klinische Symptomatik

3) *Neurodystrophische Störungen:*
   - Neigung zu Infekten des Nasen-Rachen-Raumes,
   - des Mittelohres;
   - Haarwuchsstörungen.
4) *Intellektuelle Störungen:*
   - Lernschwierigkeiten,
   - Konzentrationsstörungen,
   - rasche geistige Ermüdung.
5) *Kopfschmerzen:*
   - im artikulationsfähigen Alter,
   - bei Säuglingen und Kleinstkindern (heftige Flucht- und Abwehrreflexe bei Palpation der C0/C1-Gelenke).

Ein typisches Beispiel mit guter Beobachtung aus der eigenen Familie möge dies illustrieren (Gutmann 1954a, b):

Fallbeispiel:

G. A., 10½ Jahren: außer leichten Kinderkrankheiten bisher gesund. 1949 aus dem oberen Bett eines 2stöckigen Bettes gefallen. Etwa 1 Jahr später zunehmende Veränderungen, ständiges Kränkeln, Stillstand des Wachstums, blaß, mager, appetitlos, nervös, sehr schlechte Haltung, Kollapsneigung, Kopfschmerzen morgens und in den letzten Schulstunden, Magenschmerzen, Übelkeit, öfters Erbrechen, schlechtes Einschlafen, unruhiger Schlaf, Kopfhaar geht plötzlich in Büscheln aus und zwar nur am rechten Hinterkopf.
  Röntgenologisch Atlasverschiebung nach superior anterior und rechts.
  Nach der 1. manuellen Behandlung leichte Besserung, jedoch nicht durchgreifend. Beim Rodeln 2 Monate später heftige Stürze. Danach auffallende Verschlimmerung. Abendliche Temperaturerhöhungen, Schwindel, Übelkeit, sehr starke Kopfschmerzen, Leibschmerzen, gelegentlich leichte blutige Stühle, zunehmende „Lahmheit" im Rücken, kann sich eines Tages nur mit fremder Hilfe erheben, muß beim Laufen gestützt werden.
  Eine erneute Röntgenkontrolle zeigt eine noch stärkere Verschiebung des Atlas. Nach der 2. manuellen Behandlung fühlt sich das Kind noch am gleichen Tag frisch. Schwäche und Lahmheitsgefühl sind völlig verschwunden. Nach einer 3. Behandlung schnell zunehmende Besserung bis zur völligen Beschwerdefreiheit. Auffallend war, daß der Haarausfall sehr schnell in wenigen Tagen nachließ; das Kind begann rasch zu wachsen, hatte einen hervorragenden Appetit. Die letzten Röntgenaufnahmen zeigten eine weitgehende Normalisierung der Atlasfehlstellung.

Über die Symptomatik nach Schädel-Hirn-Trauma der Erwachsenen, die wir seinerzeit ausschließlich auf die Kopfgelenke bezogen, berichteten wir 1957 in einer Übersicht, der wir auch heute nicht mehr viel hinzuzufügen haben.

Klassische zervikal ausgelöste Symptomatik nach Trauma der oberen HWS beim Erwachsenen (mod. nach Gutmann 1957)

1) *Kommotionssyndrom* vorhanden oder fehlend;
2) *sofortige örtliche Symptome* vorhanden, nicht immer anhaltend;
3) *freies Intervall* sofort möglich oder nach Abklingen der ersten Symptome;
4) *objektiver klassisch-neurologischer Befund* fehlt fast stets;
5) *Örtlicher und segmentaler objektiver Befund* stets vorhanden, auch im Spätstadium;

Tabelle 1. Festgestellte Symptome (Art und Fallzahl) bei HWS-Schleudertrauma (n = 50). (Nach Gutmann 1976)

Symptome	Initial	Permanent	Verspätet
Nackenschmerzen	47	47	1
Kopfschmerzen	46	45	1
Schwindel	20	18	8
Übelkeit, Erbrechen	15	12	6
Augenbeschwerden	5	5	3
Ohrbeschwerden	3	3	6
Armbeschwerden	18	16	10
Rücken-, Kreuzbeschwerden	8	8	14
Beinbeschwerden	2	1	3
Schlafstörungen	4	3	4
Bewußtlosigkeit	3		
Blasenlähmung	1		
Synkopen			2
Multipel dienzephale Störungen	3	3	4
Impotenz	2		
Plötzlicher Tonusverlust („drop attacks")			1
Konzentration	4	4	
Nasenbluten			1
Aggravation			2 eindeutig 1 zweifelhaft

6) *spätere Symptome:*
   a) *zervikal:* Nackenschmerz, Nackensteife, Hinterkopfschmerzen;
   b) *zephal-dienzephal:* Schwindel, Sehstörungen Kopfdruck, Stirnschmerz, Augenschmerz, Störungen von Schlaf, Gedächtnis, Konzentration, Gemüt, Antrieb, vegetative Störungen (Kreislauf, Wasserhaushalt, Schweißsekretion, normokalzämische Tetanie, u.a.);
   c) *statisch:* Schmerzen im Bereich der Brustwirbelsäule (selten), Lumbalgien, Ischialgien;
   d) *zervikal-pseudoneuralgisch:* unteres zervikales Syndrom, Brachialgie;
7) *Modalitäten:*
   stets vorhandene mechanische Beeinflußbarkeit.

In Tabelle 1 haben wir die Symptomatik nach HWS-Schleudertrauma bei 50 Patienten aufgeschlüsselt (Gutmann 1976). Wie bei allen vertebragenen Symptomen notierten wir:

1) die Frühsymptome. Wir befragten den Patienten
2) nach der Konstanz dieser Beschwerden und hielten
3) die von den Patienten angegebenen Beschwerden fest, die im weiteren Verlauf, d.h. also nach einer kürzeren oder längeren Latenzzeit, zusätzlich zu den Initialsymptomen aufgetreten waren.

Konstant hielten sich bei nahezu allen Patienten Kopf- und Nackenschmerzen; nur 3 Patienten hatten keine initialen, dem Trauma unmittelbar folgenden Beschwerden.

Es folgt die Gruppe vestibulärer Beschwerden, denen die nauseaartigen Symptome wie Übelkeit, Brechreiz oder Erbrechen, zumindest zum Teil hinzuzurechnen sind, während ein anderer Anteil auf funktionelle dienzephale Störungen zurückzuführen wäre.

Eine größere Gruppe stellen die Brachialgien dar, und zwar überwiegend die mit pseudoradikulärem Charakter. Eine Reihe von Symptomen müssen wir dem Stammhirn-Zwischenhirn-Bereich zuordnen, wie die seltene initiale Bewußtlosigkeit, die gelegentliche Impotenz (2 Fälle), depressive Verstimmungen, Verlust der Initiative, Schlafstörungen und Störungen der Konzentration.

Unter den verspätet – meist nach mehreren Wochen – auftretenden Symptomen fanden wir Schwindel, Nausea, Brachialgien und Lumbalgien sowie weitere dienzephale Symptome, wie Synkopen, „drop attacks", Schlaf- und Hörstörungen. In 2 Fällen lag eindeutig eine Aggravation vor, in einem Fall mußten wir sie vermuten.

Dauer der Beschwerden

Über das Intervall zwischen dem Unfall und der 1. Behandlung bei uns ergibt Abb. 1 Auskunft.

Dieser Zwischenraum lag in den meisten Fällen zwischen 5 und 20, das Maximum bei 10 Monaten. Weitaus am häufigsten bestanden Blockierungen zwischen Okziput und Atlas (37 Fälle), in 4 Fällen Lockerungen mit einem von den interspinalen Ligamenten ausgehenden Syndrom. Den Erfolg der Therapie (Chirotherapie bzw. Sklerosierung der interspinalen Ligamente) zeigt Tabelle 2. Trotz schwebender Entschädigungsverfahren konnten 35 von insgesamt 50 Patienten erfolgreich (+++ und ++) behandelt werden.

Die therapeutischen Ergebnisse während der Beobachtungszeit nach manueller Therapie sind in Tabelle 3 dargestellt.

Besonders interessant in der Erörterung der Symptomdauer ist die Tabelle 4. In ihr sind die unmittelbar nach dem Trauma durchgeführten konservativen manuel-

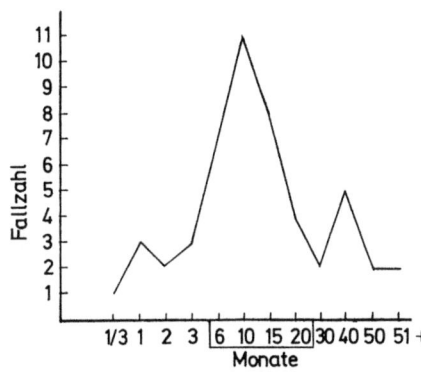

Abb. 1. Intervall zwischen Unfall und 1. Behandlung hier in Monaten bei HWS-Schleudertrauma (n=50). Modale Klasse: 10,0 Monate, Medianwert: 10,0 Monate, Mittelwert: 15,5 Monate

Tabelle 2. Therapieerfolg bei HWS-Schleudertrauma. (Nach Gutmann 1976)

	Entschädigungsverfahren				
	Eigene Begutachtung	Fremd-begutachtung	Fraglich, ob Verfahren anhängig ist	Streit abgeschlossen	
n	24	8	16	2	n
Sehr erfolgreich	+++ 9	+++ 1	+++ 8		⎫
Erfolgreich	++ 8 |17|	++ 2 |3|	++ 4 |12|	++ |2|	⎬ 34
Leichte Besserung	+ 0	+ 1	+ 0		⎫
Fraglich	? 3	? 1	? 3		⎪
Unverändert	0 2	0 2	0 1		⎬ 14
Schlechter	1 |6|	|4|	|4|		⎭
Nicht behandelt	1	1			2
Gesamt (n = 50)	24	8	16	2	

Tabelle 3. Therapeutische Ergebnisse während der Beobachtungszeit nach manueller Therapie (n = 42)[a]. (Nach Gutmann 1976)

Beobachtungszeit		Erfolg	
[Jahre]	[n]	[n gesamt]	
1	3		
1½	1		
1¾	1	5 (+++)	
2	2	4 (++)	
3	1	9	
6	1		
[Monate]	[n]		
>2	2	2 (+++)	
>4	2	2 (++)	
		4	
		Σ n = 13	
[Wochen]	[n]		
4–8	21	21 (++ und +++)	
		n gesamt: 34	

[a] 8 Fälle wurden nicht wieder vorgestellt.

len und physikalischen Behandlungen qualitativ und quantitativ aufgeschlüsselt. Alle Kenner weisen darauf hin, und wir selbst haben dies stets verlangt, daß in den ersten Wochen – nach unserer Ansicht mindestens 6 Wochen – nach dem Unfall manuelle und physikalische Anwendungen im Bereich der Halswirbelsäule unterbleiben sollten. Dies um so mehr, als sie nach unserer Beobachtung ausnahmslos ungezielt erfolgen. Hierzu als Beispiel der Bericht eines sehr bemühten vorbehandelnden Arztes:

Tabelle 4. Verteilung der Therapieform in der vorangegangenen Behandlung (nach Unfall). (Nach Gutmann 1976)

Therapieform[a]	[n]	Häufigkeit der Anwendung
Manuelle Therapie	18	
Glisson-Therapie	9	(maximal 30mal in 1 Fall; meistens ab 2. Woche nach Unfall)
Massagen	26	verteilt auf 40 Fälle
Schanz-Kragen	5	
Elektrotherapie	10	
Keine Angaben	10	

[a] Meist kombinierte Therapie.

Fallbeispiel

„Es bestanden hartnäckige und immer wieder rezidivierende Blockierungen an der oberen und mittleren Halswirbelsäule, später auch an der oberen Brustwirbelsäule mit nachfolgender Periarthritis humeroscapularis links und ausgeprägter Schultersteife. In unzähligen Sitzungen habe ich mit konsequenter manueller Behandlung eine erhebliche Besserung erzielt. Die ausgeschöpften physikalischen Maßnahmen erbrachten nicht allzuviel Positives." Die auf diese Weise behandelte Patientin gab an, daß sie ungefähr 50mal chiropraktisch ohne Erfolg behandelt worden sei. Wir stellten bei der Untersuchung eine ausgesprochene Hypermobilität fest, verbunden mit sehr schmerzhaften interspinalen Ligamenten.

Der ungünstige Einfluß einer frühzeitigen medikomechanischen Behandlung wird durch die statistischen Untersuchungen von Farbman (1973) von der Wayne State University bei 136 Patienten mit unkompliziertem Nackentrauma bestätigt. Der Einfluß traumafremder Faktoren auf die sehr unterschiedliche Dauer der Symptome wurde untersucht. Geprüft wurden: Alter, Geschlecht, Rasse, Beschäftigungsart, ehelicher Status, klinischer Aufenthalt, zusätzliche medizinische Faktoren, Gewohnheiten, Röntgenbefunde, Ausmaß des Kfz-Schadens, emotionale Einflüsse, Ausmaß der Krankheitsvorgeschichte, Behandlung nach dem Unfall und Entschädigungsverfahren.

Statistisch signifikant wurde die Krankheitsdauer (zwischen 3 Tagen bis zu 5 Jahren) lediglich von 4 Faktoren ungünstig beeinflußt, nämlich von emotionalen Besonderheiten, dem Ausmaß der Krankheitsvorgeschichte, vorangegangener posttraumatischer Behandlung und dem laufenden Streitverfahren.

Es ließen sich folgende Behandlungsmethoden analysieren:

1) Bettruhe mit oder ohne örtliche Wärme, leichte Massage, Medikamente;
2) Halskragen;
3) Traktionen;
4) Manipulationen (wir vermuten ungezielte Mobilisationen);
5) Adjustierungen (wir vermuten manuelle Impulstechniken).

Bei vielen Patienten hatten mehrere Behandlungen gleichzeitig oder abwechselnd durch verschiedene Therapeuten stattgefunden. Ganz allgemein hielten die Symptome um so länger an, je intensiver und häufiger nach dem Unfall behandelt worden war (Tabellen 5–7).

Die Art der *unmittelbaren* posttraumatischen Therapie ist demnach in hohem Maße verantwortlich für die Dauer der Symptome. Es zeigte sich darüber hinaus,

Tabelle 5. Schweregrad der Verletzung und Unterschiede in bezug auf Symptomdauer und verlorene Arbeitstage. (Nach Farbman 1973)

	Leicht	Mittel	Schwer
Anzahl Patienten	57	54	25
Spannbreite der Symptomdauer (Tage)	3–1,158	8–1,954	8–1,266
Mittelwert (Tage)	66	99	101
Spannbreite der verlorenen Arbeitstage	0–332	0–141	0–120
Mittelwert	0[a]	5	15

[a] Signifikanter Unterschied im mittleren Trauma ($\chi^2 = 8{,}64$; $p < 0{,}01$) und zu schwerem Trauma ($\chi^2 = 9{,}81$; $p < 0{,}01$).

Tabelle 6. Behandlung und mittlere Symptomdauer. (Nach Farbman 1973)

Gruppe	Symptomdauer (Tage)		χ^2-Mittelwert	p
	Behandlung K[a]	Behandlung M[b]		
Alle Patienten	51	112	10,60	< 0,01
Leichtes Trauma	51	145	2,46	> 0,05
Mittleres Trauma	63	102	0,72	> 0,05
Schweres Trauma	21	112	3,58	> 0,05

[a] Behandlung K bedeutet konservative, leichte Therapie mit einem oder mehreren der folgenden Mittel: Ruhe, Wärme, leichte Massage, Medikamente.
[b] Behandlung M bedeutet eines oder mehrere der folgenden Mittel: Halskragen, Traktion, Adjustierung, Manipulationen (s. Text).

Tabelle 7. Vergleich der Gruppen A und B in bezug auf hohe Belastung durch 4 mit verlängerter Symptomdauer assoziierte Faktoren. (Nach Farbman 1973)

	Gruppe A (n = 27)[a]	Gruppe B (n = 32)[b]
Starker emotionaler Faktor	2	24
Lange medizinische Vorgeschichte	6	21
Behandlung M[c]	9	26
Entschädigungsverfahren	10	20
Mittlere Symptomdauer (Tage)	21	289

[a] Symptomfreiheit vor der Nachuntersuchung zwischen 3 und 161 Tagen nach dem Unfall.
[b] Symptome dauerten bei der Nachuntersuchung zwischen 180 und 1954 Tage nach dem Unfall an.
[c] Vgl. Tabelle 6.

daß sich dieser ungünstige Einfluß um so fataler auswirkt, je stärker der Patient emotional stigmatisiert ist, ohne daß der Behandler seine Therapie darauf abstimmt.

Nach den Untersuchungen Farbmans beeinflussen auch das Ausmaß der Vorerkrankungen und das Entschädigungsverfahren die Dauer der Symptome (Tabelle 7) signifikant. Im Schrifttum bestehen jedoch große Divergenzen in der Beurteilung des forensischen Elements. Schutt u. Dohan (1968), ebenso Palma u. Subin (1965, zit. nach Farbman 1973) betreiten jeden Einfluß. Nach Gottan (1956)

Tabelle 8. Erfolg manueller Behandlung bei HWS-Trauma. Blockierungskopfschmerz bei Patienten ohne Entschädigungsansprüche und mit laufendem Verfahren. (Aus Gutmann u. Biedermann 1984)

Erfolg	mit	ohne	n gesamt
	Entschädigungsansprüche		
+++	49 gesamt		
+++	49 (46%)	17 (40%)	66
++	19 (18%)	5 (12%)	24
+	12 (11%)	6 (14%)	18
0	20 (19%)	5 (12%)	25
?	6 (6%)	10 (23%)	16
n	106	43	149

+++ völlig beschwerdefrei, nur min. wetterabhängig o.ä.; ++ arbeitsfähig, leichte Beschwerden; + nur kurz oder teilweise gebessert; 0 keine Besserung; ? kein Resultat bekannt.

Tabelle 9. Chirotherapie von C1 oder C2 bei Schädel-HWS-Trauma. (Nach Gutmann 1957)

Anzahl Patienten	[%]	Anzahl Behandlungen	Ergebnis	
18	46	2	a { +++	(arbeitsfähig, beschwerdefrei oder geringe Belastungslabilität, z.B. durch Wetter, Menses)
6	15,4	2,7	++	(arbeitsfähig, noch leichte Dauerbeschwerden oder nach 100%iger Beschwerdefreiheit Einsetzen schwächerer Symptome)
5	12,8	5	+	(nur kurze Besserung oder nur 1 Symptom gebessert; Rezidivneigung)
8	20,5	3	0	(keinerlei Besserung)
2	5		?	(Resultat unbekannt)

[a] Völlig beschwerdefrei oder wesentlich gebessert waren 61,4% bei durchschnittlich 2,2 Behandlungen.

gesundeten 88%, nach Macnab (1964) jedoch nur 55% nach Abschluß des Streitverfahrens.

Unsere eigenen Beobachtungen hierzu sind in Tabelle 8 dargestellt. Allerdings behandelten wir durchschnittlich frühestens ab dem 3. Monat. Nur in einem Fall hatten wir uns durch die Ungeduld der Patientin und des überweisenden Arztes zu einer sehr gezielten Manipulation nach 10 Tagen verleiten lassen mit schlechtem Ergebnis. Wir haben mehrfach darüber berichtet. Der therapeutische Erfolg und damit der ex juvantibus zu führende forensische Nachweis hängt allerdings eindeutig von der genauesten funktionellen Analyse, einschließlich Röntgenuntersuchung, und von der darauf exakt abgestellten Therapie ab. Wenn wir öfter als 3mal behandeln mußten, fühlten wir uns forensisch auf schwankendem Grunde – wohl gemerkt, bei ausschließlich funktionellen traumatischen Schäden (Tabelle 9).

Latenz zwischen Trauma und Einsetzen der Symptomatik

In folgender Übersicht sind die örtlich und zeitlich wechselnden Mechanismen dargestellt, durch welche sich Symptomlatenz und Symptomintervall zwanglos erklären lassen.

Posttraumatische Entwicklung und Symptomlatenz:
Kriterien zur Begutachtung. (Aus Gutmann und Biedermann 1984)

Trauma → initiales posttraumatisches Syndrom (Schmerz und Functio laesa) → freies Intervall → finales posttraumatisches Syndrom.

Pathogenese

- vernarbende *Adhäsionen,*
- morphologischer Mikro- oder Makroschaden;
- *funktionelle sekundäre Störung:*
  - statisch,
  - kinematisch,
  - protektiv;
- funktioneller Primärschaden:
  - Dislokation,
  - Hypomobilität,
  - Hypermobilität,
  - morphologische Transformation;
- *Reizsummation* (lokal).

Pathogenetische Konditionierung des Gesamtmilieus durch Zusatzfaktoren

- Zweitschlag, Zusatzimpuls,
- individuell unterschieliche Anpassungsfähigkeit:
  - lokal,
  - altersbedingt,
  - berufliche Belastung,
  - soziale und psychische Belastung.

Im übrigen: warum soll in der Begutachtung die Latenz, das intermittierende Intervall der Symptome nicht gelten, obwohl wir sie im klinischen Alltag selbstverständlich anerkennen? Denken wir an die Migräne, die Epilepsie, die Trigeminus-Neuralgie, das synkopale Syndrom, ja selbst den Bandscheibenvorfall, der latent existieren kann mit intermittierender klinischer Manifestation. Bei Kindern wird sehr häufig, ja meistens, die initiale posttraumatische örtlich-segmentale Symptomatik vermißt, da sie vom Verletzten nicht artikuliert und von den Angehörigen und leider auch von vielen Ärzten nicht aufgesucht wird.

Bei den Erwachsenen muß ein initiales posttraumatisches Syndrom (Schmerz und Functio laesa) gefordert werden. Kopf- und Nackenschmerzen gehören, zumindest nach Schleudertrauma, nach unseren Feststellungen zu den Früh- und Dauersymptomen und sind somit Brückensymptome. Alle anderen Symptome können sich verspätet, gelegentlich auch nach klinisch völlig freiem Intervall, einstellen.

Wer gelernt hat, in funktionellen Kategorien zu denken, hat kein Verständnis dafür, daß bei einem verspätet auftretenden posttraumatischen Syndrom ein ursächlicher Zusammenhang mit dem Trauma nicht anerkannt werden soll und dies, obwohl zahlreiche und anerkannte Autoren einen solchen Zusammenhang immer wieder bestätigt haben (Kuhlendahl 1964, 1966; Delank 1976; Brügger 1977; Schlegel 1976; Buonocore et al. 1966; Dagradi 1965; Jung u. Kehr 1972, 1985; Lewit 1977; Gay u. Abbott 1953; Gutmann 1953, 1959, 1962; Patterson 1976, Haldeman 1981; Bowsher 1976, Barnes 1976; Toussaint u. Fabeck 1966; Hülse 1981; Hülse et al. 1975; Norre et al. 1976; Wolter (1969); Nick u. Sicard-Nick 1969 und viele andere).

Sehr frühzeitig hat Speransky (1928, 1929, 1930, Zit. in 1950) in seinen Untersuchungen über das neurodystrophische Syndrom immer wieder auf die klinische Latenz zwischen primärem noxischen Reiz und manifester klinischer Störung hingewiesen. Speransky (1950) sagt hier etwas ganz Wesentliches: „In Wirklichkeit existiert eine Latenzzeit nicht. Die Idee der Latenzzeit stammt aus der Unvollkommenheit der von uns benutzten Indikatoren. Wir betrachten den Augenblick, das Erscheinen einer lokalen Dystrophie in den Geweben (in unserem Zusammenhang: des klinischen Symptoms) als Beginn des Prozesses, obwohl es häufig sein Endergebnis ist und keinesfalls das erste Stadium." Delank (1976) äußert sich in diesem Zusammenhang ähnlich: „Es fehlen Möglichkeiten der befundmäßigen Objektivierung bei vegetativen und neurovaskulären Beschwerden". Mit Hilfe der Elektronystagmographie (Hülse 1980 a, b, 1981, 1986; Norré et al. 1976) und der evozierten Stammhirnpotentiale (Arlen et al. 1985) haben wir immerhin einen Indikator für einen Ausschnitt der unterschwelligen klinischen Stigmatisation.

Jung u. Kehr weisen mit Recht darauf hin – und wir können dies nur bestätigen –, daß die Symptomlatenz sehr häufig ein Effekt der posttraumatischen Ruhigstellung ist oder der anfänglichen Bagatellisierung leichter örtlicher Symptome durch den Patienten, und daß die Symptome in dem gleichen Moment aufbrechen, in dem der Patient das Bett, die Klinik verläßt und sich den Belastungen des Alltags und Berufs aussetzt. Gerade dieser Umstand wird jedoch in Gutachten immer wieder völlig zu Unrecht dem Patienten als Beweis für die neurotische Quelle seiner Beschwerden angelastet.

Diese klinische unterschwellige Vorbereitung verspäteter Symptome vollzieht sich auf 3 Ebenen:

a) der morphologisch-anatomischen,
b) der biomechanischen,
c) der neurophysiologischen.

Morphologisch-anatomische Ebene

Insuffiziente Reparatur- und Organisationsprozesse von größeren bis zu petechialen Blutungen (perivaskulär an der A. vertebralis, Umblutungen der Nervenwurzeln und Nervenstämme C1, C2, Einblutungen in die Wirbelgelenke, venöse peridurale Blutungen), narbige Ausheilungen der Ligamente mit Vermehrung der Vater-Pacini-Körperchen, Verletzungen des Gelenkknorpels, Zerrungen und Einriße der Dura im Bereich des Foramen magnum und des Atlas, petechiale Blutungen in Medulla und Hirnstamm.

Wesentliche Folgen sind Adhäsionen der A. vertebralis, der Nervenwurzeln, der peripheren Nerven, v. a, des N. occipitalis major, und Sensibilisierung der interspinalen Ligamente (vgl. Emminger 1966 a, b, 1967 a, b, 1970; Leichsenring 1964; Hinz 1973; Delank 1976; Macnab 1964; Jung u. Kehr 1968, 1972; Kehr u. Jung 1985).

Biomechanische Ebene

Die beidseitige Blockierung C0/C1 führt meist zur Störung der Anteflexion mit allen Folgen: die Atlasinversionsbewegung in der Endphase entfällt, der Winkel Clivus-Dens wird kleiner, Dura und A. vertebralis werden gedehnt, besonders dann, wenn sie durch organisierte Blutungen adhärent sind, es sei denn, daß durch eine stärkere Kyphosierungsbewegung von C2 das Abknicken zwischen Clivus und Dens verhindert wird (Gutmann 1968, 1973, 1981). Auch eine allmählich zunehmende Insuffizienz des Ligamentum tranversum atlantis kann die Folge sein.

Bei *einseitiger Blockierung* C0/C1 wird die zentrale Rotationsachse vom Dens in das blockierte C0/C1-Gelenk verlagert. Hierdurch kann das Ligamentum transversum durch exzentrische Mehrbeanspruchung strapaziert werden. Es kann zur Hypermobilität im nichtblockierten Gelenk kommen. Der N. occipitalis major kann hier gezerrt und gedehnt werden (Hunter u. Mayfield 1949), besonders wenn er durch Vernarbungsprozesse adhärent geworden ist.

Fixierte Lateralisation zwischen Okziput, C1 und C2 führt zur Schwerpunktverlagerung des Schädels, löst adaptive Skoliosierung der HWS und schließlich auch der übrigen Wirbelsäule aus, von uns häufig erlebt bei Säuglingen und Kleinkindern. Eine stärkere fixierte Rotationsstellung zwischen C0 und C1 vermehrt Dehnung und Spannung aller anhängenden Strukturen (der Muskulatur, der Nerven, Meningen, der A. vertebralis) mit Absenkung der Reizschwelle; dies gilt v. a. für die A. vertebralis an der Passage durch den Atlas auf der kontralateralen Seite der Rotationsrichtung des Atlas. Wird nun der Kopf noch weiter in der gleichen Richtung gedreht, so kommt der physiologische Drosselungseffekt der A. vertebralis der Gegenseite bereits vor Erreichen der finalen Rotation zustande. Wer hier ohne genaue Röntgenanalyse ungezielte rotatorische Mobilisationen mit dem Kopf durchführt, gefährdet den Patienten.

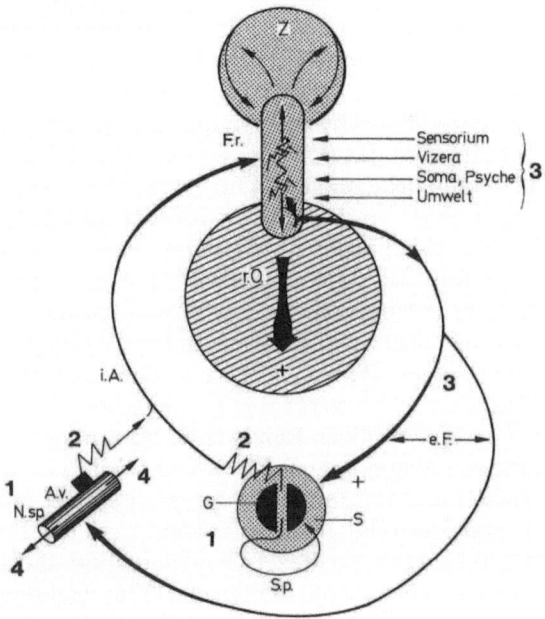

Abb. 2. Schema des Reizes und seines reflektorischen Reaktionssystems

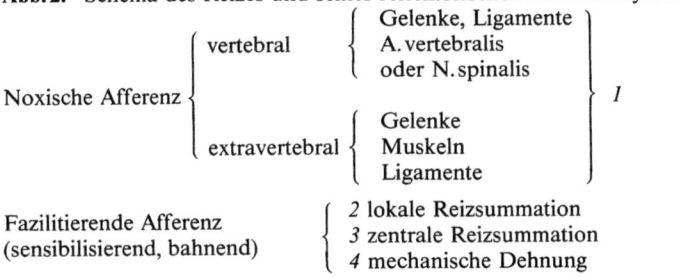

Z Zerebrum, *F.r.* Formatio reticularis, *r.O.* reagierender Organismus, *G* Gelenk, *S* Segment, *A.v.* A. vertebralis oder *N.sp.* N. spinalis, *i.A.* intermittierende Afferenz, *e.F.* efferente Fazilitierung, *Sp.* Spinalreflex

Neurophysiologische Ebene

Die Kopfgelenke sind reflektorisch segmental integriert, und das bedeutet hier u. a. Einfluß auf die Medulla oblongata und ihre Zentren. Darüber hinaus bestehen enge neurale Beziehungen zum Stammhirn und seinen Kerngebieten, v. a. aber zur Formatio reticularis. Somit unterliegen diese Verbindungen dem ständigen Wechsel von Afferenzen und Afferenzverarbeitung in diesen Steuerungszentren. Das Nervensystem ist u. a. charakterisiert durch eine rhythmische Form der Aktivität. Dies bedeutet einen Zyklus von Perioden klinischer Krankheitserscheinungen und freier Intervalle. Ich habe dieses typische Phänomen vor 30 Jahren als „intermittierende Latenz" bezeichnet. Die Formatio reticularis unterliegt darüber hinaus einem Tages- und Jahresrhythmus.

Bekannt ist in der Physiologie der Summationseffekt bei wiederholter Reizung adrenerger Nerven der glatten Muskulatur (Ganong 1972). Die Summation ist ein Grundphänomen synaptischer Schaltungen.

Das exzitatorische postsynaptische Potential ist bei Einwirkung eines Einzelreizes klein, verstärkt sich aber bis zur „Zündschwelle" („firing level", Ganong 1973) durch räumliche und zeitliche Summation. „Qualität und Intensität des Schmerzes sind in erster Linie abhängig von der räumlichen und zeitlichen Summation des Reizes in den primären Afferenzsystemen" (Mumford u. Bowsher 1976).

Der konstante Makroreiz (z. B. bei einer in Fixierung geheilter Luxationsfraktur) führt zur Adaptation der Rezeptoren (Adrian 1926). Man mag dieses Phänomen auch mit einer schmerzhemmenden Wirkung eines einmaligen bzw. konstanten mechanischen Reizes erklären („gate control" Melzack u. Wall 1965, Burgess 1978; Kerr 1975; Wyke 1975). Dagegen führt die stetige Wiederholung eines an sich unterschwelligen Reizes (z. B. bei funktionellen segmentalen Störungen, die ja stark von Bewegung und Haltung beeinflußt werden) zur Absenkung der Reizschwelle und verhindert die Adaptation. Der intermittierende Mikroreiz alarmiert das reflektorische Reaktionssystem und die Formatio reticularis, der konstante Makroreiz führt zur Rezeptorenadaptation und bleibt damit ohne Einfluß auf das Reflexgeschehen (vgl. Patterson 1976; Haldeman 1981, Bowsher 1976, Barnes 1976 und Abb. 2).

Man spricht von einem „wind-up", einem Aufziehphänomen, bei dem sich viele subklinische Reize schließlich zur massiven Reizbeantwortung summieren. Neurophysiologisch-experimentelle Befunde belegen somit ein Phänomen, das wir (1953, 1959, 1962) mit dem Begriff der Symptomlatenz und Reizsummation als integrierendes Element der funktionellen Wirbelsäulenpathologie, besonders im Bereich der Kopfgelenke, bezeichnet hatten.

Unsere Vorstellungen von Pathologie und Klinik traumatischer funktioneller Störungen im Bereich der oberen HWS zeigt folgende Übersicht:

Die funktionelle zervikovertebrale Störung und ihr Krankheitspotential

Primäre örtliche Irritation

- Örtlicher Schmerz: Gelenke, Ligamente, Muskelinsertionen;
- Tonuserhöhung: paravertebrale Gewebe, besonders monosegmentale Muskulatur;
- Beweglichkeitsänderung:
  - vermindert (meistens),
  - vermehrt (häufig sekundär),
  - verändert (in falscher Richtung, selten);
- röntgenologische Hinweise: Störungen der Relation und/oder der Koordination bei Bewegungen.

Sekundäre segmentale Reaktion

- Irradierender Schmerz;
- übertragener Schmerz;

Anhang

- vegetative Reaktion der Haut und ihrer Anhangsgebilde;
- Tonuserhöhung über mehrere Segmente;
- neurovaskuläre Reaktionen.

Aktivierung pathologischer tonischer Nackenreflexe

Posturale und kinesiologisch-koordinative Störungen.

Zentrales unspezifisches Reaktionssyndrom

- Sensorische Störungen: vestibulär, optisch, akustisch, u. a.;
- geistige Störungen: Konzentration, Gedächtnis;
- vegetative Störungen: Kreislauf, Schlaf, hormonale Regulation, u. a.;
- affektiv-psychische Störungen: Antrieb, Depressionen;
- erhöhte γ-Aktivität: generell gesteigerter Tonus der quergestreiften und der glatten (?) Muskulatur.

Schlußbetrachtung

Mit der Methodik der manuellen Medizin haben wir einen Schlüssel in der Hand, das Verständnis für das posttraumatische Syndrom der oberen HWS zu erweitern. Lassen Sie mich mit Speransky, der seiner Zeit weit voraus war, schließen: „Die Tatsache jedoch, daß eine Methode es ermöglicht, einen Teil des minutiösen Details eines komplexen Prozesses zu erklären, liefert keine Rechtfertigung dafür, eine allgemein gültige Vorstellung vermittels der gleichen Methode zu konstruieren."

Immerhin, wir haben *einen* Schlüssel, der uns in tiefere Räume der Pathogenese führt. Wer ihn nicht besitzt, muß, selbst wenn er sich als Lordsiegelbewahrer fühlt, gelegentlich im Vorhof stehenbleiben.

Anhang:

Richtlinien für die *gutachtliche Beurteilung* von Funktionsstörungen der oberen HWS.

1. Eine manuell und röntgenologisch nachgewiesene Funktionsstörung ist mit dem dadurch ausgelösten klinischen Syndrom eine Verletzungsfolge, allerdings unter folgenden Voraussetzungen:
    a) Ein angemessener prätraumatischer Zeitraum (von mindestens 3 Jahren) ist frei gewesen von Beschwerden, die der diagnostizierten Funktionsstörung hätten angelastet werden müssen oder können.
    b) Wenige gezielte Behandlungen (nach unserer Erfahrung 1–3) müssen die Funktionsstörung (meistens Blockierung) nachweisbar beheben und das

posttraumatische klinische Syndrom heilen oder wesenlich bessern (arbeitsfähig ohne Medikamente und weitere Behandlung).
  c) Läßt sich die Funktionsstörung, insbesondere der hochschmerzhafte begleitende segmentale Muskelspasmus objektiv nicht beheben, auch nicht durch begleitende Heilanästhesie, und persistiert ein intensiver zirkumskripter Palpationsschmerz im Bereich eines Gelenks, so besteht dringend der Verdacht auf eine Verletzung des Gelenks und/oder der zugehörigen Weichteile.
2. Gleichartige Überlegungen gelten mutatis mutandis für die persistierende ligamentogene Symptomatik.
3. Die Entschädigungsansprüche bestehen bis zur nachweisbaren Behebung dieser Schäden mit anschließender eindeutiger Besserung des klinischen Syndroms.

Literatur

Adrian ED (1926) The impulses produced by sensory nerve endings. J Physiol 61: 49
Arlen A, Gehr B, Godefroy H (1985) Reversible Veränderungen der Hirnstammpotentiale nach manipulativer Atlastherapie bei zervikoenzephalen Syndromen; erste Ergebnisse. In: Hohmann D, Kügelgen B, Liebig K, Schirmer M (Hrsg) Neuroorthopädie 3. Springer, Berlin Heidelberg New York Tokyo, S 502-514
Barnes KL (1976) A quantitative investigation of somatosensory coding of single cells of the cat mesencephalic reticular formation. Experimental Neurol 50: 180-193
Bowsher D (1976) Role of the reticular formation in responses to noxious stimulation. Pain 2: 361-378
Brügger A (1977) Die Erkrankungen des Bewegungsapparates und seines Nervensystems. Fischer, Stuttgart
Buonocore E, Hartmann T, Nelson CL (1966) Cineradiograms of cervical spine in diagnosis of soft-tissue injuries. JAMA 198: 25-29
Burgess PR (1978) Peripheral modulation: neurophysiological observations. Neurosci Res Prog Bull 16: 160-165
Dagradi A (1965) Der kraniozervikale Peitschenschlagmechanismus bei Verkehrsunfällen. Chir Praxis 9: 43-57
Delank H (1976) Neurologische Diagnostik der Schleuderverletzung der HWS. Hippokrates, Stuttgart (Die Wirbelsäule in Forschung und Praxis, Bd 62)
Emminger E (1966a) Zur pathologischen Anatomie des Schleudertraumas der HWS. Langenbeck's Arch Chir 316: 445-457
Emminger E (1966b) Pathologisch-anatomische Befunde beim Schleudertrauma der HWS. Arch Klin Chir 316
Emminger E (1967a) Die Anatomie und Pathologie des blockierten Wirbelgelenkes. Hippokrates, Stuttgart (Therapie über das Nervensystem 7, S 117-140)
Emminger E (1967b) Weichteilschäden nach HWS-Traumen. Physikal Med Rehab 8: 58
Emminger E (1970) Das Schleudertrauma in der Begutachtung. Monatsschr Unfallheilkd 73: 102
Farbman AA (1973) Neck sprain. Associated factors. JAMA 223: 1010-1015
Fryman V (1966) Relation of disturbances of cranio-sacral mechanism to symptomatology of the newborn. JAMA 65: 1059
Ganong WE (1972) Medizinische Physiologie. Springer, Berlin Heidelberg New York
Gay JR, Abbott KH (1953) Common whiplash injuries of the neck. JAMA 152: 1699-1704
Gottan N (1956) Survey of one hundred cases of whiplash injury after settlement of ligation. JAMA 162: 865
Gutmann G (1953) Die obere Halswirbelsäule im Krankheitsgeschehen. Neural-Medizin 1: 1-24
Gutmann G (1954a) Der erste und zweite Halswirbel. Therapeutische Möglichkeiten und Gefahren. Med Klin 49: 1315-1319

Gutmann G (1954b) Die Bedeutung des ersten und zweiten Halswirbels im Krankheitsgeschehen. Therapiewoche 5: 476-481
Gutmann G (1955) Schädeltrauma und Kopfgelenke. Dtsch Med Wochenschr 80: 1503-1505
Gutmann G (1957) Die manuelle Wirbelsäulentherapie als rationale ärztliche Behandlung. In: Heine KH (Hrsg) Zur funktionellen Pathologie und Therapie der Wirbelsäule, Bd 1. Verlag für praktische Medizin, Berlin
Gutmann G (1962) HWS und Durchblutungsstörungen in der Vertebralis-Basilaris-Strombahn. Hippokrates, Stuttgart (Die Wirbelsäule in Forschung und Praxis, Bd 25)
Gutmann G (1968) Schulkopfschmerz und Kopfhaltung. Ein Beitrag zur Pathogenese des Anteflexions-Kopfschmerzes und zur Mechanik der Kopfgelenke. Z Orthop 105: 497-515
Gutmann G (1973) Haltungsfehler und Kopfschmerz - die pathogenetische Bedeutung der Schulmöbel. Man Med 11: 75-85
Gutmann G (1976) Die Schleuderverletzung der HWS. Man Med 14: 17-27
Gutmann G (1981) Die Halswirbelsäule: Funktionsanalytische Röntgendiagnostik der HWS und der Kopfgelenke. In: Gutmann G (Hrsg) Funktion, Pathologie und Klinik der Wirbelsäule, Bd I/1. Fischer, Stuttgart
Gutmann G (1984) Chirotherapie nach Schleudertrauma der HWS. Schmerzkonferenz-Lieferung 1-2. Fischer, Stuttgart
Gutmann G, Biedermann H (1984) Die Halswirbelsäule: Allgemeine funktionelle Pathologie und klinische Syndrome. In: Gutmann G (Hrsg) Funktionelle Pathologie und Klinik der Wirbelsäule. Fischer Stuttgart
Gutmann G, Tiwisina T (1959) Zum Problem der Irritation der A. vertebralis. Hippokrates 30: 15-21
Haldemann S (1981) Spinal manipulative therapy in the management of low back pain. In: Finneson BE (ed) Low back pain. Lippincott, Philadelphia, pp 245-275
Hinz P (1973) Vegetatives Nervensystem und Wirbelsäulenverletzungen. Orthop Praxis 9: 117-119
Hülse M (1980a) Die cervicale Gleichgewichtsstörung. Habilitationsschrift, Universität Mannheim
Hülse M (1980b) Differential diagnostic criteria for distinguishing proprioceptive cervical nystagmus from a vascular cervical one. HNO 28: 390
Hülse M (1981) Die Gleichgewichtsstörung bei der funktionellen Kopfgelenkstörung. Man Med 19: 92-98
Hülse M (1986) Die zervikalen Gleichgewichtsstörungen. Springer, Berlin Heidelberg New York Tokyo
Hülse M, Partsch CJ, Wolff H-D (1975) Halswirbelsäule und Schwindel. Laryngol Rhinol Otol 54: 263-267
Hunter CR, Mayfield FH (1949) Role of the upper cervical root in the production of pain. Am J Surg 78: 743
Jung A, Kehr P (1968) Syndrome de l'artère vertébrale et syndrome des scalenes. J Chir (Paris) 95: 437-456
Jung A, Kehr P (1972) Das zerviko-enzephale Syndrom bei Arthrosen und nach Traumen der Halswirbelsäule. Man Med 10: 98-103, 127-133
Kehr P, Jung A (1985) Chirurgie der A. vertebralis an den Bewegungssegmenten der Halswirbelsäule. Fischer, Stuttgart New York
Kerr FWL (1975) Pain: central inhibitory balance theory. Mayo Clinic Proceedings 50: 685-690
Kuhlendahl H (1964) Die neurologischen Syndrome bei der Überstreckungsverletzung der Halswirbelsäule und dem sogenannten Schleudertrauma. MMW 106: 1025-1040
Kuhlendahl H (1966) Schleudertrauma der Halswirbelsäule. Langenbeck's Arch Chir 316: 470-475
Leichsenring F (1964) Pathologisch-anatomische Befunde in der Halswirbelsäulenregion bei verstorbenen Patienten mit Schädeltraumen. Dtsch Med Wochenschr 89/31: 1469-1475
Lewit K (1964) Die schmerzhafte Wirbelblockierung als Zeichen eines Spinaltumors. Hippokrates, Stuttgart (Die Wirbelsäule in Forschung und Praxis Bd 39)
Lewit K (1977) Manuelle Medizin im Rahmen der medizinischen Rehabilitation. Urban & Schwarzenberg, München Wien Baltimore
Macnab I (1964) Die Wirklichkeit der Schleuderverletzung (Pressebericht). Modern Medicine 40-45

Melzack R, Wall PD (1965) Pain mechanism: a new theory. Science 150: 971-979
Mumford J, Bowsher D (1976) Pain and protopathic sensibility. A review with particular reference to the teeth. Pain 2: 223-243
Nick J, Sicard-Nick C (1969) Chronic post-traumatic headache. In: Friedman F (ed) Research and clinical studies in headache, vol 2. Karger, Basel New York
Norré M, Stevens A, Degeyter P (1976) Zervikal-Nystagmus und die Gelenkblockierungen. Man Med 14: 45-51
Patterson MM (1976) A Model for spinal segmental facilitation. J Am Osteopath Assoc 76/121-172, 131
Schlegel KF (1976) Frühes Beschwerdebild nach Schleuderverletzungen der Halswirbelsäule. Hippokrates, Stuttgart (Die Wirbelsäule in Forschung und Praxis, Bd 62)
Schutt CH, Dohan FL (1968) Neck injury to women in auto accidents. JAMA 206: 2689
Speransky AD (1950) Grundlagen der Theorie der Medizin. Sänger, Berlin
Toussaint JP, Fabeck P (1966) Le sydrome cervical traumatique. Acta Orthop Belg 32: 110-170
Wolter M (1969) Neurologische Aspekte des Schleudertraumas der Halswirbelsäule. Dtsch Med J 20: 279-282
Wyke B (1975) Structural and functional characteristics of articular receptor systems. Tokyo (10th International Congress of Anatomy)
Yates PO (1962) Perinatal injury to the neck and extracranial cerebral arteries. In: Jacob H (Hrsg) 4. internationaler Kongreß für Neuropathologie, Bd 3. Thieme, Stuttgart

Kopfgelenke und Gleichgewichtsstörung

K. Lewit

Einleitung

Das Gleichgewicht, als Ausdruck koordinierter posturaler Funktion fand und findet viel weniger Beachtung, als die empfundene Störung, der Schwindel. Man sollte nicht vergessen, daß das Labyrinth, dessen Störung zu den quälendsten Schwindelattacken führt, als „Gleichgewichtsorgan" bezeichnet wird.

Eine einfache Orientierungsprobe, die in jeder Ambulanz ausgeführt werden kann, ist der Zweiwaagentest. Er ist allerdings keine Prüfung der Gewohnheitshaltung, sondern lediglich der Fähigkeit des Patienten, die Belastung beider (durchgestreckter) Beine richtig einzuschätzen. Um vergleichbare Werte zu erhalten, muß der Patient jeweils die Weisung erhalten, beide Beine gleich zu belasten. Der Untersucher muß abwarten bis sich ein konstanter Wert einstellt oder der Patient um einen Mittelwert pendelt.

Schon 1970 konnten wir feststellen, daß Fehler von 5 kg und mehr v.a. bei Patienten mit Kopfgelenkblockierungen gefunden wurden und daß diese sich nach Behandlung korrigierten.

Die allgemein anerkannte experimentelle Methode ist die Elektronystagmographie (ENG). Mit Hilfe des Greiner-Pendelstuhls mit Kopffixation kann der Zervikalnystagmus ausgelöst werden. Norré et al. (1976) fanden, daß 90% ihrer Schwindelpatienten, bei denen ein Zervikalnystagmus bestand, Kopfgelenkblockierungen aufwiesen. Noch interessanter war, daß auch bei fast der Hälfte von „gesunden" Versuchspersonen ein Zervikalnystagmus festgestellt wurde: auch bei diesen bestand regelmäßig eine Kopfgelenkblockierung.

Die Methode, die sich zur Untersuchung von Gleichgewichtsstörungen in der ambulanten Praxis besonders eignet, ist die Hautant-Probe bei verschiedenen Kopfstellungen. Ihr Vorteil gegenüber den meisten Proben im Stehen liegt darin, daß der Patient, der angelehnt sitzt, kein Unsicherheitsgefühl empfindet und deshalb viel weniger geneigt ist, sein psychisches Unbehagen darzutun, und daß er bei Kopfdrehung nicht nach vorn und hinten abweichen kann, so daß lediglich eine Seitenabweichung der Arme in Frage kommt. Deshalb ist es möglich, mit dieser Probe eine pathogene von einer Entlastungshaltung des Kopfes, d.h. der Halswirbelsäule zu unterscheiden. Dabei ist zu beachten, daß auch hier eine im Einzelfall unterschiedliche Latenz besteht, ehe eine konstante Abweichung zustande kommt, und daß der Untersucher während der Stellungsänderung des Kopfes die Hände des Patienten hält, um eine Synkinese zu vermeiden. Eine Divergenz der Arme allein ist der Normalbefund. Einseitiges Absinken - sofern es sich nicht um eine Parese handelt - ist dagegen als Abweichung zu bewerten.

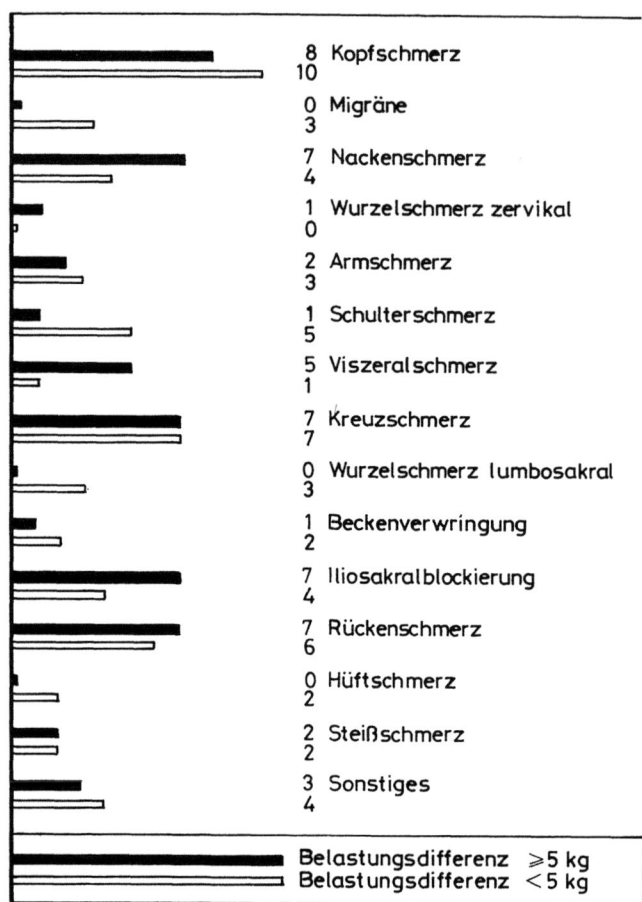

Abb. 1. Beschwerdebilder und Belastungsdifferenz (n = 106)

Untersuchung

Aufgrund langjähriger Erfahrungen konnten Gesetzmäßigkeiten im Verhältnis der Kopfstellung zur Seitenabweichung der Arme festgestellt werden, so daß wir 1982 ein „zervikales Störungsmuster" definierten. Dieses besteht dann, wenn die Seitenabweichung sich verstärkt oder überhaupt erst auftritt, wenn der Kopf in einer zur Seitenabweichung entgegengesetzten Richtung gedreht wird, und/oder nach rückwärts gebeugt wird. Es verschwindet (Entlastungshaltung), wenn der Kopf in Richtung der Seitenabweichung gedreht wird und/oder nach vorwärts gebeugt wird. Meist entspricht die pathogene Richtung der Richtung der Bewegungseinschränkung im Kopfgelenkbereich. Das „zervikale Störungsmuster" schwindet (bessert sich) regelmäßig nach Lösung der Blockierungen.

Die Kenntnis dieses Störungsmusters ermöglichte es, zunächst rein empirisch festzustellen, daß zwischen den Ergebnissen des Zweiwaagentests und dem Ergebnis der Hautant-Probe bei verschiedenen Kopfstellungen enge Korrelationen bestehen. Deshalb stellten wir uns folgende Fragen:

Ergebnis

1. Wie groß ist die Inzidenz von Belastungsdifferenzen von 5 kg und mehr im Zweiwaagentest?
2. Wie korreliert die Belastungsdifferenz mit dem „zervikalen Störungsmuster"?
3. Wie korrelieren „zervikale Störungsmuster" und Belastungsdifferenzen im Zweiwaagentest mit Kopfgelenkblockierungen?

Um dies festzustellen untersuchten wir im Laufe von 5 Monaten alle Patienten, die neu zur Untersuchung kamen oder nach langer Zeit wieder zur Behandlung kamen mit dem Zweiwaagentest und führten anschließend die Hautant-Probe in den verschiedenen Kopfstellungen aus. Dabei waren Schwindelpatienten ausgeschlossen sowie Patienten, bei denen der Zweiwaagentest nicht verwertbar war, z. B. wegen Fußschmerzen. Der Zweiwaagentest und die Hautant-Probe wurden nach der Behandlung wiederholt.

Untersucht wurden 106 Patienten. Sie wurden in 2 Gruppen eingeteilt. In der 1. waren Belastungsdifferenzen von 5 kg und mehr, in der 2. bis zu 4 kg. Die 1. Gruppe umfaßte 50 Patienten, 19 Frauen und 31 Männer im Alter von 18–70 Jahren, (Durchschnitt 42,4 Jahre.) Die 2. Gruppe zählte 56 Patienten, 37 Frauen und 19 Männer im Alter von 11–77 Jahren, (Durchschnitt 38,5 Jahre).

Die klinischen Beschwerdebilder in beiden Gruppen gehen aus Abb. 1 hervor.

Ergebnis

In der 1. Gruppe (Abb. 2) betrug die Belastungsdifferenz 28mal 5–8 kg und 22mal mehr als 10 kg. Dabei belasteten 23 mehr das rechte, die übrigen (27) mehr das linke Bein. In *allen* Fällen bestand ein „zervikales Störungsmuster". Die einzige Atypie bestand in einem Fall darin, daß die Seitenabweichung nach links nicht bei Kopfdrehung nach links abnahm, wohl jedoch bei Kopfvorbeuge. Bei 17 bestand keine Seitenabweichung in Neutralstellung, sondern erst bei Rotation und/oder Rückbeuge. Bei diesen Fällen betrug – mit einer Ausnahme – die Belastungsdifferenz nur 5–9 kg. Unmittelbar nach der Behandlung verschwand bei allen das „zervikale Störungsmuster". Die Belastungsdifferenz war jedoch unmittelbar nach Behandlung nur 23mal kleiner als 5 kg, 13mal zwischen 5 und 9 kg und nur noch 10mal größer als 10 kg, wobei 4mal nicht nachuntersucht wurde. Bei einer späteren Kontrolle von nur 16 Patienten war die Belastungsdifferenz 9mal weniger als 5 kg, 4mal zwischen 5 und 9 kg und 3mal größer als 10 kg. Die Abweichung bei einer Hautant-Probe wies 23mal nach rechts und 27mal nach links; in 23 Fällen war sie in Richtung der größeren Beinbelastung.

In der 2. Gruppe betrug die Belastungsdifferenz bei 46 Patienten bis zu 3 kg und bei 10 Patienten 4 kg. Es bestand nur bei 5 Patienten ein „zervikales Störungsmuster", und zwar 4mal bei einer Belastungsdifferenz von 4 kg und einmal von 3 kg. Auch hier verschwand das Störungsmuster unmittelbar nach Behandlung, die Belastungsdifferenz war nach Behandlung 2mal geringer, einmal unverändert und 2mal sogar größer. Bei einer späteren Kontrolle war die Belastungsdifferenz 2mal verringert. In einem Fall bestand bei der Hautant-Probe eine geringfügige Rechtsabweichung bei allen Kopfstellungen.

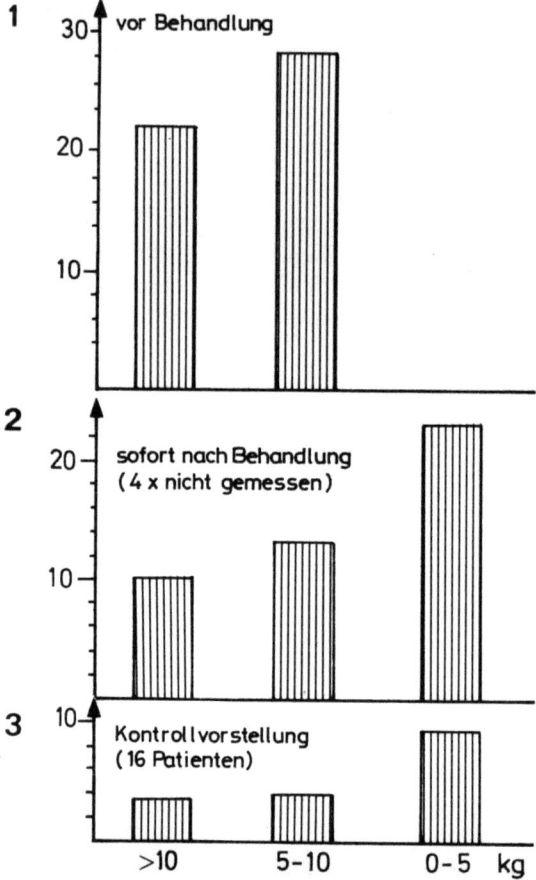

Abb. 2. Belastungsdifferenz auf der Doppelwaage (n = 50)

Die Häufigkeit der jeweiligen Blockierungen in beiden Gruppen geht aus Abb. 3 hervor. Hier wäre besonders hervorzuheben, daß in der 1. Gruppe 49 Blockierungen (auch Mehrfachblockierungen) im Bereich der Kopfgelenke gefunden wurden. Sie fehlten nur bei 5 Patienten. Ein Spasmus des M. sternocleidomastoideus bestand 2mal, eine Blockierung von C3/C4 in 1 Fall, 1mal bei C7/Th1 und 1mal thorakolumbal. Auch in diesen Fällen bestand kein „zervikales Störungsmuster" nach Behandlung mehr. In der 2. Gruppe fanden sich dagegen nur 24 Kopfgelenkblockierungen. Sie fehlten in 35 Fällen – bei 6 Patienten bestanden überhaupt keine Blockierungen.

Diskussion

Das erste überraschende Ergebnis besteht in der überaus hohen Inzidenz von objektivierbaren Gleichgewichtsstörungen bei Patienten mit Funktionsstörungen im Bewegungssystem. Störungen des Gleichgewichts sind also unvergleichlich

Diskussion

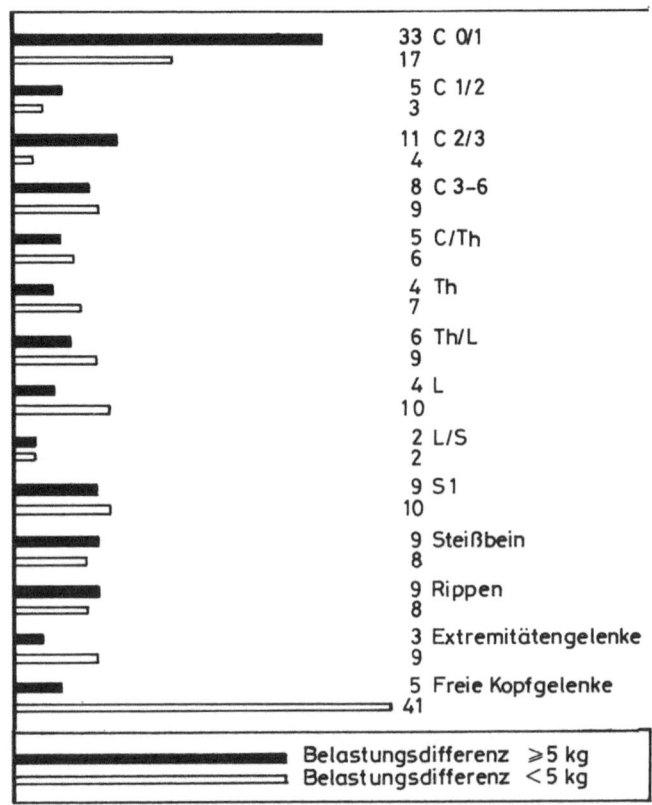

Abb. 3. Blockierte Bewegungssegmente und Belastungsdifferenz (n = 106)

häufiger als Schwindel. Man kann den Schwindel als subjektiv empfundene Gleichgewichtsstörung bezeichnen, wobei offenbar die Diskrepanz verschiedener Afferenzen als unliebsam empfunden wird. Bei allen Patienten mit einer Belastungsdifferenz von 5 kg und mehr bestand ein „zervikales Störungsmuster" bei der Hautant-Probe, das nach Behandlung verschwand. In der 2. Gruppe bestand das „zervikale Störungsmuster" nur 5mal, davon 4mal bei einer Belastungsdifferenz von 4 kg. Dies scheint also der Grenzwert der Norm zu sein. Somit fand sich ein „zervikales Störungsmuster" bei 55 von 106 Patienten! Man kann sagen, daß bei Gleichgewichtsstörungen ohne Schwindel das zervikale Störungsmuster noch regelmäßiger und typischer in Erscheinung tritt als bei Schwindelpatienten.

Im übrigen unterscheiden sich beide Gruppen am deutlichsten in der Häufigkeit von Kopfgelenkblockierungen.

Es bestand keine Korrelation zwischen der Seite der Abweichung bei der Hautant-Probe und der Seite der größeren bzw. kleineren Beinbelastung. Es war jedoch ersichtlich, daß die Patienten, die in Neutralstellung des Kopfes keine Abweichung in der Hautant-Probe aufwiesen, vorwiegend Belastungsdifferenzen von weniger als 10 kg hatten.

Besonders wäre hervorzuheben, daß es mit diesen einfachen Proben möglich ist zu unterscheiden, ob eine Kopfgelenkblockierung, auch wenn sie nicht schmerzhaft ist, *klinisch relevant* ist. Wenn nämlich der Patient nicht in der Lage ist, die Belastung beider Beine richtig einzuschätzen und zusätzlich bei der Hautant-Probe zur Seite abweicht, dann sind seine posturalen Reaktionen, d. h. seine feinen posturalen Steuerungen gestört, wobei in der großen Mehrzahl der Fälle keinerlei Schwindel empfunden wird. Wir könnten somit von einem „latenten Schwindel" sprechen. Dieser besteht bei ungefähr der Hälfte aller Patienten, die Funktionsstörungen des Bewegungssystems, insbesondere vertebrale und zervikale Störungen aufweisen.

Angesichts dieser wohl häufigsten Gleichgewichtsstörung ist zu sagen, daß das Gleichgewicht ein Zustand koordinierter Funktion des Bewegungssystems ist, der der Haltung und Bewegung im Gravitationsfeld dient. Es gibt somit auch kein „Gleichgewichtsorgan", das mit dem Gehör- oder dem Gesichtsorgan vergleichbar wäre. Das Gleichgewicht ist nicht nur von Afferenzen vom Labyrinth, sondern ebenfalls von der Netzhaut und vom Bewegungssystem und hier insbesondere vom kraniozervikalen Übergang gesteuert.

Literatur

Gutmann G, Véle F (1978) Das aufrechte Stehen. Westdeutscher Verlag, Opladen Wiesbaden (Forschungsbereich des Landes Nordrhein-Westfalen, Fachgruppe Medizin, Nr. 2796)

Hautant H (1927) L'étude clinique de l'examen fonctionel de l'appareil vestibulaire. Rev Neurol 1: 909–976

Lewit K (1970) Klinisch-röntgenologische Untersuchungen zur Statik der Wirbelsäule. In: Wolff HD (Hrsg) Manuelle Medizin und ihre wissenschaflichen Grundlagen. Haug, Heidelberg (Physikalische Medizin)

Lewit K, Berger M (1983) Zervikales Störungsmsuter bei Schwindelpatienten. Man Med 21: 15–19

Lewit K (1984) Der latente Schwindel. In: Buchmann J, Badtke G, Sachse J (Hrsg) Tagungsbericht. (2. gemeinsame Arbeitstagung der Sektion Manuelle Therapie in der Gesellschaft für Physiotherapie der DDR mit dem Wissenschaftsbereich Sportmedizin der Pädagogischen Hochschule „Karl Liebkencht" Potsdam), S 182–192

Norré M, Stevens A, Degeyter P (1976) Der Zervikalnystagmus und die Gelenksblockierung. Man Med 14: 45–51

Aussagen der Röntgenfunktionsanalyse zu posttraumatischen Funktionsstörungen der oberen HWS

A. ARLEN

Vorbemerkung

Seit der Seminarwoche vom Oktober 1985 in Lichtenthal bis zur Drucklegung dieses Buches sind 2 Jahre vergangen. Aus Gründen besserer Begriffsdefinition muß im folgenden Beitrag der Ausdruck „Blockierung" durch „Mobilitätseinschränkung der Intervertebralgelenke" im Sinne der „segmentalen Dysfunktion" ersetzt werden.

Funktionsstörungen der oberen HWS – genauer gesagt, arthromuskuläre Dysfunktionen in Form von Wirbelgelenkblockierungen – sind beim posttraumatischen zervikoenzephalen Syndrom nahezu die Regel. Es steht außer Zweifel, daß diese Blockierungen in der Auslösung und im weiteren Verlauf des posttraumatischen Beschwerdebildes eine zentrale Rolle spielen. Das große Problem jedoch ist, bei allfälligen Rechtsstreitigkeiten auch die Gutachter von diesem Zusammenhang zu überzeugen, ganz besonders dann, wenn röntgenologisch keine Anzeichen einer morphologischen Schädigung der HWS sichtbar sind. Es ist außerordentlich schwer, in einer gutachterlichen Kontroverse mit der Auffassung durchzudringen, daß die Beschwerden des Patienten auf eine posttraumatische Funktionsstörung der oberen HWS zurückzuführen seien. Hierzu ist eine 4fache Argumentation erforderlich:

1) Zunächst ist nachzuweisen – und zwar nicht nur klinisch, d.h. „subjektiv", sondern aufgrund nachprüfbarer Meßwerte – daß wirklich eine Gelenkblockierung vorliegt.
2) Sodann ist zu beweisen, daß diese Blockierung vom Unfall herrührt.
3) Ferner ist einsichtig zu machen, daß Blockierungen der HWS eine zervikoenzephale Symptomatik hervorrufen können.
4) Und schließlich sollte eine Erklärung dafür geboten werden, *wie* es zur posttraumatischen Funktionsstörung und von dieser zur enzephalen Symptomatik kommen kann.

Im folgenden wird geprüft, inwieweit die Röntgenfunktionsanalyse der HWS zu diesen 4 Punkten etwas aussagen und damit in gutachterlichen Fragestellungen eine Entscheidungshilfe bieten kann.

156 Aussagen der Röntgenfunktionsanalyse

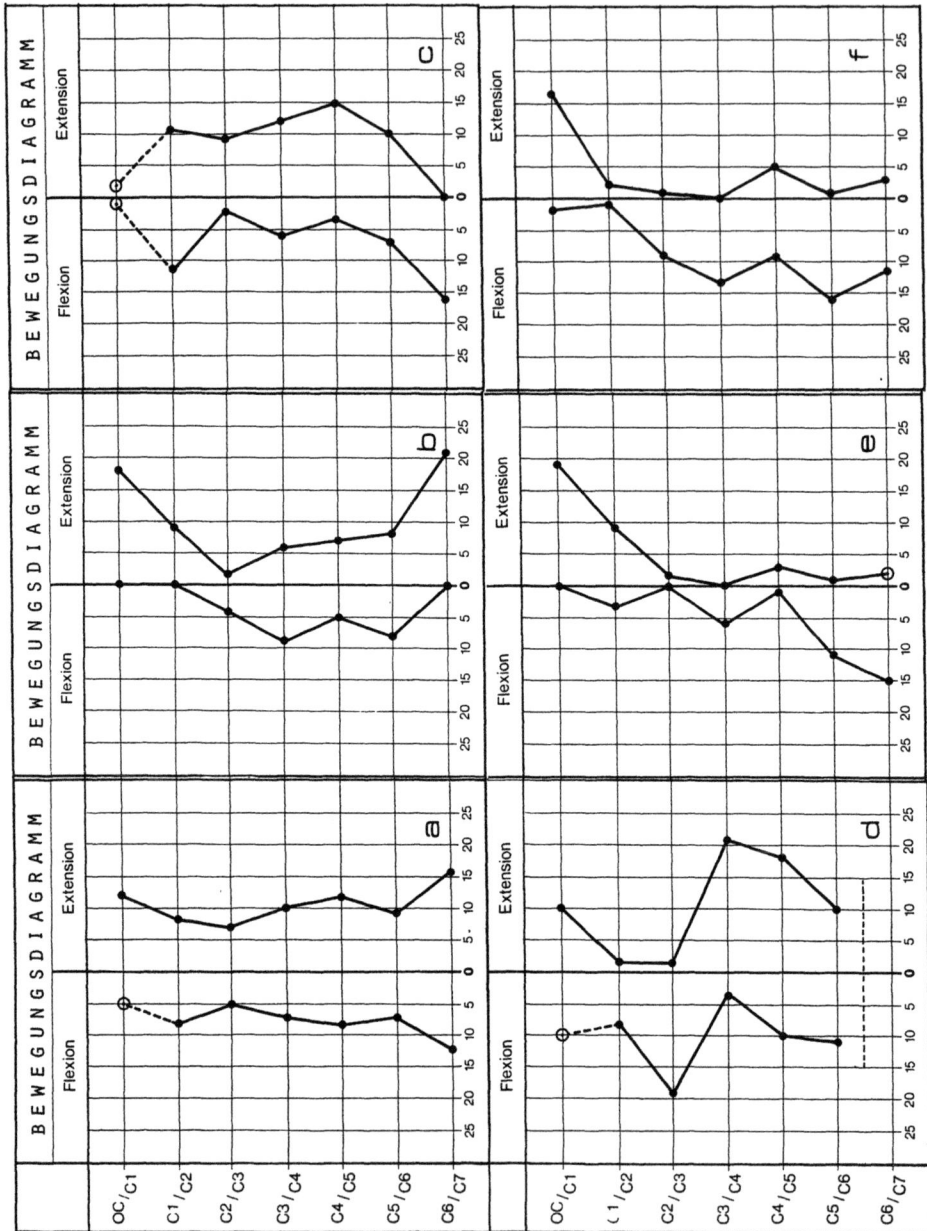

Abb. 1 a–f. Bewegungsdiagramme der HWS; **a** 25jährig, m., kein Unfall, keine zervikoenzephale Symptomatik, „ideales" Bewegungsdiagramm; **b** 45jährig, m., zervikoenzephales Syndrom nach Commotio cerebri; **c** 36jährig, w., zervikoenzephales Syndrom nach Schleudertrauma; **d** 25jährig, m., zervikoenzephales Syndrom nach Frontalaufprall; **e** 28jährig, m., zervikoenzephales Syndrom nach Schädeltrauma; **f** 42jährig, w., zervikoenzephales Syndrom nach Auffahrunfall

Nachweis einer Funktionsstörung der oberen HWS

Zunächst wird dieser Nachweis klinisch erbracht; dazu bedarf es allerdings der Erfahrung und einer differenzierten manualmedizinischen Untersuchungstechnik, und selbst dann ist es oft problematisch, die genaue Segmentlokalisation und den Schweregrad der Blockierung zu bestimmen. Für den Kopfgelenkbereich kommt erschwerend hinzu, daß es hier Blockierungen gibt, die praktisch nicht zu palpieren sind, wie z. B. die sehr häufige Anteflexionsblockierung 0C/C1. Dies ist auch der Grund, warum die Ergebnisse der klinischen Untersuchung von Nichtmanualmedizinern oft als „nicht nachvollziehbar" und damit auch als nicht relevant bezeichnet werden.

Hier bietet die Röntgenfunktionsanalyse die Möglichkeit, im Bewegungsdiagramm Blockierungen der HWS und der Kopfgelenke objektiv nachzuweisen. Dabei kann differenziert werden:

a) ob es sich um uni- oder plurisegmentale Blockierungen handelt;
b) welches oder welche Bewegungssegmente betroffen sind;
c) ob die Flexion oder die Extension oder beide Bewegungsrichtungen blockiert sind;
d) welchen Schweregrad die Blockierungen haben, d. h. ob es sich um vollständige Blockierungen oder nur um Bewegungseinschränkungen handelt.

Beim posttraumatischen zervikoenzephalen Syndrom treten häufig v. a. in der oberen HWS Blockierungen auf, und zwar scheint eine Tendenz zur *einseitigen* Blockierung zu bestehen, d.h. zur Bewegungssperre entweder der Flexion oder, noch häufiger, der Extension. In Abb. 1 sind 5 Bewegungsdiagramme von Patienten mit Blockierungen der oberen HWS und zervikoenzephalem Syndrom wiedergegeben (Abb. 1b-f), dazu links oben zum Vergleich das „normale" Diagramm eines Patienten ohne zervikoenzephale Symptome (Abb. 1a).

Es sei im Zusammenhang mit dem Nachweis von HWS-Funktionsstörungen auf die Arbeit von Aeckerle u. Teusch (1985) hingewiesen. Die Autoren überprüfen in dieser Studie, inwieweit die Röntgenfunktionsanalyse die klinischen Befunde an der HWS bestätigt. Sie kommen zu dem Ergebnis, daß in einem sehr hohen Prozentsatz (98,7%) der von ihnen untersuchten Fälle die Funktionsanalyse im entsprechenden Segment bzw. in mindestens einem der beiden Nachbarsegmente eine Funktionsstörung zeigt. Sie sehen daher in der Röntgenfunktionsanalyse eine Möglichkeit, „manualmedizinische Befunde im Sinne von Blockierungen der HWS zu objektivieren und zu dokumentieren".

Nachweis der Unfallabhängigkeit einer Funktionsstörung

Das Zustandekommen einer Blockierung durch den Unfall ist weit schwieriger nachzuweisen als die Blockierung als solche, es sei denn, man verfügt über eine Röntgenfunktionsanalyse aus der Zeit vor dem Unfall. Der Hinweis auf das Fehlen eines diesbezüglichen Röntgenbefundes ist denn auch ein gern gebrauchtes

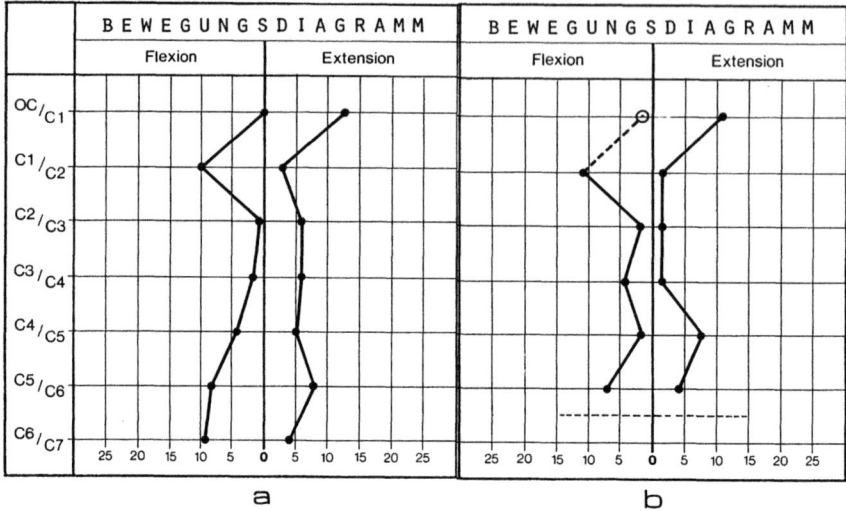

Abb. 2. Fall 1; **a** Bewegungsdiagramm vor dem Unfall; **b** nach dem Unfall

Argument, wenn der Zusammenhang zwischen Unfall und Funktionsstörung in Abrede gestellt werden soll. In der Tat sind die Fälle äußerst selten, in denen eine Röntgenfunktionsanalyse aus der Zeit vor dem Unfall vorliegt, die klarstellen würde, daß damals noch keine Funktionsstörung bestand, diese also mit großer Wahrscheinlichkeit durch das Trauma ausgelöst wurde. Kaum ein Autofahrer würde sich freiwillig von Zeit zu Zeit röntgen lassen, nur um vielleicht später einmal in einem Gutachterstreit dieses Dokument beibringen zu können! Nur ein solcher Nachweis aber könnte als stichhaltig dafür gelten, daß die Blockierung als Folge des Unfalls aufgetreten ist. Daß es diesen Nachweis in Ausnahmefällen gibt, sei an 2 Fallbeispielen demonstriert.

Fall 1

E. M., 48 Jahre, m.; der Patient stand in Behandlung wegen eines multimetameren Wirbelsäulensyndroms, in welchem zervikoenzephale Symptome (Brachialgie, Kopfschmerz, Schwindel, Tinnitus) alternierend mit Interkostalneuralgien und Lumboischialgien auftraten. Morphologisch bestand an der HWS eine Spondylose mittleren Grades mit Osteochondrose bei C4/C5 und C5/C6. Das Bewegungsdiagramm (Abb. 2a) zeigt eine Blockierung der Flexion bei 0C/C1 und C2/C3. Während der Behandlungszeit erlitt der Patient einen Autounfall, bei dem sein Wagen ins Schleudern geriet und sich überschlug. Gleich nach dem Unfall verspürte der Patient heftige Nacken- und Kopfschmerzen und kam anderentags zur Sprechstunde; das Bewegungsdiagramm zeigte nunmehr eine 3fache Blockierung der Extension (Abb. 2b).

Fall 2

G. J., 31 Jahre, w.; die Patientin kam wegen Lumboischialgien zur Behandlung; sie gab auch gelegentliche mäßige Kopfschmerzen an. Das Bewegungsdiagramm (Abb. 3a) zeigt außer einer Blockierung der Extension bei C2/C3 keinen pathologischen Befund. Die Patientin erlitt 2 Jahre später eine Schleuderverletzung der HWS; die in der Folge erstellte Röntgenfunktionsanalyse ergab

Nachweis der Unfallabhängigkeit einer Funktionsstörung

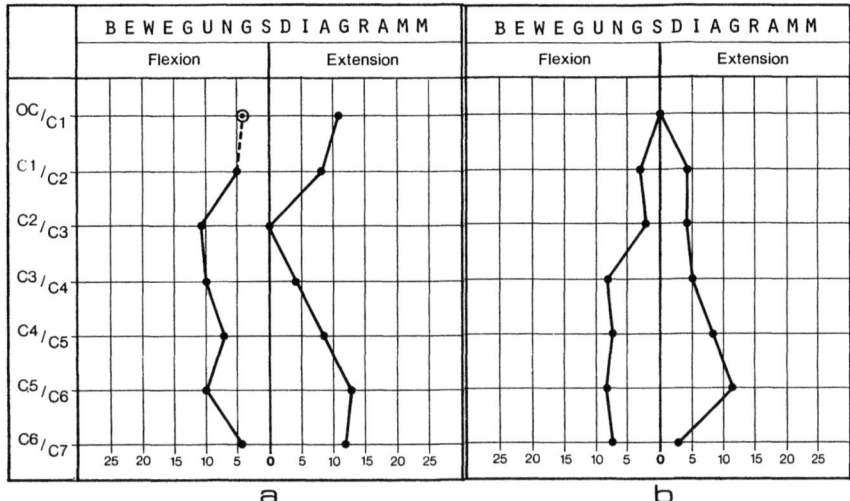

Abb. 3. Fall 2; a Bewegungsdiagramm vor Schleudertrauma, b nach dem Trauma

eine vollständige Blockierung von Flexion und Extension auf 0C/C1, mit Fehlen der Atlaskippung, sowie eine Bewegungseinschränkung bei C1/C2 und C2/C3; insgesamt hat die Patientin 28° Mobilität eingebüßt.

Eine weitere Möglichkeit, nachzuweisen, daß Funktionsstörungen der oberen HWS bei zervikoenzephalen Syndromen zumindest mit hoher Wahrscheinlichkeit unfallabhängig sind, liegt im statistischen Vergleich von Röntgenfunktionsanalysen zervikoenzephaler Syndrome nach Unfall mit den Analysen symptomfreier Personen, die keinen Unfall erlitten haben. Damit läßt sich feststellen, ob Funktionsstörungen bei Verunfallten gehäuft vorkommen.

Wir haben einen solchen Gruppenvergleich durchgeführt und sind dabei wie folgt vorgegangen:

Eine Gruppe von 53 Patienten mit posttraumatischem zervikoenzephalem Syndrom wurde mit einer altersgleichen Gruppe von 53 nichtverunfallten Patienten ohne subjektive zervikale oder enzephale Symptomatik verglichen; dabei wurden folgende Parameter mittels χ^2-Test auf unterschiedliche Häufigkeit geprüft:

a) paradoxe Atlaskippung,
b) Blockierungen der Flexion und/oder der Extension in den Bewegungssegmenten 0C/C1, C1/C2 und C2/C3,
c) Blockierungen ausschließlich der Extension von 0C/C1 bis C3/C4.

Es wurde im statistischen Prüfverfahren zwischen den Merkmalen „keine Blockierung", „einfache Blockierung" und „mehrfache Blockierung" differenziert, wobei die Mobilitätswerte 0°, 1° und 2° als Blockierung galten.

Ergebnisse

a) Paradoxe Atlaskippung

In der Gruppe der posttraumatischen Syndrome liegen weniger Atlaskippungen vor als in der Bezugsgruppe, und zwar ist der Unterschied statistisch hochsignifikant ($p < 0,001$). Wir konnten bereits in einer früheren Arbeit zeigen (Arlen 1977), daß fehlende Atlaskippung bei Anteflexion der HWS ein Kriterium pathologisch veränderter Bewegungsfunktion ist. Die hier vorliegenden Resultate – sehr viel weniger Atlaskippungen beim zervikoenzephalen Syndrom – bestätigen diesen früheren Befund.

b) Blockierungen der Flexion und/oder Extension in den Bewegungssegmenten 0C/C1, C1/C2 und C2/C3

In der Gruppe der zervikoenzephalen Syndrome finden sich signifikant mehr Blockierungen der oberen HWS als in der Kontrollgruppe ($p < 0,001$), und zwar ist dabei das Überwiegen *mehrfacher* Blockierungen für die Krankengruppe typisch (d. h. Blockierung von Flexion *und* Extension im gleichen Segment, Blockierungen auf 2 oder 3 aufeinanderfolgenden Niveaus), während *einfache* Blockierungen auch in der Kontrollgruppe relativ häufig sind. Dies bestätigt nicht nur unsere eigenen früheren Untersuchungsbefunde (Arlen 1979), sondern auch die Feststellungen einer ganzen Reihe von Autoren, die sich mit dem Zusammenhang zwischen Blockierungen des Kopfgelenkbereichs und dem Zustandekommen zervikoenzephaler Symptome eingehend befaßt haben, so u.a. Gutmann (1968, 1976, 1984), Wolff (1978, 1983), Hülse (1983).

c) Blockierungen ausschließlich der Extension von 0C/C1 bis C3/C4

Auch die Testung der Anzahl Extensionsblockierungen in den beiden Gruppen ergab eine hochsignifikant größere Häufigkeit von Blockierungen in der Gruppe der zervikoenzephalen Syndrome ($p < 0,001$), und zwar sind es wiederum nicht die einfachen, sondern die bi- und plurisegmentalen Blockierungen, die das zervikoenzephale Syndrom kennzeichnen. Damit bestätigt sich die praktische Erfahrung, daß bei enzephaler Symptomatik die Extension besonders häufig in Mitleidenschaft gezogen ist. Blockierungen der Flexion sind zwar in der Krankengruppe gleichfalls häufiger als in der Kontrollgruppe, doch ist der Unterschied statistisch nicht signifikant.

Diese statistischen Ergebnisse lassen sich dahingehend zusammenfassen, daß sich die posttraumatischen Syndrome von der Kontrollgruppe nichtverunfallter, symptomfreier Personen durch die signifikant höhere Häufigkeit von Funktionsstörungen im oberen HWS-Bereich unterscheiden. Charakteristisch ist dabei, neben dem Fehlen der paradoxen Atlaskippung, die Tendenz zur einseitigen Blokkierung der Extension sowie zu mehrfachen, bi- und plurisegmentalen Blockierungen. Man kann hieraus ableiten, daß die Wahrscheinlichkeit der Symptomauslösung um so höher ist, je mehr Blockierungen – also je mehr pathogene Afferenzen – vorhanden sind.

Wenn diese Resultate auch kein absoluter Beweis für die Unfallabhängigkeit der Funktionsstörungen beim posttraumatischen Syndrom sind, so stützen sie doch die Behauptung, daß der Faktor Trauma beim Zustandekommen von Funktionsstörungen eine entscheidende Rolle spielt.

Nachweis der Kausalbeziehung zwischen Funktionsstörung und Symptomatik

Auch hier gibt es keinen absolut schlüssigen Beweis für die ursächliche Rolle der Blockierung in der Erzeugung zervikoenzephaler Symptomatik. Der alltäglichen manualmedizinischen Erfahrung, daß das Ausschalten der Funktionsstörung die Beschwerden lindern oder gänzlich beheben kann, steht die Forderung des Gutachters nach dem „wissenschaftlichen Beweis" gegenüber.

Hier ermöglicht die Röntgenfunktionsanalyse den Rückgang von Blockierungen und die Verbesserung der Bewegungsfunktion nach Manualtherapie objektiv nachzuweisen. Wenn sich mit dem nachweislichen Verschwinden der Blockierung auch die klinischen Symptome bessern, so muß ein kausaler Zusammenhang zwischen Blockierung und Syndrom zumindest als höchstwahrscheinlich akzeptiert werden. Hierzu nachstehend ein Fallbeispiel.

Fall 3

H.A., 53 Jahre, w.; es handelt sich bei dieser Patientin um eine Bäuerin, der ein Heuballen von 20 kg aus 5 m Höhe auf den Kopf fiel; danach kurze Bewußtlosigkeit und Erbrechen; röntgenologisch an der HWS keine Fraktur oder sonstige Traumafolgen erkennbar; in der Folge quälende Kopfschmerzen, Nackenschmerzen und Schwindel mit Unsicherheit beim Gehen; im Verlauf von 3 Jahren erfolgt trotz diverser Therapieversuche keine Besserung, die Beschwerden münden im Gegenteil in ein eigentliches Involutionssyndrom ein, mit Gedächtnisverlust, Wortfindungsstörungen, depressiver Verstimmung, zunehmender Teilnahmslosigkeit und Persönlichkeitsveränderung. Die Patientin wird einer psychiatrischen Behandlung zugeführt und vom Psychiater schließlich an uns überwiesen. Im Bewegungsdiagramm (Abb. 4a) findet sich eine generelle schwere Beweglichkeitseinschränkung mit multiplen Blockierungen der Extension. Nach einer einmaligen Atlastherapie kommt es zu einer spektakulären Besserung; die Patientin fühlt sich „wie erwachend" aus einem Zustand anhaltenden Benebeltseins. Einen Monat später, nach 2 weiteren Atlastherapien, wird eine 2. Röntgenfunktionsanalyse erstellt (Abb. 4b): Die Mobilität ist von 23° auf 71° angestiegen, es verbleibt aber noch ein Defizit im Kopfgelenkbereich. Klinisch bessert sich der Zustand weiterhin, Kopfschmerz und Schwindel haben aufgehört, das ganze Psychosyndrom baut sich stetig ab. Im 3. Bewegungsdiagramm (Abb. 4c), 5 Monate später erstellt, ist nochmals eine deutliche Verbesserung der Mobilität zu verzeichnen; klinisch bestehen nur noch geringe Restbeschwerden.

Mögliche Entstehungsmechanismen der posttraumatischen Blockierung und der blockierungsbedingten enzephalen Symptomatik

Um in einer gutachterlichen Kontroverse die Behauptung zu vertreten, der Unfall habe die Blockierung und diese die Symptomatik erzeugt, sollte man zur Vervollständigung der Argumentation auch eine Erklärung oder zumindest eine Hypo-

162 Aussagen der Röntgenfunktionsanalyse

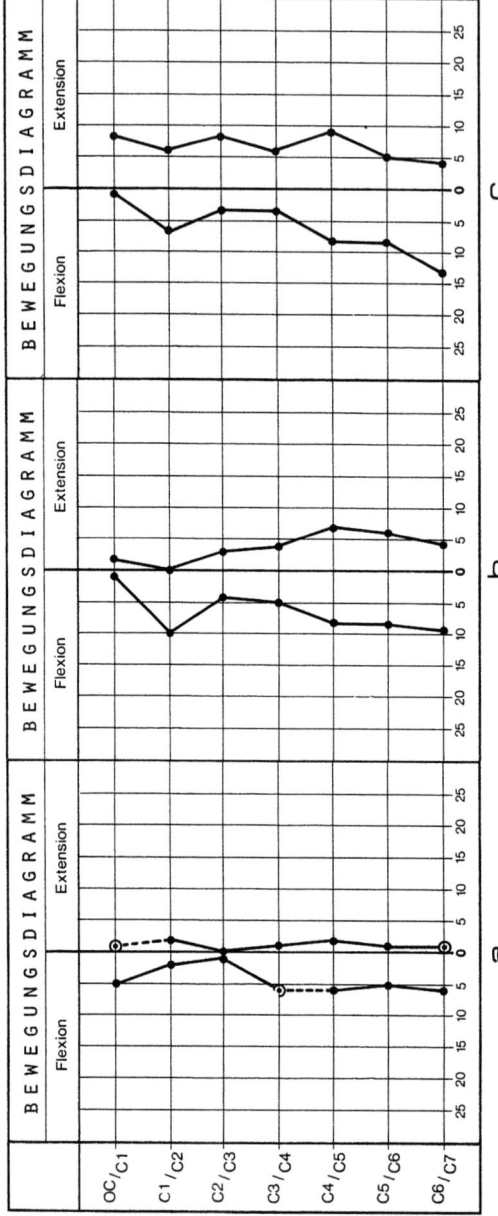

Abb. 4. Fall 3; Bewegungsdiagramme einer Patientin mit posttraumatischem zervikoenzephalem Syndrom; **a** vor Atlastherapie, **b** und **c** nach Atlastherapie

these dazu vorlegen können, *wie* es zur posttraumatischen Funktionsstörung und von dieser zur enzephalen Symptomatik kommen kann.

Zunächst die oft bestrittene Unfallabhängigkeit der Blockierung: das Entstehen einer HWS-Blockierung durch Unfallmechanismen verschiedener Art ist durchaus erklärbar. Die plötzliche Gewalteinwirkung zwingt der HWS ohne protektive Muskelspannung eine abrupte Bewegung von extremer Geschwindigkeit und unphysiologischer Amplitude auf – ob dies nun die Hyperextension ist, wie beim Schleudertrauma, oder eine andere Bewegung – wodurch die Ligamente und Gelenkkapseln insbesondere der oberen HWS drastisch überdehnt werden. Die Entladungsrate der betreffenden Nozizeptoren steigt sprunghaft auf ein Maximum an, und es kommt zum reaktiven reflektorischen Muskelhypertonus. Die Gelenkkapseln bleiben dadurch unter erhöhter Spannung, und das Afferenzvolumen kann nicht genügend absinken, um auch den Muskeltonus sich senken zu lassen. So schleift sich ein arthromuskulärer Circulus vitiosus ein, der früher oder später durch Aufschaukeln zur Blockierung wird.

Daß solche Blockierungen eine „pseudoradikuläre" zervikale Schmerzsymptomatik erzeugen können, ist einsehbar; daß aber die enzephalen Symptome, und namentlich die so oft als „psychoreaktiv" bezeichneten Beschwerden wie diffuser, „dumpfer" Kopfschmerz, undefinierbares Übelsein und neurasthenische Störungen bis zur echten Depression ebenfalls der Effekt von Blockierungen sein sollen, ist weniger plausibel. Und doch ist auch für diese enzephalen Symptome erwiesen, daß sie auf Lösen der Blockierungen ansprechen. Somit muß es die Möglichkeit einer arthrogenen Störwirkung der oberen Zervikalsegmente geben, die sich in den für enzephale Symptome zuständigen zentralnervösen Strukturen niederschlägt, also v.a. in Kerngebieten des Stamm- und Zwischenhirns (Wolff 1978). Diese Strukturen unterstehen der vaskulären Versorgung durch die A. vertebralis basilaris; diese bezieht für ihre intrakranielle Verlaufsstrecke die sympathische vasomotorische Innervation hauptsächlich aus Fasern der Spinalnerven C1 und C2 (Lazorthes et al. 1976). Somit könnte man sich den Wirkungsmechanismus der Blockierung als symptomauslösende Noxe wie folgt vorstellen: Nozizeptiver Afferenzeinstrom aus den blockierten Gelenken der oberen HWS, Übertritt im Seitenhornstrang auf die sympathische Efferenz, Fortleitung des Reizes über den periarteriellen Plexus der A. vertebralis basilaris und ihrer abzweigenden Äste, hämodynamische Störung und Funktionsminderung in den jeweils abhängigen Versorgungsbereichen.

Wir haben versucht, durch den Nachweis einer Hirnstammfunktionsstörung mittels der frühen akustisch evozierten Potentiale (FAEP) einen Anhaltspunkt für diese pathogenetische Hypothese zu gewinnen. Wir konnten bei einer Patientin mit Extensionsblockierungen der oberen HWS und zervikoenzephalem Syndrom eine Latenzverzögerung der FAEP nachweisen, die nur bei Extensionsstellung auftrat, und die nach Atlastherapie wieder verschwand, wobei sich parallel dazu auch die klinischen Beschwerden besserten (Arlen et al. 1985). Wir sehen in diesem Ergebnis einen Hinweis darauf, daß es durch Blockierungen der oberen HWS zu einer sich fortpflanzenden Sympathikusreizung und dadurch zu reversiblen Durchblutungsdefiziten in umgrenzten Gebieten des basilären Strombereichs mit entsprechender Leistungsminderung kommen kann; es würde sich damit um ein blockierungsbedingtes, arthrovaskuläres Reflexgeschehen handeln (Arlen 1979, 1983).

Literatur

Aeckerle J, Teusch KH (1985) Der röntgenologische Nachweis klinisch diagnostizierter Blockierungen der Halswirbelsäule. Man Med 23/2: 47-50

Arlen A (1977) Die „paradoxe Kippbewegung des Atlas" in der Funktionsdiagnostik der Halswirbelsäule. Man Med 15/2: 16-22

Arlen A (1979) Biometrische Röntgen-Funktionsdiagnostik der Halswirbelsäule; ihr Aussagewert im zerviko-brachialen und zerviko-zephalen Syndrom. Fischer, Heidelberg (Schriftenreihe Manuelle Medizin Bd 5)

Arlen A (1983) Röntgenologisch objektivierbare Funktionsdefizite der Kopfgelenke beim posttraumatischen Zerviko-Zephalsyndrom. In: Hohmann D, Kügelgen B, Liebig K, Schirmer M (Hrsg) Neuroorthopädie 1, Halswirbelsäulenerkrankungen mit Beteiligung des Nervensystems. Springer, Berlin Heidelberg New York Tokyo

Arlen A et al. (1985) Reversible Veränderungen der Hirnstammpotentiale nach manipulativer Atlastherapie bei zervikoenzephalen Syndromen - Erste Ergebnisse. In: Hohmann D, Kügelgen B, Liebig K, Schirmer H (Hrsg) Neuroorthopädie 3, Brustwirbelsäulenerkrankungen, Engpaßsyndrome, Chemonukleolyse, evozierte Potentiale. Springer, Berlin Heidelberg New York Tokyo

Gutmann G (1968) Das cervical-diencephal-statische Syndrom des Kleinkindes. Man Med 6: 112-119

Gutmann G (1976) Die Schleuderverletzung der Halswirbelsäule. Man Med 14/2: 17-28

Gutmann G (1984) Die Halswirbelsäule. In: Gutmann G (Hrsg) Funktionelle Pathologie und Klinik der Wirbelsäule, Bd 1. Fischer, Stuttgart New York

Hülse M (1983) Die zervikalen Gleichgewichtsstörungen. Springer, Berlin Heidelberg New York Tokyo

Lazorthes G et al. (1976) Vascularisation et circulation de l'encéphale, vol 1. Masson, Paris

Sachs L (1979) Statistische Methoden. Springer, Berlin Heidelberg New York

Wolff HD (1978) Neurophysiologische Aspekte der Manuellen Medizin. Fischer, Heidelberg (Schriftenreihe Manuelle Medizin Bd 3)

Wolff HD (1983) Manualmedizinische Erfahrungen bei Weichteilverletzungen der Halswirbelsäule. In: Hohmann D, Kügelgen B, Liebig K, Schirmer M (Hrsg) Neuroorthopädie 1, Halswirbelsäulenerkrankungen mit Beteiligung des Nervensystems. Springer, Berlin Heidelberg New York Tokyo

Psychosomatik oder Soma – Psyche?

K. FOERSTER

Psychische Störungen nach Unfällen sind ein exemplarisches Beispiel für eine somatopsychische *und* psychosomatische Reaktion des ganzen betroffenen Menschen. Hier gilt, wie fast immer in Psychiatrie und Psychotherapie, kein kategorisches „Entweder-oder", sondern ein „Sowohl-als auch", ein „Mehr oder weniger" im Sinne einer Ergänzungsreihe zwischen Persönlichkeit und äußerem Ereignis, d. h. in diesen Fällen speziell zu einem äußeren Trauma. Insofern ist das Auftreten psychischer Beschwerden nach Traumen der Halswirbelsäule ein Sonderfall des allgemeinen Problems „psychische Folgen nach traumatischen äußeren Ereignissen". Bekanntlich sind psychopathologische Phänomene grundsätzlich unspezifisch. Dies gilt auch für das Problem des Auftretens psychischer Symptome oder Störungen nach Schädigungen der HWS. Spezifische psychopathologische Bilder sind daher nicht zu erwarten. Ähnliche Verläufe finden wir auch nach traumatischen Schäden der Lendenwirbelsäule (LWS), nach Schädel-Hirn-Verletzungen, aber auch nach Operationen. Grundlage der folgenden Überlegungen ist einerseits eine persönliche Nachuntersuchung neurotischer Rentenbewerber (s. unten) und andererseits die kontinuierliche Arbeit als Sachverständiger in schwierigen sozialrechtlichen Fragen. Hierfür kann natürlich keine Vergleichsgruppe existieren, so daß eine statistische Auswertung nicht möglich ist, zumal es sich bei den von uns beurteilten Probanden um eine hochselektierte Gruppe handelt. Die Probleme stellen sich dabei in folgenden Bereichen:

- Möglicher (kausaler) Zusammenhang zwischen Unfall und psychischen Beschwerden,
- Entstehung derartiger psychischer Symptome, wobei hier hauptsächlich die Frage der vorbestehenden Persönlichkeit eine Rolle spielt,
- Rentengewährung,
- therapeutische Fragen.

Diese 4 Bereiche sollen nun im einzelnen dargelegt werden.

Beurteilung des Zusammenhangs

Hierbei herrscht häufig ein Widerstreit der Meinungen. Die Standpunkte reichen vom kategorischen Ablehnen eines jeglichen Zusammenhangs zwischen dem äußeren Ereignis und der psychischen Symptomatik bis zu Überlegungen, die in nahezu jedem Fall einen Zusammenhang bejahen. Derartige Standpunkte werden meist mit großer Überzeugungskraft vorgetragen – ungeachtet der Tatsache, daß die empirischen Belege für die eine oder andere Meinung spärlich sind. Kompliziert wird die Beurteilung derartiger Zusammenhänge durch unterschiedliche rechtliche Grundlagen in verschiedenen Rechtsbereichen. Diese unterschiedlichen rechtlichen Grundlagen werden an anderer Stelle erläutert.

Auf eine grundsätzliche Schwierigkeit möchte ich jedoch hinweisen: Die rechtliche Selbständigkeit der einzelnen Sozialleistungsträger führt dazu, daß die praktischen Auswirkungen den betroffenen Probanden häufig nicht einleuchten, da jeder Versicherungsträger über die bei ihm erhobenen Ansprüche in eigener Zuständigkeit entscheidet. Wenn dies etwa dazu führt, daß ein Proband von seiten des zuständigen Rentenversicherungsträgers Erwerbsunfähigkeitsrente erhält, der Zusammenhang zu einem vom Probanden als ursächlich angesehenen Arbeitsunfall von der Berufsgenossenschaft und letztlich den Sozialgerichten jedoch nicht anerkannt wird, z. B. weil der kausale Zusammenhang fehlt, so ist diese Tatsache dem Betroffenen kaum einsichtig zu machen. Dies ist dann nahezu unmöglich, wenn zusätzlich eine intellektuelle Minderbegabung besteht oder wenn Sprachprobleme bei ausländischen Probanden hinzutreten.

Um zu versuchen, die fehlenden empirischen Befunde zu erheben, habe ich in einem 1. Schritt eine eigene größere Untersuchung durchgeführt. Diese Untersuchung befaßte sich mit katamnestischen Verläufen bei neurotischen Rentenbewerbern. Unter diesen Probanden befand sich eine Gruppe, deren psychische Symptome im Zusammenhang mit Unfällen bzw. äußeren traumatischen Ereignissen auftraten. Bei dieser Gruppe konnte ich *3 verschiedene Reaktionsweisen auf ein äußeres traumatisches Ereignis* differenzieren:

a) Es kommt zu einer Reaktion auf den Unfall *oder* auf das Verfahren nach dem Unfall im Sinne einer abnormen Erlebnisreaktion. Diese abnorme Erlebnisreaktion klingt relativ bald wieder ab, unabhängig von der Frage einer Entschädigung. Innerhalb dieser Gruppe kann es auch zu einem chronifizierten Verlauf kommen, d. h. es bildet sich eine chronisch verlaufende abnorme Entwicklung aus. Die hierfür prädisponierenden Faktoren werden unter 2) (s. unten) geschildert.

b) Durch das traumatische Ereignis kann es zu einer Aktualisierung einer bereits bestehenden neurotischen Störung kommen. Dies ist dann der Fall, wenn das traumatische Ereignis in irgendeiner Weise einen spezifischen Reiz im Sinne einer Versuchungs- oder Versagungssituation für die bereits bestehende Konfliktsituation des Probanden darstellt und insofern in seine bereits zuvor bestehende Neurose „paßt".

c) Durch das Trauma kann es bei zuvor unauffälligen Menschen zur Entwicklung psychischer Symptome kommen, wobei meist Ängste oder Phobien auftreten.

Diese differenzierende Darstellung entspricht besser den tatsächlichen Gegebenheiten als die häufig pauschal verwendeten Formulierungen „traumatische Neurose", „Entschädigungsneurose", „Neurose prospektiven Charakters" und ähnliche Formulierungen mehr. Mit der von mir vorgeschlagenen Formulierung befinde ich mich auch in Übereinstimmung mit dem neuen amerikanischen Diagnosemanual, dem DSM-III, in dem derartige psychische Symptome unter dem

Begriff akute bzw. chronische posttraumatische Belastungsreaktion zusammengefaßt werden.

Entstehung derartiger psychischer Symptome

Am häufigsten ist bei den 3 geschilderten möglichen Reaktionsweisen die Ausbildung einer chronisch verlaufenden abnormen Entwicklung, wobei phänomenologisch hypochondrisch-depressive Bilder im Vordergrund stehen. Bei der Entwicklung solcher Zustände handelt es sich immer um ein Zusammenwirken mehrerer Faktoren. Folgende Aspekte sind zu bedenken:

- Persönlichkeit des betreffenden Menschen,
- Unfallereignis im Sinne eines Unfallerlebnisses,
- Beziehung zum behandelnden Arzt,
- Tatsache des Versichertseins.

Hieraus ergibt sich, daß das Auftreten einer psychischen Störung nach einem traumatischen Ereignis immer aus einem Geflecht verschiedener Beziehungsmuster entsteht. Insofern erscheint der Streit um die Frage, ob es sich um eine alleinige Folge eines Traumas handele oder ob die Reaktion primär in der Persönlichkeit begründet sei, sinnlos und grundsätzlich unbeantwortbar. Beide Faktoren – Konstitution und Anlaß – stehen in einem gleitenden, im jeweiligen Einzelfall sicher unterschiedlichen Verhältnis zueinander. Zur Darstellung dieses gleitenden Verhältnisses eignet sich m.E. sehr gut das Bild der Ergänzungsreihe zwischen 2 Polen, eben Konstitution und Anlaß.

Persönlichkeit des betreffenden Menschen

Sicherlich gibt es Persönlichkeitszüge, die zu einer solchen chronisch abnormen Entwicklung prädisponieren. Hierzu wären die Aspekte zu rechnen, die unter der Formulierung „retardierte, einfache, selbstunsichere und unselbständige Persönlichkeit" zusammengefaßt werden. Insgesamt handelt es sich somit um das Vorliegen einer Entwicklungsverzögerung. Solche Reaktionen finden wir häufig bei kindlichen, wenig differenzierten Persönlichkeiten, die nicht in der Lage sind, auf das Ereignis und die möglicherweise damit verbundene Kränkung in differenzierter Weise zu reagieren. Sie sind häufig nicht in der Lage, ihre diesbezüglichen Ängste und Emotionen in verbaler Form zum Ausdruck zu bringen, sondern neigen dazu, mit der „Körpersprache" zu reagieren. Weitere fördernde Faktoren in Richtung einer solchen chronifizierten Entwicklung sind intellektuelle Minderbegabung sowie die Tatsache, daß es sich häufig um Frauen und häufig um ausländische Probanden handelt. In Einzelfällen haben wir das zuvor bestehende Vorliegen eines Medikamenten- oder Alkoholabusus sowie das Vorliegen von psychiatrischen Vorerkrankungen beobachtet.

Unfallerlebnis

Bei der Frage nach möglichen Zusammenhängen ist meiner Meinung nach der Angelpunkt nicht das Ereignis des Unfalls, sondern das Unfallerlebnis. Dieses Erlebnis kann nur vom biographischen Kontext des betroffenen Individuums her erfaßt werden. Damit ist gemeint, daß wir versuchen müssen, zu eruieren, welche Bedeutung die Tatsache eines äußeren Traumas gerade zu diesem Zeitpunkt und gerade in dieser speziellen Situation für den betroffenen Menschen hat. Es ist klar, daß dies eng mit der Persönlichkeit verzahnt ist, v. a. mit den Möglichkeiten eines Menschen, sich mit einem solchen Erlebnis in adäquater Weise auseinanderzusetzen.

Unter psychodynamischen Aspekten beobachten wir häufig, daß Konfliktsituationen vorliegen, deren Lösung durch eine Entschädigung für das Unfallereignis erwartet wird, wobei hier eine Projektion der eigenen Problematik auf das äußere Ereignis stattfindet. Typische derartige Konfliktsituationen sind Partnerschaftsprobleme, sei es im Sinne einer bestehenden konfliktreichen Partnerschaft oder in dem Sinne, daß eine angestrebte Entschädigung als Versorgung für einen verstorbenen oder geschiedenen Partner angesehen wird. Dies kann auch in gleichem Maße als Versorgungswunsch beim Tod der Eltern auftreten, gerade dann, wenn es sich – wie geschildert – um kindliche, anlehnungsbedürftige Persönlichkeiten handelt.

Weitere typische Konfliktsituationen sind narzißtische Kränkungen, hierbei häufig Probleme am Arbeitsplatz, verknüpft mit einem allgemeinen Sichbehaupten, Sichdurchsetzen. Weitere auslösende Situationen können vorbestehende Operationen sein, finanzielle Probleme und die Tatsache, daß der Partner bereits berentet ist.

Arzt-Patient-Verhältnis

Dieses hat meiner Erfahrung nach entscheidendes Gewicht. Fühlt sich der Patient vom behandelnden Arzt nicht ausreichend akzeptiert, nicht genügend anerkannt, findet er vielleicht nicht die Geborgenheit, die er nach einem Unfall sucht – obwohl dies objektiv evtl. gar nicht unbedingt „nötig" ist, so bedeutet dies einen zusätzlichen Faktor in Richtung einer chronifizierenden Entwicklung. Dies gilt besonders dann, wenn der Patient der Meinung ist, daß sein behandelnder Arzt irgendwelche Fehler bei der Behandlung gemacht habe. Andererseits kann durch den behandelnden Arzt – häufig durch den behandelnden Hausarzt – auch eine iatrogene Verstärkung in Gang gesetzt werden, wenn der Arzt eine überfürsorgliche Haltung einnimmt, wie wir dies häufig nach leichten Hirntraumen beobachten können. Der Arzt glaubt sicher, subjektiv das Richtige zu tun und das Beste für seinen Patienten zu wollen, setzt aber damit ungewollt eine iatrogene Fixierung in Gang. Dies gilt ganz besonders, wenn der Hausarzt im besten Willen Bescheinigungen ausstellt, in denen er zu Rechtsbegriffen wie „erwerbsunfähig" oder „berufsunfähig" Stellung nimmt. Die damit eingeleitete Fixierung des Patienten auf die „Rentenschiene" ist dann kaum noch rückgängig zu machen.

Tatsache des Versichertseins

Häufig wird kurzschlüssig die Ansicht vertreten, daß das Versichertsein der einzige Grund für derartige psychische Reaktionen sei. Dies ist sicher nicht richtig, da ähnliche Reaktionen auch bei nichtversicherten Personen und auch bei Unfallverursachern auftreten können. Wie häufig derartige Zustände allerdings sind, ist unbekannt.

Aus diesen Überlegungen läßt sich folgern, daß die Aufgaben des psychiatrisch-psychotherapeutischen Gutachters zukünftig zunehmen werden. Die Aufdeckung eines möglichen psychodynamischen Zusammenhangs erfordert eine gründliche Diagnostik einschließlich der Erhebung einer biographischen Anamnese. Einen kurzen „Test" oder eine kurze Frageliste wird es daher zur Klärung dieser Probleme nicht geben können. Der Sachverständige muß zumindestens den Versuch unternehmen, anhand einer detaillierten biographischen Anamnese den Stellenwert zu erfassen, den das Unfallereignis im Sinne eines Erlebnisses für den Betroffenen möglicherweise hatte. Es ist sicher nicht mehr möglich, aus der Tatsache einer abnormen Reaktion oder einer abnormen Entwicklung nach einem Unfall auf eine vorbestehende „Anlage" rückzuschließen und daher einen Zusammenhang grundsätzlich abzulehnen. Es ist unerläßlich, auch bei derartigen Fällen eine evtl. bestehende psychodynamische Verknüpfung zu eruieren, bzw. dies wenigstens zu versuchen. Die Anforderungen an die fachliche Kompetenz des psychiatrischen Gutachters werden dadurch größer.

Andererseits sollte sich der Sachverständige nicht scheuen, unbeantwortete Fragen als solche zu benennen. Ein solcher Standpunkt erscheint ehrlicher und auch sachlich begründeter als zu versuchen, mit Rekurs auf „Anlagefaktoren" oder „psychodynamische Zusammenhänge" dem fragenden Juristen eine Pseudoexaktheit zu vermitteln, wenn in Wirklichkeit nur der persönliche Standpunkt des Gutachters formuliert wird. Dies wird in manchen Fällen dazu führen, daß der Gutachter in ehrlicher Selbstbeschränkung einräumen muß, daß er die von juristischer Seite gestellten exakten Fragen nicht mit der wünschenswerten Klarheit beantworten kann, wobei dies nicht in einer fachlichen Inkompetenz begründet liegt, sondern in der grundsätzlichen Schwierigkeit, die geschilderten vielfältigen Verknüpfungen im Sinne eines kausalen Zusammenhangs aufzudecken. Auch die Antwort: „Ich weiß es nicht", ist für den Juristen eine Antwort, da er in diesen Fällen ein Urteil auf Grund der ihm vorgegebenen rechtlichen Kriterien fällen kann.

Rentengewährung

Hierbei wird häufig die Meinung vertreten, daß generell Symptome nach Unfällen oder Verletzungen verschwinden würden, sobald der Rentenantrag definitiv abgelehnt sei. Diese Behauptung läßt sich aufgrund der von mir durchgeführten Nachuntersuchung nicht bestätigen. Bei fast ¾ aller Probanden, die ursprünglich im Rahmen der Unfallversicherung begutachtet worden waren, war der psychische Zustand bei der Nachuntersuchung unverändert oder schlechter, obwohl ein kausaler Zusammenhang zum Unfall definitiv abgelehnt worden war. Ein weiterer

Entschädigungs- bzw. Rentenwunsch bestand nicht, da in diesen Fällen keine erneuten Anträge gestellt worden waren bzw. die Verfahren definitiv zum Abschluß gekommen waren. Hieraus läßt sich meiner Meinung nach schließen, daß in diesen Fällen chronische psychische Störungen, eben chronische abnorme Entwicklungen, entstanden waren, bei denen im weiteren Verlauf der Entschädigungsanspruch immer mehr in den Hintergrund getreten war - ein erneuter Hinweis darauf, daß in diesen Fällen der Rentenwunsch zwar *ein* Symptom gewesen war, aber keinesfalls der wesentliche oder allein ausschlaggebende pathogenetische Faktor. Wie bereits erwähnt, war es bei den meisten der Probanden zur Entwicklung einer chronisch verlaufenden abnormen Entwicklung gekommen, während es in wenigen Fällen zur Aktualisierung einer zuvor bereits bestehenden Neurose gekommen war. In einzelnen Fällen blieb die terminologische Zuordnung unklar. In diesem Zusammenhang möchte ich auf ein wenig beachtetes Problem hinweisen, nämlich die Frage, welche psychischen Folgen eine tatsächlich erfolgte Berentung für die Probanden haben kann. Dieser Aspekt wird i. allg. weder von den Probanden selbst noch von deren Rechtsvertretern und Organisationen noch von den Sozialrichtern beachtet. Der vermutete Nutzen einer Entschädigung wiegt die häufig bestehende psychologische Last nicht auf. In diesen Fällen ist nicht nur der sekundäre Gewinn, sondern auch der „sekundäre Verlust" zu berücksichtigen. Hierzu sind der Verlust an Respekt und Aufmerksamkeit zu rechnen, der Verlust an Kommunikationsfähigkeit, häufig verbunden mit einer sozialen Stigmatisierung. Daher ist es außerordentlich kurzschlüssig, immer auf den vermuteten „Gewinn" zu schauen, der häufig - zumindest in der finanziellen Höhe - keineswegs dem entspricht, was die Probanden erwarten. Schlagwortartig lassen sich diese Erfahrungen, die ich aufgrund meiner eigenen Untersuchungen voll bestätigen kann, mit der Formulierung erfassen: „Rente ist keine Therapie".

Therapeutischer Umgang

Gerade unter diesem Aspekt des schwierigen therapeutischen Umgangs mit diesen Patienten, die in der hausärztlichen Praxis häufig als „Problempatienten" auftreten, ist es wichtig, daß Patienten, bei denen der Verdacht auf die Entwicklung einer abnormen Erlebnisreaktion besteht, möglichst frühzeitig in fachärztliche Behandlung kommen. Wenn wir in unserem Rahmen diese Patienten bzw. Probanden sehen, sei es zur Frage des therapeutischen Vorgehens, sei es zur Frage der gutachterlichen Beurteilung, handelt es sich in der Regel um langjährige und chronifizierte Verläufe. Hierdurch ist eine Veränderbarkeit natürlich erheblich eingeschränkt. Inwieweit bei rechtzeitigem Eintreten therapeutischer Bemühungen eine Änderung in dem Sinne zu erreichen wäre, daß der Patient nicht auf die „Rentenschiene" gelangt, ist derzeit noch offen. Festzuhalten ist aufgrund des jetzigen Kenntnisstandes jedenfalls die Schwierigkeit des therapeutischen Umgangs. Hierbei wird immer wieder auf die Starrheit und Unflexibilität der Patienten hingewiesen, d. h. entscheidend für die therapeutische Erfolglosigkeit ist letztlich deren Rigidität. Auch bei meiner geschilderten Nachuntersuchung fielen in erster Linie die geringen Erfolgschancen psychotherapeutischer Maßnahmen auf. Damit

Therapeutischer Umgang

meine ich hier alle Behandlungen, die auf die Lebensgeschichte des Probanden im Zusammenhang mit seinem Unfall und seiner sozialen Situation eingingen. Erfolgreiche Behandlungen waren lediglich in einer Größenordnung von 10% aller begutachteten Probanden zu verzeichnen. Ganz überwiegend erfolgt die Betreuung dieser Patienten durch die Hausärzte, auch nach einer eventuellen Rentengewährung. Therapeutisch wurden hierbei fast ausschließlich symptomatische Maßnahmen vorgenommen, wobei es im Laufe der Jahre nicht selten zur Entwicklung eines gewissen Arrangements zwischen Patient und Arzt kommt.

Im Zusammenhang zum hier diskutierten Thema der psychischen Symptome nach Traumen und Verletzungen der HWS möchte ich ausdrücklich davor warnen, den häufig langwierigen und chronifizierten Verlauf nach HWS-Schleudertraumen mit tatsächlich bestehenden somatischen Beschwerden nicht genügend ernstzunehmen und kurzschlüssig auf das Vorliegen einer vorwiegend psychisch bedingten Symptomatik rückzuschließen.

Abschließend möchte ich kurz auf die aus unserer Sicht wichtigsten offenen Fragen in diesem Problembereich hinweisen:

- Wie hoch ist die Zahl der Entwicklung derartiger psychischer Symptomatik nach Unfällen, speziell nach HWS-Unfällen überhaupt?
- Wie sieht die Entwicklung ähnlicher psychischer Symptome bei unversicherten Probanden bzw. bei Unfallverursachern aus?
- Ist es möglich, Patienten zu erkennen, bevor sie auf die „Rentenschiene" gelangen?
- Welche therapeutischen Möglichkeiten gibt es, die diesen Patienten gerecht werden?

Gerade dieser letzte Punkt der therapeutischen Bemühungen erscheint mir besonders wesentlich, denn jenseits aller Rechts- und Begutachtungsfragen handelt es sich hierbei häufig um Menschen, die an ihren Verstrickungen gescheitert sind und die in besonderer Weise unserer Hilfe bedürfen, auch wenn die Prognose ungünstig sein mag.

Begutachtung von posttraumatischen Schäden an der oberen HWS*
– Minderung der Erwerbsfähigkeit und der Arbeitsfähigkeit

G. ROMPE, M. FRAUNHOFFER

Vorbemerkungen

Definitionsfragen

Nachdem Hinz (1968) und Erdmann (1973) sich bemüht hatten, die Beschleunigungsverletzungen von Kopf und Halswirbelsäule bei PKW-Insassen in solche eines *Frontaufpralls* (Abknickverletzung) und eines *Heckaufpralls* (Peitschenschlagverletzung) zu trennen, kommt mehr und mehr ins Bewußtsein, daß derart idealisierte Unfallabläufe nur auf einen Teil der tatsächlichen Ereignisse anwendbar sind. Aber selbst unter diesen standardisierten Bedingungen können die experimentellen Untersuchungen an Toten und Puppen (Dummies) die propriozeptiven und nozizeptiven Reaktionen auf diese Ereignisse nicht erfassen. Gerade die Hals-Kopf-Gelenke sind aber entwicklungsgeschichtlich mit vielfältigen Rezeptoren ausgestattet, weshalb das Rezeptorenfeld in der Nackenregion als peripheres Steuerungsorgan für Kopfbewegungen und Kopfhaltung angesprochen wird (Wolff 1983).

Zunächst hatte man bei Beschleunigungsverletzungen der HWS eine *monosegmentale Schädigung* angenommen und auf Einwirkung von Scherkräften (wenn der Rumpf unter dem Kopf weggeschoben wird) bezogen. Koltai u. Vecsei (1975) haben dann klinische Erfahrungen zusammengetragen, die gegen eine monosegmentale Schädigung sprachen. Saternus (1982) stellte die Bedeutung der *Fliehkraft* und damit die Beanspruchung größerer HWS-Abschnitte heraus. Schließlich hat Zenner (1983) die besondere Verletzungsanfälligkeit im oberen Kopf-Hals-Gelenk biomechanisch aus *hebelndem Aufklappen* (wie bei dosierter Manualtherapie) abgeleitet.

Zusammenfassend ist festzuhalten, daß die *gegenläufige Kopfbewegung* am Ende einer plötzlichen Beschleunigungsveränderung des Rumpfes nicht immer ein „kraftloses Überkippen" (Erdmann 1973) ist, sondern neben physikalisch-mechanischen auch reflektorische Ursachen hat. Die Beschleunigung erfolgt fast nie exakt von vorn oder hinten, sondern beinhaltet fast immer eine *rotatorische Komponente,* die sowohl durch die Richtung der Krafteinleitung am Fahrzeug als auch durch die momentane Kopfhaltung vorgegeben sein kann. Die Kopfrotation vermehrt sich bei Extension, also vorwiegend beim Heckanprall, sie verringert sich

---

* In memoriam Prof. Dr. med. Hellmuth Erdmann (14.10. 1913–13.5. 1985).

bei Flexion (also vorwiegend beim Frontanprall), und zu den Scherkräften treten mitunter erhebliche Zentrifugalkräfte hinzu.

Schon Gay u. Abbot (1953) hatten unter Peitschenschlagverletzungen („whiplash injuries") nicht nur Heckanprallverletzungen, sondern *komplexe Unfallabläufe* verstanden.

Panoramawandel

Auch heute - nach Einführung von Dreipunktsicherheitsgurt und Nackenstütze - erleiden 2% der Verkehrsunfallverletzten *höhergradige Halswirbelsäulenverletzungen* der Gradation II - VI AIS (Abbreviated Injury Scale, Rether u. Otte 1984).

Über die Anzahl der *leichten Beschleunigungsverletzungen* gibt es keine verläßlich Statistik. Die Dunkelziffer ist groß, es fehlen die, die ihren Unfall verschuldet haben und nicht gegen Körperschäden versichert sind. Die Annahme von Erdmann (1978), daß es sich in 80% um leichte und nur in 5% der Fälle um schwere Beschleunigungsverletzungen an der HWS handelt, dürfte allgemeiner Erfahrung entsprechen.

Hinweise auf eine *Änderung der Verletzungsmuster* dieser leichten Verletzungen - parallel zu den verbesserten Sicherheitsvorkehrungen - fehlen. Als Gutachter hat man - entgegen allen naturwissenschaftlichen Vorstellungen - eher den Eindruck eines reziproken Zusammenhanges.

Patientenverhalten

Immer wieder hat Erdmann (zuletzt 1984) darauf hingewiesen, daß der bei der begutachtenden Untersuchung erhobene *Befund* nur sehr eingeschränkt einen Rückschluß auf den „Spätzustand" erlaubt.

Dieser Trend scheint sich weiter zu verstärken und damit die wertfreie Diskussion um die Beschleunigungsverletzungen zu verlangsamen. Zenner (1983) hat in seinem doppelt ausgelesenen Krankengut (1. nur Gutachtenpatienten; 2. von diesen nur das Drittel, welches geantwortet hat) erfahren, daß mehr als die Hälfte mit der Begutachtung unzufrieden war. Dies ist vermutlich die Grundlage für Verhaltensweisen, mit denen der Untersuchte dem Untersucher seine Beschwerden verdeutlichen möchte, nämlich:

- durch *absolute Steifhaltung* und Ausschluß jeglicher aktiver Bewegung,
- durch *fehlende Mitarbeit* oder Widerstand anläßlich der „Untersuchung von Hand",
- durch *Behauptung einer Körperverletzung* und hartnäckiger Beschwerden als Untersuchungsfolge (auch wenn nur tastend die selbsttätige Bewegung untersucht worden ist).

Gutachtererfahrungen

Schwere Beschleunigungstraumen an Kopf und Halswirbelsäule, die mit knöchernen Verletzungen oder Wirbelverrenkungen oder gar mit Querschnittsymptomatik einhergehen, stellen den Gutachter *nur selten* vor *Probleme,* denn es überwiegen die kaum zu übersehenden objektiven Befunde. In diesen Fällen mit schweren Verletzungen entsprechen die Verläufe und Dauerschäden den Erfahrungen anderer Wirbelsäulenregionen (Bilow u. Weller 1980; Friedebold et al. 1980; Muhr u. Tscherne 1980; Probst 1984; McSweeney 1984). Für Folgen derartiger Verletzungen mit Einschränkungen bis Versteifungen über mehrere Segmente wird eine Minderung der Erwerbsfähigkeit (MdE) von 20–40% (Rauschelbach 1983) bzw. bei vollständiger Versteifung der Halswirbelsäule in Neutralstellung ein Personenschaden von 14% (A. M. A. 1984) angenommen.

Völlig anders dagegen sind die Erfahrungen mit den 95% Beschleunigungsverletzungen und Distorsionen der HWS, die ohne eindrucksvolle Befunde an Knochen oder Rückenmark abgelaufen sind. Aus der gutachterlichen Perspektive zeichnen sich diese *„leichten" Beschleunigungsverletzungen* von Kopf und Halswirbelsäule durch unerwartet heftige, ungewöhnlich lang anhaltende und starke subjektive Beschwerden aus, die oft erst nach einem beschwerdearmen Intervall von 1–3 Tagen auftreten, besonders intensiv behandelt werden und sich nicht selten nach Monaten wieder verschlechtern (Braaf u. Rosner 1966; Erdmann 1973; Farbman 1973; Schlosser u. Kuner 1980).

Symptomatik der leichten Beschleunigungsverletzung

Definition

Mit Erdmann (1973) gehen wir davon aus, daß Verletzungen mit *Kopfanschlag* und/oder röntgenologischen Veränderungen *nicht* in diese Gruppe gehören.

Analyse von Richtung und Ausmaß der Krafteinwirkung

Besonders verletzungsträchtig sind die ergiebigen Bewegungen bei *sagittaler* Krafteinleitung. Die Wirbelgelenke bieten für Beugung und Überstreckung keine Hemmung. Die Hemmung erfolgt allein durch Bänder.

Völlig anders ist die Situation bei *Seitwärtsneigung und Rotation,* wo die knöcherne Führung der Wirbelgelenke, die Fixation an den Wirbelanhängen und spiralige Anordnung des Bandscheibenfaserrings eine bessere Stabilisierung der HWS erlauben.

Die Analyse eines Beschleunigungstraumas erfordert also die exakte *Analyse des Unfallhergangs,* von Impuls und Impulsrichtung. Hinweise über die Impulsrichtung und über das Ausmaß der Kraft erhält der Gutachter am ehesten aus den Schäden an den beteiligten Kraftfahrzeugen, dem Polizeibericht und dem Gutachten eines technischen Sachverständigen.

Klinischer Befund

Bei der *Flexionsverletzung* (Frontaufprall, Fahrer angegurtet, Rückschlag des Kopfes durch Nackenstütze gebremst) sind Hämatome im Bereich der (gezerrten) Nackenmuskulatur (auch subokzipital) zu erwarten. Eine Spondylose bietet in dieser Bewegungsphase – wegen der breiteren Abstützung – einen gewissen Schutz (Saternus 1982). Stärkere Impulse führen zu Verrenkungen oder Teilverrenkungen der kleinen Wirbelgelenke und/oder Kompressionsfrakturen.

Für die *Hyperextensionsverletzung* (Heckanprall) besteht eine stärkere Verletzungsanfälligkeit; besonders empfindlich sind Segmente mit Spondylosis deformans. Da die Hals- und Zungenmuskulatur kaum stabilisiert und der Mund sich öffnet, kommt es zu Bandscheibenrupturen und Vertebralarterienirritationen und zu hebelndem Aufklappen im Segment C0/C1. Gleichzeitig wird eine ursprüngliche Rotation durch Rückneigung verstärkt. Oft kommt ein Überraschungsmoment hinzu.

Schmerzarmes Intervall

Bis zu 3 Tagen nach dem Unfall kann es zur Entwicklung *enzephaler Symptome,* Schluckbeschwerden oder Nacken-Hinterkopf-Beschwerden kommen.

Ursache verzögerter Schluckbeschwerden kann ein langsam sich vergrößerndes retropharyngales Hämatom sein.

Eine verzögerte enzephale Symptomatik ist durch langsam einsetzende Zirkulationsstörung bei zunehmender Einblutung in die Wand einer Vertebralarterie erklärbar. Auch akute segmentale Funktionsstörungen („Blockierungen") können erst nach einiger Zeit Beschwerden verursachen, wenn eine unterschwellige Irritation durch Summation von Reizen aus dem irritierten Segment oder seiner Umgebung sich manifestiert.

Neurologische Symptomatik

Peripher-neurologische Ausfälle sind selten. Die Wurzel C2 kann bei Hyperextension zwischen HW1/2 gequetscht werden. Radikuläre Symptomatik unterhalb C2 ist eher auf Zerrung (Kopf- und Armbewegung) zu beziehen.

Oft wird eine Beteiligung des Nervensystems fälschlich angenommen (Daun 1983) und übersehen, daß es sich um eine primär *spondylogene Symptomatik* handelt, die ihren Ausgang von Muskel- und Bandansatzstellen, Gefäß- und Nervendurchtrittsstellen nimmt (Barolin u. Meixner 1981).

Symptome spondylogener Nozireaktion sind:

- Empfindlichkeit der Gelenkkapsel auf Druck und Bewegung,
- Tonussteigerung der segmentinnervierten tiefen Muskulatur (Myotendinose) mit entsprechender Bewegungseinschränkung („Blockierung"),
- segmentale Bindegewebsverquellung (Kibler-Falte) mit Hyperalgesie,
- Hyperästhesie in der Head-Zone.

Schließlich ist an Commotio spinalis und Contusio spinalis zu denken.

Enzephale Symptomatik

Die enzephale Symptomatik manifestiert sich in Zervikalschmerzen, ein- oder beidseitigen Kopfschmerzen, cochleovestibulären Störungen (Schwindel, Ohrensausen, „drop attacks", psychische Störungen – Asthenie, Depression, Sinistrose –, Lang u. Kehr 1983).

Nach Zenner haben sich Kopfschmerzen, Nackenschmerzen und Schwindel nur bei 10% der davon betroffenen zurückgebildet, nur einer von 38 Nachuntersuchten war beschwerdefrei. Auch Struppler (1980) sowie Wiesner u. Mumenthaler (1974) haben jahrelange hartnäckige Kopfschmerzen wie nach Gehirnerschütterungen beschrieben.

Denkbare Ursachen dafür sehen Jung et al. (1976) sowie Lang u. Kehr (1983) in einer *Vertebralarterienirritation*. Andere Autoren vermuten als Ursache eine *Hirnstammläsion* durch Beeinträchtigung des sympathischen Grenzstranges (der auf dem M. longus colli verläuft) oder über die *Rezeptoren in den Kopfgelenken* und kurzen Halsmuskeln (Hülse 1981; Krämer 1983; Tilscher et al. 1982; Wolff 1983). Beschwerdeabhängigkeit von (bestimmten) Kopf-/Halsbewegungen erleichtert die Zusammenhangsanerkennung.

Dokumentation des aktuellen Befundes

Vorbemerkung

So einfach statistisch eine Gegenüberstellung bleibender und vorübergehender Beschwerden nach Beschleunigungsverletzungen von Kopf und Halswirbelsäule erscheint (Wiesner u. Mumenthaler 1974; Zenner 1983), so schwierig gestaltet sich nicht nur die Erfassung der enzephalen Symptome, sondern auch die Erfassung und Dokumentation der Funktion der Kopf- und Halswirbelsäulenbeweglichkeit. Denn gerade in der Begutachtungssituation ist der planmäßige Untersuchungsgang (Puhlvers et al. 1984) nicht immer möglich (s. auch S. 165).

Aber selbst bei optimaler Erfassung (und Mitarbeit) des Untersuchten bleibt die *Bedeutung einer Funktionsstörung* eines Halswirbelsegments mitunter *umstritten*. Denn es gibt nicht nur beschwerdefreie angeborene Blockwirbel (M. Klippel-Feil), sondern es ist unter Manualtherapeuten auch unbestritten, daß Hypomobilitäten und Blockierungen nicht selten klinisch stumm sind bzw. Beschwerden auf die Irritation im benachbarten hypermobilen Segment bezogen werden müssen (Bischoff 1977; Jenkner u. Dossi 1977). Auch ist nach monosegmentaler (intrakorporeller) Spondylodese, nach mehrmonatiger Ruhigstellung wegen Wirbelbruch und gelegentlich bei erheblichen posttraumatischen Wirbeldeformitäten oft mit geringeren Spätfolgen zu rechnen als bei den hier zur Diskussion stehenden leichten Beschleunigungsverletzungen der HWS. Die Streubreite der physiologischen Beweglichkeit, die Häufigkeit (stummer) unfallunabhängiger Blockierungen und Hypermobilitäten, die unterschiedliche physiologische Beweglichkeit im Sitzen und im Liegen bedingen weitere *Unsicherheitsfaktoren* bei der gutachterlichen Beurteilung der HWS-Beweglichkeit. Außerdem ist die Funktion im Zusammenhang mit der Gesamtstatik des Rumpfes und der Mitarbeit des Untersuchten zu sehen.

Auch eine *Untersuchung in Narkose* bringt nicht unbedingt Vorteile. Sie kann eine Kontraktur aufzeigen und Hinweise für deren Behandlung geben, sie kann auch eine Blockierung lösen; aber wegen der Gleichzeitigkeit von Muskelentspannung und Schmerzausschaltung kann sie nur wenig zu der Entscheidung beitragen, ob eine bewußte Fehlhaltung oder eine reflektorische schmerzbedingte Zwangshaltung vorliegt.

Dokumentation der Summationsbewegung

Die klinische Prüfung der Summationsbeweglichkeit erfolgt nach den Vorschlägen von Erdmann u. Hinz (1967) aus Mittelstellung für Beugung und Streckung, Seitdrehung und Seitneigung sowie aus maximaler Vorbeuge und maximaler Rückbeuge für die Rotation. Da die Drehung infolge der Wirbelbandstraffung bei Vorbeugung vorwiegend im Segment C1/C2 erfolgt, erlaubt die Bewegungsprüfung entsprechende lokalisatorische Hinweise. Die Nickbewegung ist andererseits bei ergiebiger Kopfrotation auf das Segment C0/C1 beschränkt. Der aktive Bewegungsausschlag kann fotografisch dokumentiert werden.

Wie bei segmentaler Prüfung sollten die Ergebnisse der Bewegung am sitzenden und am liegenden Patienten ggf. miteinander verglichen werden.

Dokumentation der segmentalen Bewegungen

Die Dokumentation der segmentalen Bewegungsfunktion gelingt vorläufig nur auf Röntgenfunktionsaufnahmen. Zwar ist der physiologische Bewegungsausschlag in den einzelnen Zwischenwirbelsegmenten durch die Untersuchungen von Arlen (1979), Bilow u. Weller (1980), Brocher (1973), Gutmann (1982), Exner (1954) gut bekannt, und sorgfältige Ausmessungen von Funktionsaufnahmen eignen sich auch zum Nachweis isolierter Bewegungseinschränkungen.

Aber gerade in Gutachtenfällen muß mit unzureichender Mitarbeit gerechnet werden, so daß dann selbst röntgenologische Verlaufskontrollen von Funktionsaufnahmen erheblich an Aussagefähigkeit verlieren (Kamieth 1983; Rompe 1984). Passiv gehaltene Aufnahmen (eventuell mit apparativ reproduzierbarem Kraftaufwand) wie sie zur Diagnostik von Kapsel- und Bandverletzungen an den Gelenken angewendet werden, stehen bisher nicht zur Verfügung. Auf die erheblichen Fehldeutungsmöglichkeiten von Röntgenaufnahmen der Kopfgelenke – die nicht auch die übrige Halswirbelsäule abbilden – hat Kamieth (1984) hingewiesen.

Vergleich von Röntgenaufnahmen

Nach wie vor ist deshalb die beste Aussage immer noch aus dem *Vergleich mit früheren Röntgenaufnahmen* (insbesondere aus der Zeit vor dem Unfall!) ableitbar, wenn man dabei die physiologische Entwicklung der Spondylose berücksichtigt.

Auch wenn die individuelle Voraussage auf Schwierigkeiten stößt, so gibt es doch zumindest genügend Unterlagen über die Reihenfolge der Entwicklung umformender Veränderungen an der Halswirbelsäule (Saternus 1982).

Vorschläge für eine optimale Dokumentation des Verlaufs von Beschleunigungsverletzungen des Kopfes und der HWS

1) Am Unfalltag:
   a) Aufzeichnungen zum *Unfallhergang* (Typ der beteiligten Fahrzeuge, Sitzposition, Gurt, Nackenstütze, Beschädigung an der Karosserie, an der Sitzbefestigung).
   b) Hinweise auf *Vorerkrankungen* und frühere Behandlungen.
   c) *Schmerzbeginn,* -lokalisation, -ausstrahlung.
   d) Dokumentation der aktuellen schmerzfreien aktiven *Beweglichkeit* (Beugung/Streckung, Links-/Rechtsdrehung, Links-/Rechtsneigung).
   e) *Röntgen* der HWS in 2 Ebenen.
2) Nach 3 Wochen:
   Wiederholung von 1c)–1e).
   f) *Röntgenfunktionsaufnahmen* seitlich in Vor- und Rückneigung, sowie a.-p. in Links- und Rechtsseitneigung bei aktiver Bewegung.
3) Nach 6 Wochen (bzw. anläßlich des Behandlungsabschlusses ggf. vorher):
   Wiederholung der Untersuchung unter 2).
4) Alle 3 Monate im ersten Jahr, dann alle 6 Monate bis zum Abklingen der Beschwerden und/oder Klärung des Rechtsanspruchs auf Entschädigungsleistungen: Wiederholung der Untersuchung unter f).

Anhaltspunkte für die retrograde Einteilung von Beschleunigungsverletzungen an der HWS

Besondere Faktoren, die das Ergebnis und die Entschädigung beeinflussen

- (ungünstiger Einfluß erwiesener) *Vorerkrankungen,*
- (ungünstige Auswirkungen) *instabiler Heilung,*
- *Anschnallpflicht* (wäre der Unfall auch so abgelaufen, wenn der Verletzte angegurtet gewesen wäre?),
- (Art und Einstellung der – integrierten? –) *Nackenstütze,*
- Schädigung der *Sitzverankerung* und/oder Rückenlehne.

Beschleunigungsverletzung der HWS

Leichte Verletzung. Beschwerdefreies Intervall über 1 h. Bewältigt den Weg nach Hause selbst. Wickelt die Unfallerhebungen am Unfallort ab. Vorübergehende schmerzhafte Einschränkung der Kopf-/Halsbeweglichkeit. Vorwiegender Frontaufprall.

Arbeitsunfähigkeit ca. 3 Wochen.
MdE 20% 1-3 Monate.[1]

Mittelschwere Beschleunigungsverletzung. Beschwerdefreies Intervall unter 1 h. Nackensteife, Schluckbeschwerden (retropharyngales Hämatom).
Bewegungseinschränkung der HWS (durch Weichteilverletzung von Gelenkkapsel, Bändern, Muskelfasern). Schmerzäußerung anläßlich der (polizeilichen) Unfallerhebungen.
Nachfolgend evtl. enzephale Symptome (Kopfschmerz, Schwindel, Seh- und Gehstörung, „drop attacks", psychische Störungen).

Arbeitsunfähigkeit ca. 6 Wochen.
MdE 20%, 2-12 Monate.

Schwere Beschleunigungsverletzung der HWS. Kein beschwerdefreies Intervall. Deutliche Haltungsinsuffizienz. Kann nicht selbst aus dem Unfallfahrzeug aussteigen. Erhebliche Schluckbeschwerden (Verletzung der Kehlkopfoberhörner oder Zungenbeinhörner). Neurologische Wurzel- und/oder Rückenmarksymptome. Eventuell enzephale Symptomatik.

Arbeitsunfähigkeit 3-4 Monate.
MdE 30% 12 Monate.
MdE 20% bis zum Ablauf des 2. Unfalljahres.

Sehr schwere Beschleunigungsverletzung. Kein Intervall. Absolute Haltungsinsuffizienz. Kann nicht selbst aus dem Unfallfahrzeug aussteigen.
Röntgenpositiver Befund:

- direkte Röntgenzeichen (knöcherne Verletzung an Wirbel-, Wirbelgelenk- oder Wirbelbogen),
- indirekte Röntgenzeichen (Fehlstellung – jede Fehlstellung in der Wirbelkörperreihe hat ihr Korrelat im Wirbelgelenkbereich – Erdmann 1978).

Arbeitsunfähigkeit: mehrere Monate.
Mindest-MdE 30% bis zum Ablauf des 2. Unfalljahres.

---

[1] Dauer der Arbeitsunfähigkeit sowie MdE-Vorschläge beziehen sich auf die Sozialversicherung in der BRD.

Zusammenfassung

Die Begutachtung von leichten Beschleunigungsverletzungen von Kopf und Hals ist in vielen Fällen für den Betroffenen und den Gutachter unbefriedigend.

Aus der Sicht der Betroffenen wird zu schematisch beurteilt, anhaltende Beschwerden werden nicht anerkannt.

Aus der Sicht des Begutachters fällt auf, daß in vielen Fällen objektivierbare Befunde (bei denen der Untersucher auf die Mitarbeit des Untersuchten verzichten kann) auch nach jahrelanger Symptomatik fehlen, Beschwerden bei scheinbar leichten Verletzungen (ohne objektivierbare Verletzungsbefunde) nicht (wie bei Distorsionen) abklingen, sondern im Laufe von 1–2 Jahren sogar erheblich zunehmen, um dann auf diesem Niveau zu bleiben, ohne daß eine vergleichbare Symptomatik bei Patienten mit schweren (röntgenologisch oder operativ objektivierten, offensichtlich schwereren) Verletzungen beobachtet wird.

Der Rückschluß aus (späten) Untersuchungsbefunden (bei deren Erhebung der Untersucher regelmäßig auf die Mitarbeit des Untersuchten angewiesen ist) ist deshalb nur mit erheblichen Einschränkungen möglich. Die Begutachtung wird erheblich erleichtert durch Untersuchungsbefunde, die in den ersten Monaten nach dem Unfall erhoben wurden. Eine mögliche Erklärung für anhaltende Beschwerden ist in einer Hirnstammläsion (durch Erschütterung, durch intermittierende Irritation der A. vertebralis, über Rezeptoren in den Kopfgelenken) v. a. bei starker Hyperflexion zu sehen. Von da aus findet sich ein möglicher Zugang zu den psychischen Symptomen (Schlafstörung, Nervosität, Erschöpfungsgefühl und Antriebsverminderung).

Offene Fragen zum algogenen Psychosyndrom

1) Gibt es ein algogenes Psychosyndrom,
   - wenn röntgenologisch eine Funktionsstörung ausgeschlossen ist (z. B. Funktionsaufnahmen, Arlen 1983) oder
   - wenn röntenologisch eine Funktionsstörung 6 Wochen nach dem Ereignis nicht bestanden hat?

2) Gibt es ein algogenes Psychosyndrom bei fehlerhafter Manualtherapie („Chiropraxis"), oder spielen in Haftpflichtverfahren nach Chirotherapie der Halswirbelsäule nur Hirnstamminfarkt, Tetraplegie und neurologische Ausfälle eine Rolle?

3) Gibt es ein algogenes Psychosyndrom bei erheblichen atlantookzipitalen Befunden, wie
   - atlantookzipitaler Instabilität (Polyarthritis),
   - HWS-Einsteifung (Bechterew, Klippel-Feil),
   - konservativ behandelter Densfraktur (einzige lebensbedrohliche Pseudarthrose, deswegen 3–6 Monate Kopf-Rumpf-Gips oder Halo-Body-Jacket),
   - zervikalen Skoliosen?

Literatur

American Medical Association (ed) (^{2}1984) Guide to the evaluation of permanent impairment. American Medical Association, Chicago
Arlen A (1979) Röntgenologische Funktionsdiagnostik der Halswirbelsäule. Man Med 17: 2
Arlen A (1983) Röntgenologisch objektivierbare Funktionsdefizite der Kopfgelenke beim posttraumatischen Zerviko-Zephal-Syndrom. In: Hohmann D, Kügelgen B, Liebig K (Hrsg) Neuroorthopädie 1. Springer, Berlin Heidelberg New York Tokyo
Barolin GS, Meixner M (1981) Vertebragen (mit-) verursachter Kopfschmerz. Therapiewoche 31: 6987
Bilow H, Weller S (1980) Halswirbelsäulenverletzungen – die konservative Behandlung und ihre Ergebnisse. Hefte Unfallheilkd 149: 77
Bischoff HP (1977) Das HWS-Schleudertrauma. Man Med 15: 73
Braaf MM, Rosner S (1966) Whiplash injury of neck – fact or fancy. Int Surg 6: 176
Brocher JE (^{2}1973) Die Prognose der Wirbelsäulenleiden. Thieme, Stuttgart
Burke DC (1971) Hyperextension injuries of the spine. J Bone Joint Surg 53/B: 3
Daun H (1983) Schäden am Nervensystem bei HWS-Traumen. In: Hohmann D, Kügelgen B, Liebig K (Hrsg) Neuroorthopädie 1. Springer, Berlin Heidelberg New York Tokyo, S 272
Erdmann H (1971) Probleme der Vorerwerbsbeschränkung bei der Begutachtung der Wirbelsäule. Arch Orthop Unfallchir 70: 152
Erdmann H (1972) Die Bedeutung des Schweregrades der Halswirbelsäulenverletzung (Anfangsbefund und spätere Begutachtung). Hefte Unfallheilkd 110: 56
Erdmann H (1973) Schleuderverletzung der Halswirbelsäule. Hippokrates, Stuttgart
Erdmann H (1974) Psychologische Aspekte bei dem zu Begutachtenden. (Tagung des Hauptverbandes der gewerblichen Berufsgenossenschaften, Schriftenreihe Unfallmedizin, Heft 23, S 89)
Erdmann H (1978) Das posttraumatische Zervikalsyndrom aus unfallchirurgischer Sicht. Z Unfallmed Berufskr
Erdmann H (1983) Versicherungsrechtliche Bewertungen des Schleudertraumas. In: Hohmann D, Kügelgen B, Liebig K (Hrsg) Neuroorthopädie 1. Springer, Berlin Heidelberg New York Tokyo, S 303
Erdmann H (1984) Schleudertrauma und zervikozephales Syndrom: Begutachtung. In: Gross D, Schmitt E, Thomalske G (Hrsg) Schmerzkonferenz. Fischer, Stuttgart New York, Abschn 8.2.1–5
Exner G (1954) Die Halswirbelsäule, Pathologie und Klinik. Thieme, Stuttgart
Farbman AA (1973) Neck sprain. Associated factors. JAMA 223: 1010
Friedebold G, Rüter A, Burri C (1980) Diskussionsbemerkungen und Empfehlungen aller Teilnehmer zu Folgezuständen nach Wirbelsäulenverletzungen. Hefte Unfallheilkd 149: 263
Gaizler G (1965) Die Beurteilung der Ruhehaltung der Halswirbelsäule – eine erledigte Frage? Fortschr Röntgenstr 103: 566
Gay JR, Abbott KH (1953) Common whiplash injuries of the neck. JAMA 152: 1698
Gemmel HW, Müller-Färber J (1984) Das Schleudertrauma der Halswirbelsäule in der Begutachtung – ein medizinisches oder juristisches Problem? Z Unfallchir Versicherungsmed Berufskr 77: 9
Gerstenbrand F, Tilscher H, Berger M (1979) Radikuläre und pseudoradikuläre Symptome der mittleren und unteren Halswirbelsäule. MMW 121: 1173
Gross D (1984) Analyse vertebragener Schmerzsyndrome und ihre Behandlung am Beispiel des Schleudertrauma (whiplash injury). Man Med 22: 65
Gutmann G (1974) Stellungnahme und Bemerkung anstelle einer Buchbesprechung über „Die Begutachtung von Schleuder- und Abknickverletzungen der Halswirbelsäule". Man Med 12: 90
Gutmann G (1982) Die funktionelle Pathologie und Klinik der Wirbelsäule, Bd 1 und 2: Die Halswirbelsäule. Fischer, Stuttgart New York
Hinz P (1968) Vielschichtige Untersuchungsmethoden zur Erfassung pathomorphologischer Sektionsbefunde nach Schleudertraumen der Halswirbelsäule. Dtsch Z Ges Ger Med 64: 204
Hinz P, Erdmann H (1967) Zur manuellen Untersuchung der Halswirbelsäule in der Gutachterpraxis. Z Orthop 104: 28

Hinz P, Tamaska L (1968) Arteria vertebralis und Schleuderverletzung der Halswirbelsäule. Arch Orthop Unfallchir 64: 268

Hinz P, Coermann RR, Lange W (1969) Das Verhalten der Halswirbelsäule bei der Simulation von Auffahrunfällen. Mschr Unfallheilkd 72: 321

Hülse M (1981) Die Gleichgewichtsstörung bei der funktionellen Kopfgelenkstörung. Man Med 19: 92

Jenkner FL, Dossi A (1977) Zusammenhänge und Diskrepanzen zwischen klinischer Symptomatologie und röntgenologischen Veränderungen an der Halswirbelsäule bei Zervikalsyndrom und Arm-Schulter-Syndrom. Man Med 15: 118

Jung A, Kehr P, Jung FM (1976) Das posttraumatische Zervikalsyndrom. Man Med 14: 101

Kamieth H (1983) Der akute Schiefhals und seine Röntgenanalyse. Z Orthop 121: 228

Kamieth H (1984) Röntgenbefunde von normalen Bewegungen in den Kopfgelenken. Hippokrates, Stuttgart (Wirbelsäule in Forschung und Praxis Bd 101)

Koltai V, Vecsei V (1975) Die Peitschenschlagverletzung der Halswirbelsäule. Diagnostik – Therapie. Akt Traumatol 5: 265

Krämer G (1983) Diagnostik neurologischer Störungen nach Schleudertraumen der Halswirbelsäule. Dtsch Med Wochenschr 108: 586

Krämer J, Schulze H (1977) Zur Begutachtung beim Schleudertrauma der Halswirbelsäule. Z Orthop 115: 954

Krösl W (1984) Die Begutachtung des Peitschenschlagsyndroms in der gesetzlichen Unfallversicherung, in der privaten Unfallversicherung und im Haftpflicht- bzw. Gerichtsverfahren. Hefte Unfallheilkd 163: 168

Kuhlendahl H (1964) Die neurologischen Syndrome bei der Überstreckverletzung der Halswirbelsäule und dem sog. Schleudertrauma. MMW 106: 1025

Kuhlendahl H (1966) Schleudertrauma der Halswirbelsäule. Dtsch Z Chir 316: 470

Lang G, Kehr P (1983) Vertebragene Insuffizienz der Arteria vertebralis. In: Hohmann D, Kügelgen B, Liebig K (Hrsg) Neuroorthopädie 1. Springer, Berlin Heidelberg New York Tokyo, S 251

Lauritzen J (1968) Diagnostik difficulties in lower spine dislocations. Acta Orthop Scand 39: 439

Lausberg G (1969) Spätschäden des Rückenmarks nach Wirbelsäulenverletzungen. Dtsch Med Wochenschr 94: 720

Lick RF, Schläfer H (1968) Der Auffahrunfall. Med Klin 63: 528

Magerl F (1980) Die posttraumatische Cerviko-Cephalgie und Cerviko-Brachialgie. Orthopäde 9: 24

McSweeney T (1984) Injuries of the cervical spine. Ann Roy Coll Surg 66: 1

Meinecke FW (1970) Rückenmarkschäden bei Schleuderverletzungen der Halswirbelsäule. Dtsch Med Wochenschr 95: 1209

Muhr G, Tscherne H (1980) Folgezustände nach Wirbelsäulenverletzungen. Hefte Unfallheilkd 149: 253

Narcho A, Huana M, Turner K (ca. 1979) Wege zu Wissen und Wohlstand – Lieber krankfeiern als gesundschuften. (Ohne Verlagsangabe)

Puhlvers E, Thümler P, Stahl C (1984) Funktionsdiagnostik und Funktionsbewertung der Halswirbelsäule. Med Sach 80: 22

Probst J (1984) Konservative Therapie der Wirbelsäulenverletzungen. Hefte Unfallheilkd 163: 114

Rauschelbach HH (1983) Anhaltspunkte für die ärztliche Gutachtertätigkeit im sozialen Entschädigungsrecht und nach dem Schwerbehindertengesetz. Köllen, Alfter-Oedekoven

Rether JR, Otte D (1984) Verletzungen der Halswirbelsäule beim Verkehrsunfall. Unfallheilkd 87: 524

Rompe G (1970) Das Schulter-Arm-Syndrom: spondylogene Ätiologie. Med Heute 19: 285

Rompe G, Küster HH (1984) Schleudertrauma und zervikozephales Syndrom: Begutachtung aus orthopädischer Sicht. In: Gross D, Schmitt E, Thomalske G (Hrsg) Schmerzkonferenz. Fischer, Stuttgart New York, Abschn 8.2.13–19

Saternus KS (1982) Die Begutachtung des Schleudertraumas der Halswirbelsäule. Akt Traumatol 12: 4

Schaaf RE, Gehweiler JA, Miller MD, Powers B (1978) Lateral hyperflexion injuries of the cervical spine. Skeletal Radiol 3: 73

Schlosser V, Kuner E (1980) Traumatologie, 3. Aufl. Thieme, Stuttgart

Struppler A (1980) Kopfschmerz nach Unfällen nicht traumabedingt? Ärztl Praxis 23: 1720–1722

Suter J, Mumenthaler M (1977) Gutachterliche Aspekte bei Schleuderverletzungen der Halswirbelsäule. Arch Orthop Unfallchir 90: 325

Tilscher H, Wessely P, Eder M (1982) Die topischen Zusammenhänge zwischen Gesichtsschmerz und suboccipitalen Maximalpunkten. Man Med 20: 127

Vortmann BJ (1984) Kinesiologie der Halswirbelsäule vor und nach Manipulationen. Man Med 22: 49

Walker N (1983) Weichteilverletzungen der HWS. Indikation und Umfang der sog. „Unfalldiagnostik". In: Hohmann D, Kügelgen B, Liebig K (Hrsg) Neuroorthopädie 1. Springer, Berlin Heidelberg New York Tokyo, S 278

Wiesner H, Mumenthaler M (1974) Schleuderverletzung der Halswirbelsäule. Mechanismus, Diagnostik, Therapie und Begutachtung. Therapeutische Umschau 31: 640

Wolff H-D (1983) Manualmedizinische Erfahrungen bei Weichteilverletzungen der Halswirbelsäule. In: Hohmann D, Kügelgen B, Liebig K (Hrsg) Neuroorthopädie 1. Springer, Berlin Heidelberg New York Tokyo, S 284

Wörz R (1980) Chronischer Schmerz als Ausdruck endogener Depression. Therapiewoche 30: 408

Zenner P (1987) Die Schleuderverletzung der Halswirbelsäule und ihre Begutachtung. Springer, Berlin Heidelberg New York Tokyo

Rechtswissenschaft und medizinische Begutachtung

P. KRAUSE

Ob Gesundheitsstörungen bestehen und wie sie verursacht worden sind, ist für die Medizin als Heilkunst insofern eine Frage, als die Diagnose die Behandlung und die Kausalanalyse die Prophylaxe bestimmen; in beiden Fällen ist eine Antwort im Sinne strenger Wissenschaften nicht gefordert, da Heilkunst stets Handeln unter Unsicherheit bedeutet und einschließt. Ob ein Leidenszustand „objektivierbar" ist oder nur „subjektiv" empfunden wird, ist für den um Hilfe angegangenen Arzt zunächst irrelevant, auch wenn er selbstverständlich über die angezeigte Therapie entscheidet. Entsprechendes gilt für das Problem, ob regelmäßig post hoc auftretende Befindlichkeitsstörungen sich propter hoc erklären lassen und welcher Erklärungszusammenhang sich dafür anbietet; klagen z. B. nach „Ausheilung" eines Peitschenschlagtraumas eine Anzahl von Personen über bestimmte Beeinträchtigungen, dann sind diese Klagen medizinisch ernstzunehmen und auf sie heilend einzugehen, selbst wenn sie nur durch eine unfallkonsequente Hellhörigkeit für derartige Phänomene veranlaßt worden sein sollten.

Jedenfalls bedeutet es eine Grenzüberschreitung, wenn den im Beruf der Heilkunst tätigen Personen von Rechts wegen die Frage gestellt wird, ob eine Gesundheitsstörung besteht, welche Folgen sie für die Leistungsfähigkeit und für das Wohlbefinden hat und wie sie verursacht worden ist; denn alle diese Fragen stellen sich für den „normalen" Arzt nicht in dieser Weise. Sie stellen sich im übrigen auch nicht für den exakten Naturwissenschaftler. Schon die Frage, ob eine Gesundheitsstörung vorliegt, ist keine naturwissenschaftliche und keine medizinische, sondern eine normative Frage: Es geht um die Subsumption eines Lebenssachverhaltes unter einen Rechtsbegriff; wird das übersehen, so muß es zu Irritationen und Mängeln in der Kooperation von Rechtsanwendern und Sachverständigen kommen. Es ist ebenso absurd, wenn Mediziner Anspruch erheben wollen, den Begriff von Krankheit oder Gesundheitsstörung autonom auszulegen, wie wenn die Gerichte ihnen diese Kompetenz zuschieben; ungeachtet dessen, welche Rechtsfolgen an diese Begriffe geknüpft werden, beschreiben sie normative Tatbestandselemente und sind von daher allein Rechtsbegriffe. Das bedeutet, der Sachverständige, der darüber befragt wird, ob entsprechende Lebenssachverhalte vorliegen, muß sich bei der Rechtswissenschaft über den Inhalt dieser Begriffe vergewissern. Entsprechendes gilt für die Feststellung eines Ursachenzusammenhangs. Die juristische Funktion der Kausalität ist es, Haftung zu begründen, ihr Begriff ist von daher zu verstehen. Es geht häufig darum, die wirtschaftlichen Folgen einer Beeinträchtigung auf einen Dritten, den Verursacher, zu übertragen; verschiedentlich auch darum, Sozialleistungsansprüche zu begründen.

Allerdings ist die Trennung von Begriffsbestimmung und Subsumption eine Abstraktion, die nicht zu leisten ist. Jede Subsumption präzisiert und konkretisiert den Rechtsbegriff, jede Präzisierung und Konkretisierung des Rechtsbegriffs erfolgt im Vorgriff auf die Subsumption eines konkreten Lebenssachverhalts, setzt ein Gespräch zwischen Richter und Sachverständigem im Hinblick auf einen konkreten Fall voraus.

Die tatsächliche Rechtspraxis entspricht dem nicht; die medizinischen Sachverständigen entscheiden mehr oder minder unreflektiert autonom über das Vorliegen von normativen Tatbeständen, einschließlich der Verursachung; die Gerichte nehmen das nicht nur hin, sie setzen es vielmehr stillschweigend voraus oder verlangen es sogar ausdrücklich. Die medizinische Begutachtung gerät dadurch in eine höchst problematische Lage. In der Wissenschaft vom Recht, das als die Menschen verbindendes Recht auf Konsens angelegt ist, hat die anerkannte, allgemeine, verbreitete, herrschende Meinung eine legitimierende Funktion; Außenseiter sind von vornherein in der Unwahrheit. Welche Folge das für die Fortentwicklung der Rechtswissenschaft hat, insbesondere daß sie dennoch möglich bleibt, ist ein eigenes Problem einer konsensualen Kontroverse, einer Diskussion auf gemeinsamer Plattform. In der exakten Naturwissenschaft ist dagegen für eine herrschende Meinung kein legitimer Platz.

Schwieriger wird es in den technischen Disziplinen, zu denen neben der Technik auch die Medizin zu rechnen ist. Rechtsordnung und eigenes Ethos verlangen von ihnen die Einhaltung bestimmter Standards, der Lex artis. Sie wiederum wird durch einen bestimmten Stand der Medizin oder Technik bestimmt, es gibt anerkannte Heilmethoden und Verfahrensweisen. Freilich ist die anerkannte Methode nicht die alleinseligmachende. Wer ein neues Verfahren findet, kann dieses Verfahren, wenn es gleich gut ist, und muß es, wenn es sich als überlegen erweist, anwenden. Da sich in der Medizin Wirksamkeitsnachweise nur äußerst schwer führen lassen, zumal das Experiment am Menschen weitgehend ausscheidet, gewinnt jedoch die anerkannte Methode eine besondere Relevanz. Die anerkannte Heilmethode hat dabei zumindest zwei völlig unterschiedliche Funktionen. Ob jemand eine Dienstleistung ordnungsgemäß erbracht hat, ist eine Frage des jeweils gesellschaftlich vorausgesetzten Standards. Dieser Standard wird durch den Stand der jeweiligen Technik bestimmt, in der Medizin durch die anerkannte Heilmethode. Zu ihr gehört es, erforderlichenfalls zu nicht gesicherten Therapieversuchen zu greifen. Die anerkannte Heilmethode entscheidet damit, ob dem Arzt nach dem Stand der ärztlichen Wissenschaft ein Kunstfehler unterlaufen ist. Es ist evident, daß das einem beständigen Wandel unterworfen ist.

Daneben aber begründet und begrenzt sich der Anspruch auf Heilbehandlung zulasten eines Dritten auf „anerkannte Heilmethoden". Das ist ein ganz anderes Problem; es geht nicht darum, ob eine Methode derzeit anzuwenden war oder zu unterbleiben hatte, weil das Gegenteil dem erreichten Standard nicht entspricht, sondern darum, mit welchem Standard und Inhalt Leistungsansprüche zustehen. Es ist evident, daß der zweite Fall kein Problem der Medizin und ihrer Reflexion ist und daher nicht von einem Standesethos entschieden werden kann, sondern ein Problem der Rechtswissenschaft darstellt und allein von ihr zu lösen ist. Während es durchaus sinnvoll erscheint, wenn der normale Standard des Leistungsangebots kollektiv von den Leistungsträgern festgelegt wird, solange abweichende Verträge möglich bleiben und solange sie nicht auch die Preise bestimmen, erschiene es geradezu abwegig, die Leistungsanbieter autonom darüber entscheiden zu lassen, in welchem Maße ihre Leistungen von anderen als den Nachfragern zu finanzieren sind. In der Begutachtungspraxis fließen nun die verschiedenen hierarchischen Elemente zusammen. Die von den Gutachtern teils übernommenen, teils vorgenommenen Wertungen und Normauslegungen werden durch eine herrschende Meinung im juristischen Sinne geprägt, freilich sehr häufig illegitimerweise, weil die Meinung nicht in spezifisch juristischer Methode und Auseinandersetzung gebildet, sondern eher dogmatisch und unreflektiert gesetzt worden ist, z.T. ohne daß man sich bewußt war, eine normative, wertende Entscheidung zu treffen, bzw. über welche Rechtsfolgealternative zu entscheiden war. Daneben treten anerkannte Heilmethoden im engeren Sinne und dogmatisch verfestigte naturwissenschaftliche Ansichten über Kausalitätsbeziehungen. Diese Gemengelage macht – in Verbindung mit der Abdrängung der juristischen Entscheidung auf die Mediziner – die Situation der medizinischen Begutachtung scheinbar ausweglos.

Die Aporie ist jedoch nur scheinbar. Sie löst sich, wenn die einzelnen Elemente der Entscheidungen getrennt und bewußtgemacht werden, auch durch ein ernsthaftes Gespräch zwischen Richter und Sachverständigem. Vor allem kommen wir der Sache wohl nur näher, wenn wir bereit sind, Wertungen offenzulegen und einzuräumen, daß bestimmte Probleme von uns nicht gelöst werden können. Ich wundere mich immer wieder über Ärzte, die feststellen können, jemand sei noch zu einer drei-, sieben- oder fünfstündigen, nicht aber zu einer vier-, acht- oder sechsstündigen Arbeit imstande. Ob erhöhtes Leiden nach einem Umfang körperlich oder seelisch bedingt ist oder ob es auf geschärfter Leidensbereitschaft beruht, mag noch exakt wissenschaftlich feststellbar sein; ob es im zweiten Fall auf den Schädiger abzuwälzen oder ob es vom Geschädigten selbst zu tragen ist, bedarf einer normativ gerichteten Reflexion.

Die Problematik verschärft sich noch einmal durch ein wissenschaftssoziologisches Phänomen. Wie in allen Lebensbereichen findet auch auf dem Felde der Wissenschaft ein Kampf um Anerkennung statt. Es geht nicht allein um die Sache, sondern es geht auch um Reputation. Die Mechanismen, in denen sich dieser Kampf vollzieht, sind undurchsichtig. Sie gewährleisten kaum, daß sich die „Wahrheit" durchsetzt. Max Planck hat in den exakten Naturwissenschaften die Verbreitung des Erkenntnisfortschritts vom Aussterben der älteren Generationen erwartet. Dort ist angesichts der relativen Methodensicherheit und Nachprüfbarkeit der Ergebnisse ein solcher Optimismus begründet; viel weniger in den „humanities" einschließlich der Medizin, wo sich Experimente ethisch verbieten und oft auch faktisch durch Rückkopplungseffekte ausgeschlossen sind – der Doppelblindversuch ist nur begrenzt möglich. Auf diesem Felde ist die wissenschaftliche Anerkennung nur schwer zu erreichen, wo sie besteht, erscheint sie ungesichert. Es liegt daher nahe, die im wissenschaftssoziologischen Prozeß nicht erreichbare oder nicht zu sichernde Anerkennung im juristischen Wege zu suchen. Das ist zum Glück nicht unmittelbar möglich. Das Grundrecht der Wissenschaftsfreiheit verbietet eine autoritative Entscheidung des Staates. Es erscheint aber mittelbar erfolgversprechend, wenn die Gerichte in einem Kunstfehlerprozeß entscheiden, daß die Methode, die man vertritt oder bekämpft, der Lex artis entspricht oder widerspricht. Wenn die Krankenkassen eine umstrittene Heilmethode bezahlen, wenn in einem Haftungsprozeß ein bestimmter Kausalzusammenhang für gegeben angesehen wird, bedeutet das auch einen Ersatz für wissenschaftliche Anerkennung und kann gar zu wissenschaftlicher Anerkennung führen. Damit wird freilich das staatliche Entscheidungsverfahren mißbraucht. Andererseits kann es nicht unter Berufung auf Wissenschaftsfreiheit einem Wissenschaftspluralismus ausgeliefert werden. Kein Wissenschaftler hat das Recht, sich dem Urteil, ob er lege artis gehandelt hat, ob seine Methode dem vom Sozialleistungsträger gewährleisteten Standard entspricht, ob seine Hypothesen über Unfallfolgen oder Kausalitätsbeziehungen der Realität entsprechen, unter Berufung auf die Verpflichtung des Staates zu wissenschaftlicher Neutralität zu entziehen. Der Staat (Gerichte, Verwaltung, Gesetzgeber) muß trotz des Konflikts eine Entscheidung unter Unsicherheit treffen, dafür sollte nicht zuletzt der zu pragmatischem Handeln gezwungene Arzt alles Verständnis haben.

Fragen der richterlichen Entscheidungsfindung bei der Anerkennung von Traumafolgen an der HWS

A. BOESEN

Zu den Hauptaufgaben des Richters zählt es, Recht zu sprechen und dem Gedanken der Gerechtigkeit zum Erfolg zu verhelfen. Rechtsprechung ist mehr als nur der Ausdruck des subjektiven Rechtsempfindens des Richters. Der Richter ist nicht nur seinem Gewissen unterworfen, sondern auch an das Recht gebunden. Dies ist ein Gebilde, das sich aus einer Vielzahl von förmlichen und nichtförmlichen Rechtsvorschriften, Lehrmeinungen und sonstigen Interpretationen zusammensetzt, den Anspruch des Verbindlichen besitzt und der zwangsweisen Durchsetzung durch den Staat unterliegt.

Was „Recht" ist herauszufinden, ist dem Vorgehen des Chirurgen vergleichbar, der Schicht um Schicht trennt, um schließlich das Organ freizulegen, dem sein Eingriff gilt. So wie der Chirurg nicht mit dem Schlachtmesser, sondern dem Skalpell arbeitet, so tastet sich der Richter unter Beachtung der Feinheiten des Prozeßrechts immer näher an die Lösung des an ihn herangetragenen Falles heran, um seiner Aufgabe entsprechend Recht zu sprechen.

Dabei zeigt sich, daß „Recht" zu bekommen, in einen Widerspruch zum Gerechtigkeitsempfinden treten kann. Recht bekommt primär nicht notwendigerweise derjenige, auf dessen Seite sich das Recht befindet, sondern wer unter Beachtung der Spielregeln des gerichtlichen Verfahrens Sieger wird. Dies kann auch derjenige sein, dessen Anliegen nicht mit dem vom materiellen Recht vorgesehenen Zustand übereinstimmt. Dabei ist der Vorgang des Herausfindens des Rechts keineswegs vom Zufall abhängig. Es ist ein Spiel mit in der Regel voraussehbarem Ausgang. So wie bisweilen erst die Obduktion mit dem Anspruch des Richtigen über den Wert einer Diagnose entscheidet, so drückt der Richterspruch aus, welche Ansicht oder welcher Anspruch als richtig zu werten und damit als verbindlich zu beachten ist. Nur eingeschränkt wird dabei auch zum Ausdruck gebracht, was mit dem materiellen Recht übereinstimmt.

Das gerichtliche Verfahren ist weiter dadurch gekennzeichnet, daß hier 2 gleichberechtigte Parteien – Kläger und Beklagter – auftreten, die in der Regel gegensätzliche Standpunkte vertreten und nun die Entscheidung eines Dritten – des Richters – dazu fordern, welcher Ansicht zu folgen ist. Jeder glaubt sich im Recht und versteht die Gegenseite nicht, die diesen Rechtsstandpunkt nicht akzeptieren will. Brücken zu einer einvernehmlichen Lösung unter Würdigung des Standpunktes der Gegenseite sind nicht vorhanden. In dieser Situation muß der Richter unvoreingenommen sein. Es gehört zu den wesentlichen Elementen unseres Rechtsstaates, beiden Seiten in gleicher umfassender Weise rechtliches Gehör zu schenken. Nur auf der Basis einer umfassenden Aufnahme des Parteivortrags kann eine gerechte Entscheidung ergehen.

Dies darf aber nicht zu dem Schluß verleiten, die Chancen, den Ausgang des Verfahrens zu beeinflussen, seien gleich groß. Hier befindet sich der Kläger, d. h. derjenige, der die gegenwärtige Rechtslage zu seinen Gunsten verändern will, regelmäßig in der ungünstigeren Situation. Er muß, um den Prozeß zu gewinnen und das Recht zu seinen Gunsten zu verändern, das Gericht überzeugen, daß sich die gegenwärtige Rechtslage mit der vom Recht vorgesehenen nicht im Einklang befindet. Dies zu erreichen ist nur möglich, indem der Kläger das Gericht mit einer an Sicherheit grenzenden Wahrscheinlichkeit von der Richtigkeit seines Vortrags überzeugt; das bedeutet, er muß dasjenige, was das Gericht als Recht aussprechen soll, als richtig beweisen. Gelingt ihm das nicht, wird er allein wegen dieses Umstandes kein „Recht" zugesprochen erhalten können. Damit kann der Nachweis eines „Rechts" Voraussetzung für dessen Anerkennung werden. Entscheidend kommt es somit darauf an, das Gericht zu überzeugen. Dies ist nicht bereits dann der Fall, wenn der Richter *subjektiv* dem Vortrag einer Partei zu glauben geneigt ist. Die vom Richter für richtig angesehene Behauptung muß auch *objektiv* nachvollziehbar sein. Glaube allein genügt nicht. Die subjektive Überzeugung des Richters muß sich vielmehr auf objektiv überprüfbare Kriterien stützen können.

Dabei tauchen im Bereich der Anerkennung von Traumafolgen an der HWS 2 Problemkreise auf:

- die Feststellung eines bestimmten Ist-Zustandes,
- die Kausalität von Trauma und Ist-Zustand.

Dazu im einzelnen: Die Feststellung einer körperlichen Störung ist relativ einfach, wenn es sich um einen Beinbruch handelt. Durch anerkannte Verfahren der Medizin kann der objektive, d. h. der für jedermann erkennbare Nachweis einer Störung erbracht werden. Ungleich schwieriger ist es, diesen Nachweis in einem Bereich zu erbringen, welcher der medizinischen Forschung nicht in gleichem Maße zugänglich war. Je feiner der von der Störung betroffene Körper, desto schwieriger der Nachweis eines objektiven Befundes. Hier reicht es nicht aus, wenn eine Minderheit von einem bestimmten Befund überzeugt ist. Der Richter als unvoreingenommener Dritter muß in nachvollziehbarer Weise diese Meinung übernehmen können.

Handelt es sich dabei um ausgetretene Pfade der Medizin, so ist es einfach, jemanden von der Richtigkeit seiner Ansicht zu überzeugen. Steht die Meinung jedoch im Widerspruch zu den bisherigen Erkenntnissen, so ist es 100mal leichter, eine falsche Ansicht mit dem Anspruch des Richtigen darzustellen als einen Dritten zu bewegen, seine bestehende Meinung über Bord zu werfen.

Diese Situation zeigt sich allenthalben bei der Anerkennung von Traumafolgen. Die auf eine gegenständliche Medizin ausgerichtete Begutachtung nimmt Störungen kaum wahr, die sich einer äußeren Betrachtung entziehen und nur vor dem Hintergrund eines tieferen Verständnisses der körperlich-seelischen Zusammenhänge erklärbar sind. Die Folge davon ist, daß ein „Befund" nicht objektiv dargestellt werden kann, obwohl die Störung vorhanden ist. Für das Erfordernis der Anerkennung im juristischen Sinn reicht die Diagnose eines einzelnen, der einer von der herrschenden Meinung abweichende Ansicht vertritt, in der Regel nicht aus. Der sog. herrschenden Meinung kommt eine besondere Bedeutung zu. Steht die vorgetragene Erkenntnis im Widerspruch zur sog. herrschenden Meinung, wird die Anerkennung schwierig zu erreichen sein. Nur durch zunehmend neues Wissen und dessen Verbreitung kann es gelingen, fest eingefahrene Meinungen zu zerstören und durch neue Erkenntnisse zu ersetzen. Das bedeutet, daß der Auseinandersetzung mit der herrschenden Meinung eine besondere Aufmerksamkeit zu widmen ist. Es muß im einzelnen aufgezeigt werden, aus welchen Gründen das bisher für das richtig Gehaltene keine uneingeschränkte Geltung behalten darf. Der Gutachter muß hierfür tiefer in die Problematik einsteigen als derjenige, der sich auf allgemein bekanntem oder anerkanntem Gebiet befindet. Gleichwohl ist das Ziel der Anerkennungen nicht ohne den Faktor „Zeit" zu erreichen. Erst durch ständige Auseinandersetzungen mit der noch herrschenden Meinung wird es gelingen, die bestehende Denkstruktur zu durchstoßen und den neueren Erkenntnissen auch in rechtlicher Hinsicht zur Anerkennung zu verhelfen.

Dabei reicht es nicht aus, über das Unverständnis der Unwissenden zu klagen. Es müssen Wege gefunden werden, das jetzt noch Unbekannte bekannt zu machen. Dazu ist erforderlich, die wissenschaftlichen Erkenntnisse über Traumafolgen zu intensivieren, damit sie objektiv darstellbar werden. Die Anerkennung von Traumafolgen kann auf diese Weise aus dem Bereich des Glaubens und Annehmens herauskommen. Nicht der Arzt allein darf von der gesundheitlichen Störung überzeugt sein. Er muß dem Richter vielmehr auch sagen können, auf welche Fakten sich seine Schlußfolgerungen beziehen. Solange im Bereich der Diagnose von Traumafolgen an der HWS der objektive Nachweis einer Störung nicht zu erbringen ist, kann der gewünschte Erfolg kaum erzielt werden. Eine lückenlose Darstellung der Struktur ist die Voraussetzung für die Chance der Anerkennung. Gelingt dies nicht, gehen die verbleibenden Unsicherheiten zu Lasten des Geschädigten. Vom Richter, der zu beiden Parteien gleichen Abstand einhalten muß, darf nicht verlangt werden, die den Kläger treffende schwierige Beweissituation zu dessen Gunsten auszugleichen.

Ist es gelungen, eine gesundheitliche Störung in einer Weise zu diagnostizieren, daß der Aussage das Kriterium des Objektiven beigemessen werden kann, stellt sich das Problem der Kausalität von Trauma und geltend gemachter Gesundheitsstörung. Der Geschädigte muß das Gericht nicht nur von der Existenz der Verletzungen, sondern auch davon überzeugen, daß die gesundheitlichen Störungen oder sonstigen Nachteile auf ein Trauma zurückzuführen sind. Hier ergeben sich keine geringeren Probleme als bei der Feststellung des Ist-Zustands. Solange verschiedene Möglichkeiten als denkbare Ursache in Frage kommen, ist der erforderliche Nachweis nicht erbracht. Mit an Sicherheit grenzender Wahrscheinlichkeit muß gewährleistet sein, daß die behaupteten Nachteile auf das Trauma zurückzuführen sind. Die Aussage, die geltend gemachten Störungen seien typische Folgen von Traumata, reicht nicht aus, solange sonstige Ursachen nicht auszuschließen sind. Besonders eklatant wird dies im Bereich der psychischen Störungen, wo es von Natur aus schwierig ist, den in einem Rechtsstaat erforderlichen Nachweis zu erbringen.

Besondere Schwierigkeit bietet die Anerkennung von Traumafolgen, wenn sich die behaupteten Nachteile über die gesundheitliche Störung hinaus auf sonstige Bereiche des Lebens erstrecken. Wieweit ist beispielsweise das berufliche Fortkommen beeinträchtigt oder welcher Grad der MdE ist als Folge des Traumas angemessen? Oder: Wieweit ist eine Konzentrationsschwäche traumabedingt und Ursache eines beruflichen Nachteils? Grundsätzlich besteht die Möglichkeit der Anerkennung dieser denkbaren Traumafolgen. Es gilt hier jedoch das bereits zuvor Gesagte: Nur durch einen an strengen Maßstäben zu messenden Nachweis ist die zur Anerkennung durch das Gericht nötige Überzeugung zu erzielen. Hier ist es Aufgabe der Medizin, den Richter mit dem nötigen Sachverstand zu versehen.

MIX
Papier aus verantwortungsvollen Quellen
Paper from responsible sources
FSC® C105338

If you have any concerns about our products,
you can contact us on
ProductSafety@springernature.com

In case Publisher is established outside the EU,
the EU authorized representative is:
**Springer Nature Customer Service Center GmbH
Europaplatz 3, 69115 Heidelberg, Germany**

Printed by Libri Plureos GmbH
in Hamburg, Germany